图解 本草纲目

[明]李时珍 ◎ 著
任犀然 ◎ 编

中国华侨出版社
· 北京 ·

图书在版编目（CIP）数据

图解本草纲目／（明）李时珍著；任犀然编. —北京：中国华侨出版社，2016.11
（2025.5重印）
ISBN 978-7-5113-6419-7

Ⅰ. ①图… Ⅱ. ①李… ②任… Ⅲ. ①《本草纲目》—图解 Ⅳ. ① R281.3-64

中国版本图书馆 CIP 数据核字（2016）第 251241 号

图解本草纲目

著　　者：	[明] 李时珍
编　　者：	任犀然
责任编辑：	唐崇杰
封面设计：	阳春白雪
经　　销：	新华书店
开　　本：	720 毫米 ×1040 毫米　1/16　　印张：18　　字数：257 千字
印　　刷：	三河市京兰印务有限公司
版　　次：	2017 年 6 月第 1 版
印　　次：	2025 年 5 月第 2 次印刷
书　　号：	ISBN 978-7-5113-6419-7
定　　价：	65.00 元

中国华侨出版社　北京市朝阳区西坝河东里 77 号楼底商 5 号　邮编：100028
发行部：（010）88866779　　　　　传　真：（010）88877396

如发现印装质量问题，影响阅读，请与印刷厂联系调换。

前言

　　《本草纲目》是中国古代本草学集大成者，也是中国具有世界性影响的药学及博物学巨典。它集中国古代医学所取得的成就为一体，同时广泛涉及相关的生物、化学、天文、地理、地质、采矿等领域，成为中国古代科技史上规模宏大、内容丰富的巨著，曾被英国生物学家达尔文誉为"中国古代的百科全书"。2011年5月，《本草纲目》入选"世界记忆"名录。

　　这部皇皇巨著的作者李时珍是明朝伟大的医药学家，出身医生世家，祖父和父亲都是当地名医。李时珍天资聪颖，自幼熟读儒家经典，14岁时考中秀才。后来受父亲影响，便逐渐放弃科举考试，一心随父学医。李时珍白天跟父亲行医治病；晚上，在油灯下熟读《内经》《神农本草经》《伤寒杂病论》《脉经》等古典医学著作。

　　他在阅读《神农本草经》的基础上，仔细阅读了南朝齐梁时期陶弘景著的《本草经集注》、唐代的《新修本草》、宋代的《开宝本草》《经史证类备急本草》《本草衍义》等。在阅读过程中发现了前人本草著作中的诸多错误，于是立志重新编撰一部本草著作。为写成这部书，他穷尽毕生精力亲历实践，广收博采，历时30年，几易其稿，终于完成《本草纲目》。

　　《本草纲目》共有52卷，载有药物1892种，其中载有新药374种，收集药方11096个，书中还绘制了1109幅精美的插图，分为16部、60类。书中对药物的分类改变了此前本草学著作中上、中、下三品分类法，采取了"析族区类，振纲分目"的科学分类。它把药物分为矿物药、植物药、动物药。又将矿物药分为金部、玉部、石部、卤部四部。植物药一类，根据植物的性能、形态及其生长的环境，区别为草部、谷部、菜部、果部、木部五部；草部又分为山草、芳草、毒草、水草、蔓草、石草等小类。动物一类，按低级向高级进化的顺序排列为虫部、鳞部、介部、禽部、兽部、人部六部。这种分类法已经过渡到按自然演化的系统来进行。从无机到有机，从简单到复杂，从低级到高级，这种分类法明显含有生物进化的思想，受到达尔文的高度重视。每种药物分列释名（确定名称）、集解（叙述产地）、正误（更正过去文献的错误）、修治（炮制方法）、气味、主治、发明（三项指分析药物的功能）、附方（收集民间流传的药方）等项。

  本书以最权威的金陵古本为蓝本，本着取古人之要义、为现代人所实用的原则，删繁就简，精选精校，辑录精华，保留了至今常见常用的本草及切实有效的复方，原汁原味再现天下第一药典之精华，指导今人认识本草。本书仿金陵版古图风格，精心绘制了数百幅彩色图片，生动、逼真地再现了今日常见上百种药材的植物形态，读者可按图索骥，准确辨识药材，具有很强的实用性。同时，还用图片的形式清晰明了地诠释了原著中的一些中医用药理论，帮助毫无中医基础的读者轻松读懂《本草纲目》。本书不仅是家庭常备药典，更是传统中医药研究爱好者的典藏之选。

目录

序列

七方 ………………………… 1
十剂 ………………………… 5
五味宜忌 …………………… 12
五味偏胜 …………………… 13
标本阴阳 …………………… 14
升降浮沉 …………………… 15
四时用药例 ………………… 16
相反诸药 …………………… 18
五脏五味补泻 ……………… 17
六腑五脏用药气味补泻 …… 18
脏腑虚实标本用药式 ……… 19

百病主治药

伤寒热病 …………………… 26
湿 …………………………… 29
火热 ………………………… 30
脾胃 ………………………… 34
呕吐 ………………………… 36
泄泻 ………………………… 37
痢 …………………………… 39
脚气 ………………………… 42
胀满 ………………………… 43
咳嗽 ………………………… 45
虚损 ………………………… 47
健忘 ………………………… 49
惊悸 ………………………… 49
不眠 ………………………… 50

瘀血	51	雌黄	72
腰痛	51	食盐	73
痛风	53	五色石脂	75
眩晕	55	石炭	77
头痛	56	石脑油	78
跌仆折伤	59		

水部

		草部	
雨水	61	甘草	79
夏冰	61	人参	81
热汤	62	桔梗	83
盐胆水	63	黄精	84
腊雪	63	知母	86

火部

		赤箭、天麻	87
		巴戟天	88
		马勃	89
火针	64	肉苁蓉	90
炭火	65	淫羊藿	91
桑柴火	66	仙茅	92
芦火、竹火	66	紫草	94
		白及	95
		黄连	96

土部

		三七	98
蚯蚓泥	67	黄芩	99
白瓷器	68	柴胡	100
石碱	68	防风	101
墨	69	独活	102
		贝母	104

金石部

雄黄	70	龙胆	105

芒	106
水仙	107
当归	107
白前	109
芍药	109
徐长卿	111
白芷	111
蛇床	113
牡丹	113
木贼	115
高良姜	116
大蓟、小蓟	117
豆蔻	118
姜黄	119
藿香	120
莎草、香附子	121
兰草	122

薄荷	123
艾	124
茵陈蒿	126
青蒿	127
夏枯草	128
鸡冠	129
续断	129
苎麻	131
芦根	132
灯芯草	133
麻黄	134
地黄	135
麦门冬	138
龙葵	139
萱草	141
决明	142
瞿麦	142
车前	143
连翘	144
蒺藜	145
大黄	147
大戟	149
附子	150
半夏	152
曼陀罗花	153
菟丝子	153
五味子	155
覆盆子	156

牵牛子	158	苏	175
葛	159	水苏	177
天门冬	161	积雪草	178
百部	162	马兰	179
何首乌	163	青葙	180
白蔹	164	葫芦巴	181
白英	165	蠡实	182
防己	166	王不留行	183
羊桃	166	箬	184
泽泻	167	甘蕉	185
羊蹄	169	蛇含	186
忍冬	170	蓝	187
莼	170	葵	189
菖蒲	171		
石斛	172		
牛膝	173		
肉豆蔻	174		

谷部

胡麻	191
雀麦	191
稻	192
小麦	193
薏苡仁	194
赤小豆	195
醋	197
玉蜀黍	197
籼	198
酒	198
蚕豆	199
荞麦	200
绿豆	202

豌豆	204	桂	234
大豆	205	丁香	235
蒸饼	206	龙脑香	237
		杜仲	238
		樟脑	239
		皂荚	240
		柳	241
		槐	243

菜部

芥	208
芜菁	209
莱菔	211
韭	212
生姜	214
葱	214
苋	217
蒲公英	218
莴苣	219
百合	220

虫部

蚕	245
蝎	247
蚱蝉	248
木虻	248
蚯蚓	249

果部

杏	221
桃	222
山楂	223
柚	224
枣	225
柿	228
银杏	230

鳞部

鲫鱼	251
白花蛇	252
鲤鱼	253
比目鱼	254
鳝鱼	254
虾	255

介部

魁蛤	256
鳖	257
牡蛎	258

木部

柏	231
松	232

珍珠 ············ 259

禽部

鹅 ············ 260
鸡 ············ 261
鸽 ············ 263
伏翼 ············ 263

兽部

豕 ············ 265

羊 ············ 267
马 ············ 269
阿胶 ············ 270
狐 ············ 271
兔 ············ 272

人部

爪甲 ············ 274
牙齿 ············ 275
乳汁 ············ 275

序列

七方

〔岐伯曰〕气有多少，形有盛衰，治有缓急，方有大小。又曰：病有远近，证有中外，治有轻重。近者奇之，远者偶之。汗不以奇，下不以偶。补上治上制以缓，补下治下制以急。近而奇偶，制小其服；远而奇偶，制大其服。大则数少，小则数多。多则九之，少则二之。奇之不去则偶之，偶之不去则反佐以取之，所谓寒热温凉，反从其病也。

〔王冰曰〕脏位有高下，腑气有远近，病证有表里，药用有轻重。单方为奇，复方为偶。心肺为近，肝肾为远，脾胃居中。肠膻胞胆，亦有远近。识见高远，权以合宜。方与其重也宁轻，与其毒也宁善，与其大也宁小。是以奇方不去，偶方主之；偶方不去，则反佐以

采药

同病之气而取之。夫微小之热，折之以寒；微小之冷，消之以热。甚大寒热，则必能与异气相格。声不同不相应，气不同不相合。是以反其佐以同其气，复令寒热参合，使其始同终异也。

〔时珍曰〕逆者正治，从者反治。反佐，即从治也。谓热在下而上有寒邪拒格，则寒药中入热药为佐，下膈之后，热气既散，寒性随发也。寒在下而上有浮火拒格，则热药中入寒药为佐，下膈之后，寒气既消，热性随发也。寒在下而上有浮火拒格，则热药中入寒药为佐，下膈之后，寒气既消，热性随发也。此寒因热用，热因寒用之妙也。温凉仿此。

〔完素曰〕流变在乎病，主病在乎方，制方在乎人。方有七：大、小、缓、急、奇、偶、复也。制方之体，本于气味。寒、热、温、凉，四气生于天；酸、苦、辛、咸、甘、淡，六味成于地。是以有形为味，无形为气。气为阳，味为阴。辛甘发散为阳，酸苦涌泄为阴；咸味涌泄为阴，淡味渗泄为阳。或收或散，或缓或急，或燥或润，或软或坚，各随脏腑之证，而施药之品味，乃分七方之制也。故奇、偶、复者，三方也。大、小、缓、急者，四制之法也。故曰：治有缓急，方有大小。

【大方】

〔岐伯曰〕君一臣二佐九，制之大也。君一臣三佐五，制之中也。君一臣二，制之小也。又曰：远而奇偶，制大其服；近而奇偶，制小其服。大则数少，小则数多。多则九之，少则二之。

〔完素曰〕身表为远，里为近。大小者，制奇偶之法也。假如小承气汤、调胃承气汤，奇之小方也；大承气汤、抵当汤，奇之大方也，所谓因其攻里而用之也。

〔张从正曰〕大方有二：有君一臣三佐九之大方，病有兼证而邪不一，不可以一二味治者宜之；有分两大而顿服之大方，肝肾及下部之病道远者宜之。王太仆以心肺为近，肾肝为远，脾胃为中。刘河间以身表为远，身里为近。以予观之，身半以上其气三，天之分也。身半以下其气三，地之分也。中脘，人之分也。

【小方】

〔张从正曰〕小方有二：有君一臣二之小方，病无兼证，邪气专一，可一二味治者宜之；有分两少而频服之小方，心肺及在上之病者宜之，徐徐细呷是也。

〔完素曰〕肝肾位远，数多则其气缓，不能速达于下；必大剂而数少，取其迅急下走也。心肺位近，数少则其气急下走，不能升发于上；必小剂而数多，取其易散而上行也。王氏所谓肺服九、心服七、脾服五、肝服三、肾服一，乃五脏生成之数也。

【缓方】

〔岐伯曰〕补上治上制以缓，补下治下制以急，急则气味厚，缓则气味薄，适其至所。病所远而中道气味之者，食而过之，无越其制度也。

〔王冰曰〕假如病在肾而心气不足，服药宜急过之，不以气味饲心，肾药凌心，心复益衰矣。余上下远近例同。

〔完素曰〕圣人治上不犯下，治下不犯上，治中上下俱无犯。故曰：诛伐无过，命曰大惑。

〔好古曰〕治上必妨下，治表必连里。用黄芩以治肺必妨脾，用苁蓉以治肾必妨心，服干姜以治中必僭上，服附子以补火必涸水。

〔从正曰〕缓方有五：有甘以缓之之方，甘草、糖、蜜之属是也，病在胸膈，取其留恋也。有丸以缓之之方，比之汤散，其行迟慢也。有品件众多之缓方，药众则递相拘制，不得各骋其性也。有无毒治病之缓方，无毒则性纯功缓也。有气味俱薄之缓方，气味薄则长于补上治上，比至其下，药力已衰矣。

药材

【急方】

〔完素曰〕味厚者为阴，味薄者为阴中之阳；故味厚则下泄，味薄则通气。气厚者为阳，气薄为阳中之阴，故气厚则发热，气薄则发汗是也。

〔好古曰〕治主宜缓，缓则治其本也；治客宜急，急则治其标也。表里汗下，皆有所当缓、所当急。

〔从正曰〕急方有四：有急病急攻之急方，中风关格之病是也。有汤散荡涤之急方，下咽易散而行速也。有毒药之急方，毒性能上涌下泄以夺病势也。有气味俱厚之急方，气味俱厚，直趋于下而力不衰也。

【奇方】

〔王冰曰〕单方也。

〔从正曰〕奇方有二：有独用一物之奇方，病在上而近者宜之。有药合阳数一、三、五、七、九之奇方，宜下不宜汗。

〔完素曰〕假如小承气、调胃承气，奇之小方也；大承气、抵当汤，奇之大方也，所谓因其攻下而为之也。桂枝、麻黄，偶之小方也；葛根、青龙，偶之大方也，所谓因其发散而用之也。

【偶方】

〔从正曰〕偶方有三：有两味相配之偶方；有古之二方相合之偶方，古谓之复方，皆病在下而远者宜之；有药合阴数二、四、六、八、十之偶方，宜汗不宜下。

【复方】

〔岐伯曰〕奇之不去则偶之，是谓重方。

〔好古曰〕奇之不去复以偶，偶之不去复以奇，故曰复。复者，再也，重也。所谓十补一泄，数泄一补也。又伤寒见风脉，伤风得寒脉，为脉证不相应，宜以复方主之。

〔从正曰〕复方有三：有二方、三方及数方相合之复方。如桂枝二越婢一汤、五积散之属是也。有本方之外别加余药，如调胃承气加连翘、薄荷、黄芩、栀子为凉膈散之属是也。有分两均齐之复方，如胃风汤各等分之属是也。王太仆以偶为复方，今七方有偶又有复，岂非偶乃二方相合、复乃数方相合之谓乎？

十剂

〔徐之才曰〕药有宣、通、补、泄、轻、重、涩、滑、燥、湿十种，是药之大体，而《本经》不言，后人未述。凡用药者，审而详之，则靡所遗失矣。

【宣剂】

〔之才曰〕宣可去壅，生姜、橘皮之属是也。

〔杲曰〕外感六淫之邪，欲传入里，三阴实而不受，逆于胸中，天分气分窒塞不通，而或哕或呕，所谓壅也。三阴者，脾也。故必破气药，如姜、橘、藿香、半夏之类，泻其壅塞。

〔完素曰〕郁而不散为壅，必宣以散之，如痞满不通之类是矣。攻其里，则宣者上也，泄者下也。涌剂则瓜蒂、栀子之属是矣。发汗通表亦同。

〔好古曰〕《经》有五郁：木郁达之，火郁发之，土郁夺之，金郁泄之，水郁折之，皆宣也。

〔时珍曰〕壅者，塞也；宣者，布也，散也。郁塞之病，不升不降，传化失常。或郁久生病，或病久生郁。必药以宣布敷散之，如承流宣化之意，不独涌越为宣也。是以气郁有余，则香附、抚芎之属以开之，不足则补中益气以运之。火郁微则山栀、青黛以散之，甚则升阳解肌以发之。湿郁微则苍术、白芷之属以燥之，甚则风药以胜之。痰郁微则南星、橘皮之属以化之，甚则瓜蒂、藜芦之属以涌之。血郁微则桃仁、红花以行之，甚则或吐或利以逐之。食郁微则山楂、神曲以消之，甚则上涌下利以去之，皆宣剂也。

【重剂】

〔之才曰〕重可去怯，磁石、铁粉之属是也。

〔从正曰〕重者，镇缒之谓也。怯则气浮，如丧神守，而惊悸气上，朱砂、水银、沉香、黄丹、寒水石之伦，皆体重也。久病咳嗽，涎潮于上，形羸不可攻者，以此缒之。《经》云重者因而减之，贵其渐也。

〔时珍曰〕重剂凡四：有惊则气乱，而魂气飞扬，如丧神守者；有怒则气逆，而肝火激烈，病狂善怒者，并铁粉、雄黄之类以平其肝。有神不守舍，而多惊健忘、迷惑不宁者，宜朱砂、紫石英之类以镇其心。有恐则气下，精志失守而畏，如人将捕者，宜磁石、沉香之类以安其肾。大抵重剂压浮火而坠痰涎，不独治怯也。故诸风掉眩及惊痫痰喘之病，吐逆不止及反胃之病，皆浮火痰涎为害，俱宜重剂以坠之。

【轻剂】

〔之才曰〕轻可去实，麻黄、葛根之属是也。

〔从正曰〕风寒之邪，始客皮肤，头痛身热，宜解其表，《内经》所谓轻而扬之也。痈疮疥痤，俱宜解表，汗以泄之，毒以熏之，皆轻剂也。凡熏洗蒸灸，熨烙刺砭，导引按摩，皆汗法也。

〔时珍曰〕当作轻可去闭。有表闭、里闭、上闭、下闭。表闭者，风寒伤营，腠理闭密，阳气怫郁，不能外出，而为发热、恶寒、头痛、脊强诸病，宜轻扬之剂发其汗，而表自解也。里闭者，火热郁抑，津液不行，皮肤干闭，而为肌热、烦热、头痛、目肿、昏瞀、疮疡诸病，宜轻扬之剂以解其肌，而火自散也。上闭有二：一则外寒内热，上焦气闭，发为咽喉闭痛之证，宜辛凉之剂以扬散

橘皮

生姜

呕吐

宣剂泻壅

葛根

麻黄

轻剂发汗

头痛

之，则闭自开；一则饮食寒冷，抑遏阳气在下，发为胸膈痞满闭塞之证，宜扬其清而抑其浊，则痞自泰也。下闭亦有二：有阳气陷下，发为里急后重，数至圊而不行之证，但升其阳而大便自顺，所谓下者举之也；有燥热伤肺，金气腟郁，窍闭于上，而膀胱闭于下，为小便不利之证，以升麻之类探而吐之，上窍通而小便自利矣，所谓病在下取之上也。

【滑剂】

〔之才曰〕滑可去着，冬葵子、榆白皮之属是也。

〔完素曰〕涩则气着，必滑剂以利之。滑能养窍，故润利也。

〔从正曰〕大便燥结，宜麻仁、郁李之类；小便淋沥，宜葵子、滑石之类。前后不通，两阴俱闭也，名曰三焦约。约者，束也。宜先以滑剂润养其燥，然后攻之。

〔时珍曰〕着者，有形之邪，留着于经络脏腑之间也，便尿浊带、痰涎、胞胎、痈肿之类是矣。皆宜滑药以引去其留着之物。此与木通、猪苓通以去滞相类而不同。木通、猪苓，淡泄之物，去湿热无形之邪；葵子、榆皮，甘滑之类，去湿热有形之邪。故彼曰滞，此曰着也。大便涩者，菠薐、牵牛之属；小便涩者，车前、榆皮之属；精窍涩者，黄檗、葵花之属；胞胎涩者，黄葵子、王不留行之属；引痰涎自小便去者，则半夏、茯苓之属；引疮毒自小便去者，则五叶藤、萱草根之属，皆滑剂也。

【补剂】

〔之才曰〕补可去弱，人参、羊肉之属是也。

〔杲曰〕人参甘温，能补气虚；羊肉甘热，能补血虚。羊肉补形，人参补气，凡气味与二药同者皆是也。

〔从正曰〕五脏各有补泻，五味各补其脏，有表虚、里虚、上虚、下虚、阴虚、阳虚、气虚、血虚。《经》曰：精不足者补之以味，形不足者温之以气。五谷、五菜、五果、五肉，皆补养之物也。

〔时珍曰〕《经》云：不足者补之。又云：虚则补其母。生姜之辛补肝，炒盐之咸补心，甘草之甘补脾，五味子之酸补肺，黄檗之苦补肾。又如茯神之补心气，生地黄之补心血；人参之补脾气，白芍药之补脾血；黄芪之补肺气，阿胶之补肺血；杜仲之补肾气，熟地黄之补肾血；芎䓖之补肝气，当归之补肝血之类，皆补剂。

【湿剂】

〔之才曰〕湿可去枯。白石英、紫石英之属是也。

〔完素曰〕津耗为枯。五脏痿弱，荣卫涸流，必湿剂以润之。

〔从正曰〕湿者，润湿也。虽与滑类，少有不同。《经》云辛以润之，辛能走气、能化液故也。盐消味虽咸，属真阴之水，诚濡枯之上药也。人有枯涸皲揭之病，非独金化，盖有火以乘之，故非湿剂不能愈。

〔好古曰〕有减气而枯，有减血而枯。

〔时珍曰〕湿剂当作润剂。枯者燥也。阳明燥金之化，秋令也，风热怫甚，则血液枯涸而为燥病。上燥则渴，下燥则结，筋燥则强，皮燥则揭，肉燥则裂，骨燥则枯，肺燥则痿，肾燥则消。凡麻仁、阿胶膏润之属，皆润剂也。养血则当归、地黄之属；生津则麦门冬、栝楼根之属；益精则苁蓉、枸杞之属。

【通剂】

〔之才曰〕通可去滞，通草、防己之属是也。

〔从正曰〕通者，流通也。前后不得溲便，宜木通、海金沙、琥珀、大黄

湿剂去枯

之属通之。痹痛郁滞,经隧不利,亦宜通之。

〔时珍曰〕滞,留滞也。湿热之邪留于气分,而为痛痹癃闭者,宜淡味之药上助肺气下降,通其小便,而泄气中之滞,木通、猪苓之类是也。湿热之邪留于血分,而为痹痛肿注、二便不通者,宜苦寒之药下引,通其前后,而泄血中之滞,防己之类是也。《经》曰味薄者通,故淡味之药谓之通剂。

【泄剂】

〔之才曰〕泄可去闭,葶苈、大黄之属是也。

〔杲曰〕葶苈苦寒,气味俱厚,不减大黄,能泄肺中之闭,又泄大肠。大黄走而不守,能泄血闭肠胃渣秽之物。一泄气闭利小便,一泄血闭利大便。凡与二药同者皆然。

〔从正曰〕实则泻之。诸痛为实,痛随利减。芒硝、大黄、牵牛、甘遂、巴豆之属,皆泻剂也。其催生下乳,磨积逐水,破经泄气,凡下行者,皆下法也。

〔时珍曰〕去闭当作去实。《经》云实者泻之,实则泻其子是矣。五脏五味皆有泻,不独葶苈、大黄也。肝实泻以芍药之酸,心实泻以甘草之甘,脾实泻以黄连之苦,肺实泻以石膏之辛,肾实泻以泽泻之咸,是矣。

【涩剂】

〔之才曰〕涩可去脱，牡蛎、龙骨之属是也。

〔完素曰〕滑则气脱，如开肠洞泄，便溺遗失之类，必涩剂以收敛之。

〔从正曰〕寝汗不禁，涩以麻黄根、防风；滑泄不已，涩以豆蔻、枯矾、木贼、罂粟壳；喘嗽上奔，涩以乌梅、诃子。凡酸味同乎涩者，收敛之义也。

〔时珍曰〕脱者，气脱也，血脱也，精脱也，神脱也。脱则散而不收，故用酸涩温平之药，以敛其耗散。汗出亡阳，精滑不禁，泄痢不止，大便不固，小便自遗，久嗽亡津，皆气脱也。下血不已，崩中暴下，诸大亡血，皆血脱也。牡蛎、龙骨、海螵蛸、五倍子、五味子、乌梅、榴皮、诃黎勒、罂粟壳、莲房、棕灰、赤石脂、麻黄根之类，皆涩药也。气脱兼以气药，血脱兼以血药及兼气药，气者血之帅也。脱阳者见鬼，脱阴者目盲，此神脱也，非涩药所能收也。

【燥剂】

〔之才曰〕燥可去湿，桑白皮、赤小豆之属是也。

〔完素曰〕湿气淫胜，肿满脾湿，必燥剂以除之，桑皮之属。湿胜于上，以苦吐之，以淡渗之是也。

〔从正曰〕积寒久冷，吐利腥秽，上下所出水液澄澈清冷，此大寒之病，宜姜、附、胡椒辈以燥之。若病湿气，则白术、陈皮、木香、苍术之属除之，亦燥剂也。而黄连、黄檗、栀子、大黄，其味皆苦，苦属火，皆能燥湿，此《内经》之本旨也，岂独姜、附之俦为燥剂乎。

〔好古曰〕湿有在上、在中、在下、在经、在皮、在里。

〔时珍曰〕湿有外感，有内伤。外感之湿，雨露岚雾地气水湿，袭于皮肉筋骨经络之间；内伤之湿，生于水饮酒食及脾弱肾强，固不可一例言也。故风药可以胜湿，燥药可以除湿，淡药可以渗湿，泄小便可以引湿，利大便可以逐湿，吐痰涎可以祛湿。湿而有热，苦寒之剂燥之；湿而有寒，辛热之剂燥之，不独桑皮、小豆为燥剂也。湿去则燥，故谓之燥。

〔刘完素曰〕制方之体，欲成七方十剂之用者，必本于气味也。寒、热、温、凉，四气生于天；酸、苦、辛、咸、甘、淡，六味成乎地。是以有形为味，无形为气。气为阳，味为阴。阳气出上窍，阴味出下窍。气化则精生，味化则形长。故地产养形，形不足者温之以气；天产养精，精不足者补之以味。辛甘发

药钵

散为阳,酸苦涌泄为阴;咸味涌泄为阴,淡味渗泄为阳。辛散、酸收、甘缓、苦坚、咸软,各随五脏之病证,而施药性之品味。故方有七,剂有十。方不七,不足以尽方之变;剂不十,不足以尽剂之用。方不对证,非方也;剂不蠲疾,非剂也。此乃太古先师,设绳墨而取曲直;叔世方士,乃出规矩以为方圆。夫物各有性,制而用之,变而通之,施于品剂,其功用岂有穷哉。如是有因其性而为用者,有因其所胜而为制者,有气同则相求者,有气相克则相制者,有气有余而补不足者,有气相感则以意使者,有质同而性异者,有名异而实同者。故蛇之性上窜而引药,蝉之性外脱而退翳,虻饮血而用以治血,鼠善穿而用以治漏,所谓因其性而为用者如此。弩牙速产,以机发而不括也;杵糠下噎,以杵筑下也,所谓因其用而为使者如此。浮萍不沉水,可以胜酒;独活不摇风,可以治风,所谓因其所胜而为制也如此。麻,木谷而治风;豆,水谷而治水,所谓气相同则相求者如此。牛土畜,乳可以止渴疾;豕水畜,心可以镇恍惚,所谓因其气相克则相制也如此。熊肉振羸,兔肝明视,所谓因其气有余补不足也如此。鲤之治水,鹜之利水,所谓因其气相感则以意使者如此。蜜成于蜂,蜜温而蜂寒;油生于麻,麻温而油寒,兹同质而异性也。蘼芜生于芎䓖,蓬虆生于覆盆,兹名异而实同者也。所以如此之类,不可胜举。故天地赋形,不离阴阳,形色自然,皆有法象。毛羽之类,生于阳而属于阴;鳞介之类,生于阴而属于阳。空青法木,色青而主肝;丹砂法火,色赤而主心;云母法金,色白而主肺;磁石法水,色黑而主肾;黄石脂法土,色黄而主脾。故触类而长之,莫不有自然之理也。欲为医者,上知天文,下知地理,中知人事,三者俱明,然后可以语人之疾病。不然,则如无目夜游,无足登涉,动致颠殒,而欲愈疾者,未之有也。

五味宜忌

〔岐伯曰〕木生酸，火生苦，土生甘，金生辛，水生咸。辛散，酸收，甘缓，苦坚，咸软。毒药攻邪，五谷为养，五果为助，五畜为益，五菜为充，气味合而服之，以补精益气。此五味各有所利，四时五脏，病随所宜也。又曰：阴之所生，本在五味；阴之五宫，伤在五味。骨正筋柔，气血以流，腠理以密，骨气以精，长有天命。又曰：圣人春夏养阳，秋冬养阴，以从其根，二气常存（春食凉，夏食寒，以养阳；秋食温，冬食热，以养阴）。

【五欲】

肝欲酸，心欲苦，脾欲甘，肺欲辛，肾欲咸，此五味合五脏之气也。

【五宜】

青色宜酸，肝病宜食麻、犬、李、韭。赤色宜苦，心病宜食麦、羊、杏、薤。黄色宜甘，脾病宜食粳、牛、枣、葵。白色宜辛，肺病宜食黄黍、鸡、桃、葱。黑色宜咸，肾病宜食大豆黄卷、猪、栗、藿。

【五禁】

肝病禁辛，宜食甘：粳、牛、枣、葵。心病禁咸，宜食酸：麻、犬、李、韭。脾病禁酸，宜食咸：大豆、豕、栗、藿。肺病禁苦，宜食：麦、羊、杏、薤。肾病禁甘，宜食辛：黄黍、鸡、桃、葱。

〔思邈曰〕春宜省酸增甘以养脾，夏宜省苦增辛以养肺，秋宜省辛增酸以养肝，冬宜省咸增苦以养心，四季宜省甘增咸以养肾。

〔时珍曰〕五欲者，五味入胃，喜归本脏，有余之病，宜本味以通之。五禁者，五脏不足之病，畏其所胜，而宜其所不胜也。

【五走】

酸走筋，筋病毋多食酸，多食令人癃。酸气涩收，胞得酸而缩卷，故水道不通也。苦走骨，骨病毋多食苦，多食令人变呕。苦入下脘，三焦皆闭，故变呕也。甘走肉，肉病毋多食甘，多食令人悗心。甘气柔润，胃柔则缓，缓则虫动，故悗心也。辛走气，气病毋多食辛，多食令人洞心。辛走上焦，与气俱行，久留心下，故洞心也。咸走血，血病毋多食咸，多食令人渴。血与咸相得则凝，凝则胃汁注之，故咽路焦而舌本干。

【五伤】

酸伤筋，辛胜酸。苦伤气，咸胜苦。甘伤肉，酸胜甘。辛伤皮毛，苦胜辛。咸伤血，甘胜咸。

【五过】

味过于酸，肝气以津，脾气乃绝，肉胝䐢而唇揭。味过于苦，脾气不濡，胃气乃厚，皮槁而毛拔。味过于甘，心气喘满，色黑，肾气不平，骨痛而发落。味过于辛，筋脉沮绝，精神乃失，筋急而爪枯。味过于咸，大骨气劳，短肌，心气抑，脉凝涩而变色。

〔时珍曰〕五走五伤者，本脏之味自伤也，即阴之五宫伤在五味也。五过者，本脏之味伐其所胜也，即脏气偏胜也。

五味偏胜

〔岐伯曰〕五味入胃，各归所喜。酸先入肝，苦先入心，甘先入脾，辛先入肺，咸先入肾。久而增气，物化之常；气增而久，夭之由也。

〔王冰曰〕入肝为温，入心为热，入肺为清，入肾为寒，入脾为至阴而四气兼之，皆为增其味而益其气。故各从本脏之气，久则从化。故久服黄连、苦参反热，从苦化也。余味仿此。气增不已，则脏气偏胜，必有偏绝；脏有偏绝，必有暴夭。是以药不具五味，不备四气，而久服之，虽暂获胜，久必致夭。故绝粒服饵者不暴亡，无五味资助也。

〔杲曰〕一阴一阳之谓道，偏阴偏阳之谓疾。阳剂刚胜，积若燎原，为消狂、痈疽之属，则天癸竭而荣涸。阴剂柔胜，积若凝水，为洞泄、寒中之病，则真火微而卫散。故大寒、大热之药，当从权用之，气平而止。有所偏助，令人脏气不平，夭之由也。

标本阴阳

〔李杲曰〕夫治病者,当知标本。以身论之,外为标,内为本;阳为标,阴为本。故六腑属阳为标,五脏属阴为本;脏腑在内为本,十二经络在外为标。而脏腑、阴阳、气血、经络,又各有标本焉。以病论之,先受为本,后传为标。故百病必先治其本,后治其标。否则邪气滋甚,其病益蓄。纵先生轻病,后生重病,亦先治其轻,后治其重,则邪气乃伏。有中满及病大小便不利,则无问先后标本,必先治满及大小便,为其急也。故曰:缓则治其本,急则治其标。

又从前来者,为实邪;后来者,为虚邪。实则泻其子,虚则补其母。假如肝受心火为前来实邪,当于肝经刺荥穴以泻心火,为先治其本;于心经刺荥穴以泻心火,为后治其标。用药则入肝之药为引,用泻心之药为君。《经》云本而标之,先治其本,后治其标是也。又如肝受肾水为从后来虚邪,当于肾经刺井穴以补肝木,为先治其标;后于肝经刺合穴以泻肾水,为后治其本。用药则入肾之药为引,补肝之药为君。《经》云"标而本之,先治其标,后治其本",是也。

人体阴阳不和导致生病

升降浮沉

〔李杲曰〕药有升、降、浮、沉、化，生、长、收、藏、成，以配四时。春升，夏浮，秋收，冬藏，土居中化。是以味薄者，升而生；气薄者，降而收；气厚者，浮而长；味厚者，沉而藏；气味平者，化而成。但言补之以辛、甘、温、热及气味之薄者，即助春夏之升浮，便是泻秋冬收藏之药也。在人之身，肝心是矣。但言补之以酸、苦、咸、寒及气味之厚者，即助秋冬之降沉，便是泻春夏生长之药也。在人之身，肺肾是矣。淡味之药，渗即为升，泄即为降，佐使诸药者也。用药者，循此则生，逆此则死；纵令不死，亦危困矣。

〔王好古曰〕升而使之降，须知抑也；沉而使之浮，须知载也。辛散也，

春升，夏浮，秋收，冬藏

而行之也横；甘发也，而行之也上；苦泄也，而行之也下；酸收也，其性缩；咸软也，其性舒，其不同如此。鼓掌成声，沃火成沸，二物相合，象在其间矣。五味相制，四气相和，其变可轻用哉。《本草》不言淡味、凉气，亦缺文也。

味薄者升：甘平、辛平、辛微温、微苦平之药是也。

气薄者降：甘寒、甘凉、甘淡、寒凉、酸温、酸平、咸平之药是也。

气厚者浮：甘热、辛热之药是也。

味厚者沉：苦寒、咸寒之药是也。

气味平者，兼四气四味：甘平、甘温、甘凉、甘辛平、甘微苦平之药是也。

李时珍曰：酸咸无升，甘辛无降，寒无浮，热无沉，其性然也。而升者引之以咸寒，则沉而直达下焦；沉者引之以酒，则浮而上至巅顶。此非窥天地之奥而达造化之权者，不能至此。一物之中，有根升、梢降，生升、熟降，是升降在物亦在人也。

四时用药例 纲目

[李时珍曰]《经》云：必先岁气，毋伐天和。又曰：升降浮沉则顺之，寒热温凉则逆之。故春月宜加辛温之药，薄荷、荆芥之类，以顺春升之气；夏月宜加辛热之药，香薷、生姜之类，以顺夏浮之气；长夏宜加甘苦辛温之药，人参、白术、苍术、黄檗之类，以顺化成之气；秋月宜加酸温之药，芍药、乌梅之类，以顺秋降之气；冬月宜加苦寒之药，黄芩、知母之类，以顺冬沉之气，所谓顺时气而养天和也。《经》又云：

春省酸、增甘以养脾气，夏省苦、增辛以养肺气，长夏省甘、增咸以养肾气，秋省辛、增酸以养肝气，冬省咸、增苦以养心气。此则既不伐天和，而又防其太过，所以体天地之大德也。味者，舍本从标，春用辛凉以伐木，夏用咸寒以抑火，秋用苦温以泄金，冬用辛热以涸水，谓之时药。殊背《素问》逆顺之理，以夏月伏阴，冬月伏阳，推之可知矣。虽然月有四时，日有四时，或春得秋病，夏得冬病，神而明之，机而行之，变通权宜，又不可泥一也。

〔王好古曰〕四时总以芍药为脾剂，苍术为胃剂，柴胡为时剂，十一脏皆取决于少阳，为发生之始故也。凡用纯寒、纯热之药，及寒热相杂，并宜用甘草以调和之，惟中满者禁用甘尔。

五脏五味补泻

【肝】

苦急，急食甘以缓之（甘草），以酸泻之（赤芍药）；实则泻子（甘草）。欲散，急食辛以散之（川芎），以辛补之（细辛）；虚则补母（地黄、黄檗）。

【心】

苦缓，急食酸以收之（五味子），以甘泻之（甘草、参、芪）；实则泻子（甘草）。欲软，急食咸以软之（芒硝），以咸补之（泽泻）；虚则补母（生姜）。

【脾】

苦湿，急食苦以燥之（白术），以苦泻之（黄连）；实则泻子（桑白皮）。欲缓，急食甘以缓之（炙甘草），以甘补之（人参）；虚则补母（炒盐）。

【肺】

苦气上逆，急食苦以泄之（黄芩），以辛泻之（桑白皮）；实则泻子（泽泻）。欲收，急食酸以收之（白芍药），以酸补之（五味子）；虚则补母（五味子）。

肝属青色　肝脏　甘草补肝拘谨挛急

心属红色　心脏　五味子补心脏气血不足

脾属黄色　脾脏　白术补脾湿邪致病

肺属白色　肺脏　泽泻补肺气上逆

肾属黑色　肾脏　知母补肾阴虚燥

【肾】

苦燥，急食辛以润之（黄檗、知母），以咸泻之（泽泻）；实则泻子（芍药）。欲坚，急食苦以坚之（知母），以苦补之（黄檗）；虚则补母（五味子）。

〔张元素曰〕凡药之五味，随五脏所入而为补泻，亦不过因其性而调之。酸入肝，苦入心，甘入脾，辛入肺，咸入肾。辛主散，酸主收，甘主缓，苦主坚，咸主软。辛能散结润燥，致津液，通气；酸能收缓敛散；甘能缓急调中；苦能燥湿坚软；咸能软坚；淡能利窍。

〔李时珍曰〕甘缓、酸收、苦燥、辛散、咸软、淡渗，五味之本性，一定而不变者也。其或补或泻，则因五脏四时而迭相施用者也。温、凉、寒、热，四气之本性也；其于五脏补泻，亦迭相施用也。此特洁古张氏因《素问》饮食补泻之义，举数药以为例耳，学者宜因意而充之。

六腑五脏用药气味补泻 纲目

肝、胆：温补凉泻，辛补酸泻。

心、小肠：热补寒泻，咸补甘泻。

肺、大肠：凉补温泻，酸补辛泻。

肾、膀胱：寒补热泻，苦补咸泻。

脾、胃：温热补，寒凉泻，各从其宜；甘补苦泻。

三焦、命门：同心。

〔张元素曰〕五脏更相平也。一脏不平，所胜平之。故云：安谷则昌，绝谷则亡。水去则营散，谷消则卫亡，神无所居。故血不可不养，卫不可不温。血温气和，营卫乃行，常有天命。

相反诸药 纲目

凡三十六种

〔甘草〕反大戟、芫花、甘遂、海藻。

〔大戟〕反芫花、海藻。

〔乌头〕反贝母、栝楼、半夏、白

乌头

乌头反白及

蔹、白及。

白及

花、桔梗、甘草、乌头、附子。

〔藜芦〕反人参、沙参、丹参、玄参、苦参、细辛、芍药、狸肉。

〔蜜〕反生葱。

〔柿〕反蟹。

〔河豚〕反煤炲、荆芥、防风、菊

脏腑虚实标本用药式 纲目

【肝】

藏魂，属木。胆火寄于中。主血，主目，主筋，主呼，主怒。

〔本病〕诸风眩晕，僵仆强直惊痫，两胁肿痛，胸胁满痛，呕血，小腹疝痛痃瘕，女人经病。

〔标病〕寒热疟，头痛吐涎，目赤面青，多怒，耳闭颊肿，筋挛卵缩，丈夫㿗疝，女人少腹肿痛阴病。

有余泻之

泻子：甘草。

行气：香附、芎䓖、瞿麦、牵牛、青橘皮。

行血：红花、鳖甲、桃仁、莪术、京三棱、穿山甲、大黄、水蛭、虻虫、苏木、牡丹皮。

镇惊：雄黄、金薄、铁落、珍珠、代赭石、夜明砂、胡粉、银薄、铅丹、龙骨、石决明。

搜风：羌活、荆芥、薄荷、槐子、蔓荆子、白花蛇、独活、防风、皂荚、乌头、白附子、僵蚕、蝉蜕。

不足补之

补母：枸杞、杜仲、狗脊、熟地黄、苦参、萆薢、阿胶、菟丝子。

补血：当归、牛膝、续断、白芍药、血竭、没药、芎䓖。

补气：天麻、柏子仁、白术、菊花、细辛、密蒙花、决明、谷精草、生姜。

本热寒之

泻木：芍药、乌梅、泽泻。

泻火：黄连、龙胆草、黄芩、苦茶、猪胆。

攻里：大黄。

标热发之

和解：柴胡、半夏。

解肌：桂枝、麻黄。

血：丹参、牡丹、生地黄、玄参。

镇惊：朱砂、牛黄、紫石英。

神虚补之

补母：细辛、乌梅、酸枣仁、生姜、陈皮。

气：桂心、泽泻、白茯苓、茯神、远志、石菖蒲。

血：当归、乳香、熟地黄、没药。

本热寒之

泻火：黄芩、竹叶、麦门冬、芒硝、炒盐。

凉血：地黄、栀子、天竺黄。

标热发之

散火：甘草、独活、麻黄、柴胡、龙脑。

【心】

藏神，为君火。包络为相火，代君行令。主血，主言，主汗，主笑。

〔**本病**〕诸热瞀瘛，惊惑谵妄烦乱，啼笑骂詈，怔忡健忘，自汗，诸痛痒疮疡。

〔**标病**〕肌热畏寒战栗，舌不能言，面赤目黄，手心烦热，胸胁满痛，引腰背肩胛肘臂。

火实泻之

泻子：黄连、大黄。

气：甘草、人参、赤茯苓、木通、黄檗。

【脾】

藏意，属土，为万物之母。主营卫，主味，主肌肉，主四肢。

〔**本病**〕诸湿肿胀，痞满噫气，大小便闭，黄疸痰饮，吐泻霍乱，心腹痛，饮食不化。

〔**标病**〕身体浮肿，重困嗜卧，四肢不举，舌本强痛，足大趾不用，九窍不通，诸痉项强。

土实泻之

泻子：诃子、防风、桑白皮、葶苈。

吐：豆豉、萝卜子、常山、瓜蒂、

脾

郁金、藜芦、苦参、赤小豆、盐汤、苦茶。

下：大黄、芒硝、青礞石、大戟、甘遂、续随子、芫花。

土虚补之

补母：桂心、茯苓。

气：人参、黄芪、升麻、葛根、甘草、陈橘皮、藿香、葳蕤、缩砂仁、木香、扁豆。

血：白术、苍术、白芍药、胶饴、大枣、干姜、木瓜、乌梅、蜂蜜。

本湿除之

燥中宫：白术、苍术、橘皮、半夏、吴茱萸、南星、豆蔻草、白芥子。

洁净府：木通、赤茯苓、猪苓、藿香。

标湿渗之

开鬼门：葛根、苍术、麻黄、独活。

【肺】

藏魄，属金，总摄一身元气。主闻，主哭，主皮毛。

〔本病〕诸气膹郁，诸痿喘呕，气短，咳嗽上逆，咳唾脓血，不得卧，小便数而欠，遗失不禁。

〔标病〕洒淅寒热，伤风自汗，肩背痛冷，臑臂前廉痛。

气实泻之

泻子：泽泻、葶苈、桑白皮、地骨皮。

除湿：半夏、白矾、白茯苓、薏苡仁、木瓜、橘皮。

泻火：粳米、石膏、寒水石、知母、诃子。

通滞：枳壳、薄荷、干生姜、木香、厚朴、杏仁、皂荚、桔梗、紫苏梗。

气虚补之

补母：甘草、人参、升麻、黄芪、山药。

润燥：蛤蚧、阿胶、麦门冬、贝母、百合、天花粉、天门冬。

敛肺：乌梅、粟壳、五味子、芍药、五倍子。

本热清之

清金：黄芩、知母、麦门冬、栀子、沙参、紫菀、天门冬。

本寒温之

温肺：丁香、藿香、款冬花、檀香、白豆蔻、益智、缩砂、糯米、百部。

标寒散之

解表：麻黄、葱白、紫苏。

【肾】

藏志，属水，为天一之源。主听，主骨，主二阴。

〔本病〕诸寒厥逆，骨痿腰痛，腰冷如冰，足胻肿寒，少腹满急疝瘕，大便闭泄，吐利腥秽，水液澄澈，清冷不禁，消渴引饮。

〔标病〕发热不恶热，头眩头痛，咽痛舌燥，脊股后廉痛。

水强泻之

泻子：大戟、牵牛。

泻腑：泽泻、猪苓、车前子、防己、茯苓。

水弱补之

补母：人参、山药。

补气：知母、玄参、补骨脂、砂仁、苦参。

补血：黄柏、枸杞、熟地黄、锁阳、肉苁蓉、山茱萸、阿胶、五味子。

本热攻之

攻下：伤寒少阴证，口燥咽干，大承气汤。

本寒温之

温里：附子、干姜、官桂、蜀椒、白术。

标寒解之

解表：麻黄、细辛、独活、桂枝。

标热凉之

清热：玄参、连翘、甘草、猪肤。

【胆】

属木，为少阳相火，发生万物，为决断之官，十一脏之主。主同肝。

〔本病〕口苦，呕苦汁，善太息，澹澹如人将捕状，目昏不眠。

〔标病〕寒热往来，痁疟，胸胁痛，头额痛，耳痛鸣聋，瘰疬结核马刀，足小指、次指不用。

实火泻之

泻胆：龙胆、牛胆、猪胆、生蕤仁、生酸枣仁、黄连、苦茶。

虚火补之

温胆：人参、细辛、半夏、炒蕤仁、炒酸枣仁、当归、地黄。

本热平之

降火：黄芩、黄连、芍药、连翘、甘草。

肾

胆

胃

镇惊：黑铅、水银。

标热和之

和解：柴胡、芍药、黄芩、半夏、甘草。

【胃】

属土，主容受，为水谷之海。主同脾。

〔**本病**〕噎膈反胃，中满肿胀，呕吐泻痢，霍乱腹痛，消中善饥，不消食，伤饮食，胃管当心痛，支两胁。

〔**标病**〕发热蒸蒸，身前热，身前寒，发狂谵语，咽痹，上齿痛，口眼㖞斜，鼻痛鼽衄赤齇。

胃实泻之

湿热：大黄、芒硝。

饮食：巴豆、神曲、山楂、阿魏、硇砂、郁金、三棱、轻粉。

胃虚补之

湿热：苍术、白术、半夏、茯苓、橘皮、生姜。

寒湿：干姜、附子、草果、官桂、丁香、肉豆蔻、人参、黄芪。

本热寒之

降火：石膏、地黄、犀角、黄连。

标热解之

解肌：升麻、葛根、豆豉。

【大肠】

属金，主变化，为传送之官。

〔**本病**〕大便闭结，泻痢下血，里急后重，痔漏脱肛，肠鸣而痛。

〔**标病**〕齿痛喉痹，颈肿口干，咽中如核，鼽衄目黄，手大指、次指痛，宿食发热寒栗。

肠实泻之

热：大黄、芒硝、桃花、牵牛、巴豆、郁李仁、石膏。

气：枳壳、木香、橘皮、槟榔。

肠虚补之

气：皂荚。

燥：桃仁、麻仁、杏仁、地黄、乳香、松子、当归、肉苁蓉。

湿：白术、苍术、半夏、硫黄。

陷：升麻、葛根。

脱：龙骨、白垩、诃子、粟壳、乌梅、白矾、赤石脂、禹余粮、石榴皮。

本热寒之

清热：秦艽、槐角、地黄、黄芩。

本寒温之

温里：干姜、附子、肉豆蔻。

标热散之

解肌：石膏、白芷、升麻、葛根。

【小肠】

主分泌水谷，为受盛之官。

〔**本病**〕大便水谷下利，小便短，小便闭，小便血，小便自利，大便后血，小肠气痛，宿食夜热旦止。

〔**标病**〕身热恶寒，嗌痛颔肿，口糜耳聋。

实热泻之

气：木通、猪苓、滑石、瞿麦、泽泻、灯草。

血：地黄、蒲黄、赤茯苓、栀子、牡丹皮。

虚寒补之

气：白术、楝实、茴香、砂仁、神曲、扁豆。

血：桂心、玄胡索。

本热寒之

降火：黄檗、黄芩、黄连、连翘、栀子。

标热散之

解肌：藁本、羌活、防风、蔓荆。

【膀胱】

主津液，为胞之府，气化乃能出，号州都之官，诸病皆干之。

小肠

膀胱

〔本病〕小便淋沥，或短数，或黄赤，或白，或遗矢，或气痛。

〔标病〕发热恶寒，头痛，腰脊强，鼻窒，足小趾不用。

实热泻之

泻火：滑石、猪苓、泽泻、茯苓。

下虚补之

热：黄檗、知母。

寒：桔梗、升麻、益智、乌药、山茱萸。

本热利之

降火：地黄、栀子、茵陈、黄檗、牡丹皮、地骨皮。

标寒发之

发表：麻黄、桂枝、羌活、苍术、防己、黄芪、木贼。

百病主治药

伤寒热病

寒乃标,热乃本。春为温,夏为热,秋为瘅,冬为寒,四时天行为疫疠。

【发表】

草部

麻黄、羌活:太阳、少阴。

苍术:太阴。

荆芥、薄荷、紫苏:并发四时伤寒不正之汗。

香薷:四时伤寒不正之气。为末,热酒服,取汗。

艾叶:时气瘟疫,煎服取汗。

谷菜

豆豉:治数种伤寒,同葱白,发汗通关节。

生姜、小蒜、葱白。

果木

茗茶:并发汗。

杏仁:同酢煎,发时行温病汗。

【攻里】

草部

大黄:阳明、太阴、少阴、厥阴,燥热满痢诸证。

栝楼实:利热实结胸。

甘遂:寒实结胸。

葶苈:结胸狂躁。

大戟、芫花:胁下水饮。

荛花:行水。

蜀漆:行水。

千里及:主天下疫气,煮汁吐利。

薄荷

发汗

紫苏、薄荷发汗

果木

桃仁：下瘀血。

巴豆：寒热结胸。

【和解】

草部

柴胡：少阳寒热诸证。伤寒余热，同甘草煎服。

半夏、黄芩、芍药、牡丹、贝母、甘草：并主寒热。

白术、葳蕤、白薇、白鲜皮、防风、防己：并主风温、风湿。

泽泻、秦艽、海金沙、木通、海藻：并主湿热。

知母、玄参、连翘、天门冬、麦门冬、栝楼根：并主热病烦渴。

前胡、恶实、射干、桔梗：并主痰热咽痛。

地黄：温毒发斑，熬黑膏服。同薄荷汁服，主热瘴昏迷。

蕙草、白头翁：热痢。

五味子：咳嗽。

苦参：热病狂邪，不避水火。蜜丸服。

龙胆草：伤寒发狂。末服二钱。

青黛：阳毒发斑，及天行头痛寒热。水研服。

薄荷：温病初得，头痛壮热。捣汁服。

芦根：伤寒内热，时疾烦闷。煮汁服。

谷部

黑大豆：疫疠发肿，炒熟，同甘草煎服。

赤小豆：除湿热。

薏苡仁：风湿痛。

粳米：烦热。

菜部

蕻菜汁：解时行壮热。

生瓜菜汁：解阳毒壮热头痛。

果部

大枣：和营卫。

杏仁：利肺气。

桃仁：行血。

乌梅：烦渴及蛔厥。

橘皮：呕哕痰气。

胸闷

梨汁：热毒烦渴。木皮，伤寒温病，同甘草、秫米、锅煤服。

禽部

鸡子：伤寒发斑下痢。生吞一枚，治伤寒发狂烦躁。打破煮浑入浆啜之，治天行不解。

【温经】

人参：伤寒厥逆发躁，脉沉，以半两煎汤，调牛胆南星末服。坏证不省人事，一两煎服，脉复即苏。夹阴伤寒，小腹痛，呕吐厥逆，脉伏，同姜、附煎服，即回阳。

附子：治三阴经证，及阴毒伤寒，阴阳易病。

草乌头：阴毒。插入谷道中。

谷菜

黑大豆：阴毒。炒焦投酒热服，取汗。

韭根：阴阳易病。

葱白：阴毒。炒热熨脐。

果部

蜀椒：阴毒。入汤液用。

胡椒：阴毒。同葱白、麝香和蜡作挺，插入茎内，出汗愈。

【食复劳复】

草部

麦门冬：伤寒后小劳，复作发热。同甘草、竹叶、粳米煎服。

胡黄连：劳复。同栀子丸服。

芦根：劳复食复。煮汁服。

谷果

饭：伤寒多食，复作发热。烧末饮服。

麴：食复。煮服。

橘皮：食复。水煎服。

木石

枳壳：劳复发热。同栀子、豉、浆水煎服。

栀子：食复发热，上方加大黄。劳复发热，同枳壳、豯鼠屎、葱白煎服。

胡粉：食复劳复。水服少许。

凝水石：解伤寒劳复。

鳖甲：食复劳复。烧研水服。

抱出鸡子壳：劳复。炒研汤服一合，取汗。

马屎：劳复。烧末冷酒服。

砧上垢：食复劳复。同病人足下土、鼠屎煎服。

饭箩：食复。烧灰水服。

湿

有风湿、寒湿、湿热。

【风湿】

草部

羌独活、防风、细辛、麻黄、木贼、浮萍、藁本、芎䓖、蛇床子、黄芪、黄精、葳蕤、秦艽、菖蒲、漏卢、菊花、马先蒿、白蒿、庵䕡、旋覆、豨莶、苍耳、薇衔、蒴藋、石龙芮、茵蓣、防己、茜根、忍冬、苏子、南星、草薢、土茯苓、龙常、葱白、薏苡、胡麻、大豆、秦椒、蔓椒、蜀椒红、柏实、松叶、沉香、龙脑、蔓荆、皂荚、枸杞、五加皮、桂枝、伏牛花、厚朴：与苍术、橘皮同除湿病。

石部

磁石、白石英。

虫鳞

蝎：风淫湿痹。炒研入麝香，酒服。
鳝鱼：湿风恶气。作臛食。

【寒湿】

草部

苍术：除上、中、下三焦湿，发汗，利小便，逐水功最大。湿气身重作痛，熬膏服。
草乌头：除风湿，燥脾胃。同苍术制煮作丸服。
附子、乌头、芫花、王孙、狗脊、牛膝、山柰、红豆蔻、草果、蠡实、艾叶、木香、杜若、山姜、廉姜。

谷菜

葡萄酒、烧酒、豆黄、生姜、干姜、芥子、蒜、葫、茉香。

果木

吴茱萸、胡椒、榠子、莲实、桂心、丁香、樟脑、乌药、山茱萸。

兽部

貘皮、木狗皮、诸兽毛、皮毡、火针。

【湿热】

草部

山茵陈、黄芩、黄连、防己、连翘、白术、柴胡、苦参、龙胆草、车前、木通、泽泻、通草、白鲜、茺草、半夏、海金沙、地黄、甘遂、大戟、萱草、牵牛：气分。
大黄：血分。
营实根、夏枯草。

谷菜

赤小豆、大豆黄卷、薏苡仁、旱芹：丸服。

干姜、生姜。

木部

椿白皮、茯苓、猪苓、酸枣、柳叶、木槿、榆皮。

介石

蚬子：下湿热气。

滑石、石膏、矾石、绿矾。

火热

有郁火、实火、虚火，气分热、血分热、五脏热、十二经热。

【升散】

草部

柴胡：平肝、胆、三焦、包络相火，除肌热潮热，寒热往来，小儿骨热疳热，妇人产前产后热。虚劳发热，同人参煎服。

升麻：解肌肉热，散郁火。

葛根：解阳明烦热，止渴散郁火。

羌活：散火郁发热。

白芷：散风寒身热，浴小儿热。

薄荷汁：骨蒸劳热。

水萍：暴热身痒，能发汗。

香附：散心腹客热气郁。

【泻火】

草部

黄连：泻肝、胆、心、脾火，退客热。

黄芩：泻肺及大肠火，肌肉骨蒸诸热。肺热如火燎，烦躁咳嗽引饮，一味煎服。

胡黄连：骨蒸劳热，小儿疳热，妇人胎蒸。

秦艽：阳明湿热，劳热潮热骨蒸。

沙参：清肺热。

桔梗：肺热。

龙胆：肝胆火，胃中伏热。

青黛：五脏郁火。

蛇莓、白鲜皮、大青：并主时行腹中大热。

连翘：少阳阳明三焦气分之火。

青蒿：热在骨间。

升麻解肌肉热，散郁火

恶实：食前按吞三枚，散诸结节筋骨烦热毒。

灯笼草：骨热肺热。

积雪草：暴热，小儿热。

虎杖：压一切热毒。

茵陈：去湿热。

景天：身热，小儿惊热。

钩藤：平心肝火，利小便。同甘草、滑石服，治小儿惊热。

酸浆、防己、木通、通草、灯芯、泽泻、车前、地肤、石韦、瞿麦：并利小便，泄火热。

乌韭：热在肠胃。

屋游：热在皮肤。

土马骏：骨热烦败。

大黄：泻诸实热不通，足太阴手足阳明厥阴五经血分药。

菜果

莙荙子、李叶、桃叶、枣叶。

木部

楮叶、楝实、羊桃、秦皮、梓白皮：并浴小儿身热。

栀子：心肺胃小肠火，解郁，利小便。

鼠李根皮：身皮热毒。

木兰皮：身热面疱。

桑白皮：虚劳肺火。

地骨皮：泻肺火、肾火、胞中火，补正气，去骨间有汗之蒸。同防风、甘草煎服。

竹叶、竹茹、竹沥：并主烦热有痰。

荆沥：热痰。

水石

雪水、冰水、井水：并除大热。

石膏：除三焦、肺、胃、大肠火，解肌发汗退热，潮热骨蒸发热，为丸散服。食积痰火，为丸服。小儿壮热，同青黛丸服。

长石：胃中热，四肢寒。

理石：营卫中大热烦毒。

方解石：胸中留热。

玄精石：风热。

凝水石：身热，皮中如火烧，烦满，

水饮之，凉血降火。

食盐、卤硷：除大热。

消石：五脏积热。

朴硝：胃中结热。紫雪、碧雪、红雪、金石凌，皆解热结药也。

玄明粉：胃中实热，肠中宿垢。

虫介

白颈蚯蚓：解热毒狂烦。

雪蛆玳瑁：凉心解毒。

兽部

犀角：泻肝、凉心、清胃，解大热诸毒气。

牛黄：凉心肝。

羚羊角：风热寒热。

象牙：骨蒸热。

牛胆、猪胆、熊胆：并除肝火。

白马胫骨：煅过，降火可代芩、连。

【缓火】

草部

甘草：生用，泻三焦五脏六腑火。

黄芪：泻阴火，补元气，去虚热。无汗则发，有汗则止。

人参：与黄芪、甘草三味，为益气泻火、除肌热躁热之圣药，甘温除大热也。

麦门冬：降心火，清肺热、虚劳客热，止渴。

五味子：与人参、麦门冬三味，为清金滋水、泻火止渴、止汗生脉之剂。

天门冬：肺劳风热，丸服。阴虚火动有痰热，同五味子丸服。妇人骨蒸，同生地黄丸服。

葳蕤：五劳七伤虚热。煎服，治发热、口干、小便少。

白术：除胃中热、肌热，止汗。妇人血虚发热，小儿脾虚骨蒸，同茯苓、甘草、芍药煎服。

茅根、地筋：客热在肠胃。

甘焦根、菰根、芦根、天花粉：并主大热烦渴。

栝楼根：润肺、降火、化痰。饮酒发热，同青黛、姜汁丸服。妇人月经不调，夜热痰嗽，同青黛、香附末服。

菜谷

山药：除烦热，凉而补。

小麦：客热烦渴，凉心。

粱米：脾胃客热。

麻仁：虚劳客热，水煎服。

果部

梨：消痰降火，凉心肺。

柿：凉肺，压胃热。

李：暴食，去骨间劳热。

乌梅：下气除热。

马槟榔：热病。嚼食。

蕉子：凉心。

甘蔗：解热。

介禽

鳖肉：同柴胡诸药丸服，治骨蒸。

鸭肉、鸽肉：并解热。

兽人

兔肉：凉补。

豪猪肉、猪肉：肥热人宜食之。

猪乳、酥酪、醍醐、人乳。

【滋阴】

草部

生地黄：诸经血热，滋阴退阳。蜜丸服，治女人发热成劳。蜜煎服，治小儿壮热，烦渴昏沉。

熟地黄：血虚劳热，产后虚热，老人虚燥。同生地黄为末，姜汁糊丸，治妇人劳热。

玄参：烦躁骨蒸，滋阴降火，与地黄同功。治胸中氤氲之气，无根之火，为圣剂。同大黄、黄连丸服，治三焦积热。

当归：血虚发热，困渴引饮，目赤面红，日夜不退，脉洪如白虎证者，同

甘草泻三焦五脏六腑火

黄芪煎服。

丹参：冷热劳，风邪留热。同鼠屎末服，主小儿中风，身热拘急。

牡丹：治少阴、厥阴、血分、伏火，退无汗之骨蒸。

知母：心烦，骨热劳往来，产后蓐劳，热劳。泻肺命火，滋肾水。

木部

黄檗：下焦湿热，滋阴降火。

脾胃

有劳倦内伤,有饮食内伤,有湿热,有虚寒。

【劳倦】

草部

甘草:补脾胃,除邪热,益三焦元气,养阴血。

人参:劳倦内伤,补中气,泻邪火。煎膏合姜、蜜服。

黄芪:益脾胃,实皮毛,去肌热,止自汗。

白术:熬膏服,良。

苍术:安脾除湿。熬膏作丸散,有四制、八制、坎离、交感诸丸。

柴胡:平肝,引清气自左而上。

升麻:入胃,引清气自右而上。

芍药:泻肝,安脾肺,收胃气。

连翘:脾胃湿热。

菜谷

罗勒、莳萝、马芹:并理元气。

藿香:同生姜炒黄丸服,开胃进食。

果木

大枣:同姜末点服。

虫部

蜂蜜、蚕蛹、乳虫。

鳞介

鲤、鲈、鳜、比目鱼。

禽兽

鸡、雉、猪脾舌、狗肉、羊肉、牛肉、牛脬、兔肉。

【虚寒】

草部

附子、草豆蔻、高良姜、山姜、廉姜、益智子、荜茇、蒟酱、肉豆蔻。

菜谷

干姜、生姜、蒜、韭、薤、芥、芜菁、糯米、秫、烧酒。

果木

胡椒、荜澄茄、秦椒、蜀椒、吴茱萸、食茱萸、丁香、桂。

【食滞】

草部

大黄:荡涤宿食,推陈致新。

地黄:去胃中宿食。

香附、三棱、木香、柴胡:消谷。

荆芥、薄荷、苏荏、水苏:并消鱼鲙。

谷菜

大麦、荞麦、豆黄、蒸饼、女麹、黄蒸、麹、神曲：同苍术丸服。

红曲、糵米、麦糵、饴糖、酱、醋、酒、糟、蒜、葱、胡葱、胡荽、白菘、莱菔、芜菁、姜。

果木

杏仁：停食，用巴豆炒过，末服。

橘皮：为末，煎饮代茶。

青皮：盐、醋、酒、汤四制为末，煎服。

柑皮、橙皮、柚皮、木瓜、榅桲、山楂：消肉。

柰子、杨梅、银杏：生食。

皂荚、楸白皮、厚朴、乌药、樟材、檀香、桂：食果腹胀，饭丸吞七枚。

金石

食盐：酒肉过多胀闷，擦牙漱下，如汤沃雪。

介禽

鳖甲、淡菜、海月、白鲞：并消宿食。

鳝头：烧服，去痞证，食不消。

人参、甘草补脾胃，除邪热

呕吐

有痰热，有虚寒，有积滞。

【痰热】

草部

葛根：大热呕吐，小儿呕吐。荡粉食。

泽泻：行水止吐。

香附：妊娠恶阻。同藿香、甘草煎服。

黄连、苦耽：劳乏呕逆。

麦门冬：止呕吐燥渴。

前胡：化痰止吐。

芦根：主呕逆不食，除膈间客热。水煮服。或入童尿。

赤小豆、豌豆：止呕逆。

果木

茯苓、猪苓、栀子、楸白皮、梓白皮：止呕逆，下气。

苏方木：人常呕吐，用水煎服。

杨梅：止呕吐，除烦愦。

枇杷：止吐下气。

木白皮：止呕逆。煮服大佳。

【虚寒】

草部

细辛：虚寒呕吐，同丁香末服。

苍术：暖胃消谷，止呕吐。

白术：胃虚呕逆，及产后呕吐。

人参：止呕吐，胃虚有痰，煎汁入姜汁、竹沥服。胃寒，同丁香、藿香、橘皮煎服。妊娠吐水，同干姜丸服。

艾叶：口吐清水。煎服。

半夏：呕逆厥冷，内有寒痰，同面作弹丸，煮吞之。妊娠呕吐，同人参、干姜丸服。小儿痰吐，同面包、丁香煨熟丸服。

南星：除痰下气止呕。

旋覆花：止呕逆不下食，消痰下气。

香薷：伤暑呕吐。

藿香：脾胃吐逆为要药。

木香、当归：温中，止呕逆。

呕吐

茅香：温胃止吐。

白豆蔻：止吐逆，散冷气，胃冷忽恶心，嚼数枚酒下。小儿胃寒吐乳，同缩砂、甘草末饮服。

肉豆蔻：温中下气止吐，及小儿乳霍。

益智子：胃冷。

谷菜

糯米：虚寒吐逆。

烧酒、白扁豆、豇豆、干姜、生姜：煎醋食。又同半夏煎服，去痰下气，杀虫止呕吐。

芥子：胃寒吐食。

果木

橘皮：止吐消痰温中。嘈杂吐清水，去白研末，时舐之。

蜀椒：止吐杀虫。

胡椒：去胃中寒痰，食已即吐水，甚验。

荜澄茄、吴茱萸、食茱萸：并止冷吐。

厚朴：痰壅呕逆不食，姜汁炙研，米饮服。主胃冷，吐不止。

【积滞】

草谷

香附子：止呕吐，下气消食。

大黄：口中常呕淡泔，煎服。

木禽

巴豆、五灵脂：治呕吐汤药不能下者，狗胆丸服。

泄泻 纲目

有湿热、寒湿、风暑、积滞、惊痰、虚陷。

【湿热】

草部

白术：除湿热，健脾胃。湿泄，同车前子末服。虚泄，同肉豆蔻、白芍药丸服。久泄，同茯苓、糯米丸服。小儿久泄，同半夏、丁香丸服。老人脾泄，同苍术、茯苓丸服。老小滑泄，同山药丸服。

苍术：湿泄如注，同芍药、黄芩、桂心煎服。

车前子：暑月暴泄。炒研服。

苎叶：骤然水泄。阴干研服。

秦艽：暴泄引饮。同甘草煎。

黄连：湿热脾泄。同生姜末服。食积脾泄，同大蒜丸服。

胡黄连：疳泻。

谷菜

粟米：并除湿热，利小便，止烦渴，燥脾胃。

青粱米、丹黍米、山药：湿泄。同苍术丸服。

薏苡仁。

木石

栀子：食物直出。十个微炒，煎服。

黄檗：小儿热泻。焙研米汤服，去下焦湿热。

茯苓、猪苓、石膏：水泄腹鸣如雷。煅研，饭丸服二十丸，不二服，愈。

雄黄：暑毒泻痢。丸服。

【虚寒】

草部

甘草、人参、黄芪、白芍药：平肝补脾。同白术丸服。

防风、藁本：治风泄，风胜湿。

蘼芜：湿泄。作饮服。

升麻、葛根、柴胡：并主虚泄风泄，阳气下陷作泄。

半夏：湿痰泄。同枣煎服。

五味子：五更肾泄。同茱萸丸服。

补骨脂：水泄日久，同粟壳丸服。

泄泻

脾胃虚泄，同豆蔻丸服。

肉豆蔻：温中消食，固肠止泄。热泄，同滑石丸服。冷泄，同附子丸服。滑泄，同粟壳丸服。久泄，同木香丸服。老人虚泻，同乳香丸服。

木香：煨热，实大肠，和胃气。

缩砂：虚劳冷泄，宿食。

益智子：腹胀忽泄，日夜不止，诸药不效，元气脱也。浓煎二两服。

附子：少阴下利厥逆，同干姜、甘草煎服。脏寒脾泄，同肉豆蔻丸服。大枣煮丸服。

草乌头：水泄寒利。半生半炒丸服。

艾叶：泄泻。同吴茱萸煎服；同姜煎服。

茛菪子：久泄。同大枣烧服。

谷菜

糯米粉：同山药、砂糖食，止久痢泄。

神曲、白扁豆、薏苡仁、干姜：中寒水泄。炮研饮服。

【积滞】

麦蘖、荞麦粉：脾积泄。砂糖水服三钱。

芫荑：气泄久不止，小儿疳泄。同豆蔻、诃子丸服。

楮叶：止一切泄利。同巴豆皮炒研蜡丸服。

巴豆：积滞泄泻，可以通肠，可以止泄。夏月水泄，及小儿吐泻下痢，灯上烧，蜡丸水服。

痢

纲目

有积滞、湿热、暑毒、虚滑、冷积、蛊毒。

【积滞】

大黄：诸痢初起。浸酒服，或同当归煎服。

巴豆：治积痢，同杏仁丸服。小儿用百草霜同化蜡丸服。

巴豆皮：同楮叶烧丸服，治一切泻痢。

藜芦：主泻痢。

紫苋、马苋：和蜜食，主产后痢。

莱菔：汁和蜜服，干者嚼之，止噤口痢。

莱菔子：下痢后重。

青木香：下痢腹痛，气滞里急，实大肠。

山楂：煮服，止痢。

荞麦粉：消积垢。鸡子白丸服，主噤口痢。

【湿热】

草部

黄连：热毒赤痢，水煎，露一夜，热服。小儿入蜜，或炒焦，同当归末、麝香米汤服。下痢腹痛，酒煎服。伤寒痢，同艾水煎服。暴痢，同黄芩煎服。气痢后重，同干姜末服。赤白日久，同盐梅烧末服；鸡子白丸服。诸痢脾泄，入猪肠煮丸。湿痢，同吴茱萸炒丸服。

香连丸加减，通治诸痢。四治黄连丸，治五疳八痢。

胡黄连：热痢，饭丸服。血痢，同乌梅、灶下土末、茶服。

柴胡：积热痢。同黄芩半水半酒煎服。

青蒿：冷热久痢。同艾叶、豆豉作饼，煎服。

白蒿：夏月暴水痢。为末服。

益母草：同米煮粥，止疳痢。同盐梅烧服，止杂痢。

荆芥：烧末。

黄芩：下痢腹痛日久。同芍药、甘草用。

地黄：止下痢腹痛。汁，主蛊痢。

鸡肠草：汁，和蜜服。

车前汁：和蜜服。

蒲根：同粟米煎服。

苦参：炒焦，水服。

谷菜

绿豆：火麻汁煮。皮蒸食，二三年赤痢。

豆豉：炒焦酒服，入口即定。

小豆花：热痢，入豉汁作羹食。痢后气满不能食，煮食一顿即愈。

豇豆、豌豆、荞根茎：烧灰水服。

白扁豆：并主赤白痢。

豆腐：休息痢。醋煎服。

葱白：下痢腹痛。煮粥食，又煮鲫鱼鲊食。

黄瓜：小儿热痢。同蜜食。

巴豆

积滞

巴豆治积滞

【虚寒】

草部

甘草：泻火止痛。久痢，煎服。又浆水炙，同生姜煎服。同肉豆蔻煎服。

芍药：补脾散血，止腹痛后重。

人参：冷痢厥逆，同诃子、生姜煎服。禁口痢，同莲肉煎呷。老人虚痢，同鹿角末服。

当归：止腹痛里急后重，生血养血。久痢，吴茱萸炒过蜜丸服。

白术：胃虚及冷痢多年。

苍术：久痢。同川椒丸服。

熟艾叶：止腹痛及痢后寒热。醋煎服，或入生姜。久痢，同橘皮、酒糊丸服。

乌头：久痢。烧研蜡丸服。

附子：休息痢。鸡子白丸服。

玄胡索：下痢腹痛。酒服二钱。

谷菜

大蒜：禁口痢及小儿痢，同冷水服，或丸黄丹服。

韭白：醋炒食。

生姜：久痢。同干姜作馄饨食。

麦面：炒焦服。

果木

砂糖：禁口痢。同乌梅煎呷。

虫鳞介部

蜂蜜：赤白痢。和姜汁服。

鲤鱼：暴痢。烧灰，饮服。

鲫鱼：久痢，酿五倍子烧服。血痢，酿白矾烧服。

【止涩】

草部

木贼：煎水。

营实根：疳痢。煎服。

五味子。

谷果

乌梅：止渴，除冷热痢，水煎服。血痢，同茶、醋服；同黄连丸服。休息痢，同建茶、干姜丸服。

大枣：疳痢。和光粉烧食。

【外治】

木鳖子：六个，研，以热面饼挖孔，安一半，热贴脐上，少顷再换即止。

黄丹：同蒜捣封脐，仍贴足心。

田螺：入麝捣，贴脐。

蓖麻：同硫黄捣，填脐。

脚气

有风湿，寒湿，湿热，食积。

【风寒湿气】

草部

忍冬：脚气筋骨引痛。热酒服末。

丹参：风痹足软。渍酒饮。

谷菜

薏苡仁：干湿脚气。煮粥食，大验。

茯香：干湿脚气。为末酒服。

禽兽

猪肚：烧研酒服。

羊乳、牛乳：调硫黄末服，取汗。

【湿热流注】

草部

木通、防己、泽泻、香薷、荆芥、车前子、海金沙、海藻、大黄、商陆：合小豆、绿豆煮饭食。

牵牛：风毒脚气肠秘。蜜丸日服，亦生吞之。

谷菜

胡麻：腰脚痛痹。炒末，日服至一年，永瘥。

大麻仁：脚气腹痹，浸酒服。肿渴，研汁煮小豆食。

赤小豆：同鲤鱼煮食，除湿热脚气。

马齿苋：脚气浮肿，尿涩。煮食。

果木

木瓜：湿痹，脚气冲心，煎服。枝、叶皆良。

橘皮：脚气冲心。同杏仁丸服。

桃仁：脚气腰痛。为末酒服，一夜即消。

枇杷叶：脚气恶心。

【敷贴】

天雄、草乌头：姜汁调，或加大黄、木鳖子末。

皂荚：同小豆末。

木瓜：袋盛踏之。

脚气

胀满

有湿热，寒湿，气积，食积，血积。

【湿热】

术：除湿热，益气和中。脾胃不和，冷气客之为胀满，同陈皮丸服。

黄连：去心火及中焦湿热。

黄芩：脾经诸湿，利胸中热。

柴胡：宣畅气血，引清气上行。

桔梗：腹满肠鸣，伤寒腹胀。同半夏、橘皮煎服。

射干：主胸胁满，腹胀气喘。

薄荷、防风、车前、泽泻、木通、白芍药：去脏腑壅气，利小便，于土中泻木而补脾。

大黄：主肠结热，心腹胀满。

半夏：消心腹痰热满结，除腹胀。小儿腹胀，以酒和丸，姜汤下，仍姜汁调，贴脐中。

忍冬：治腹胀满。

泽泻：渗湿热。

赤小豆：治热，利小便，下腹胀满，散气。

木瓜：治腹胀、善噫。

皂荚：主腹胀满。胸腹胀满，煨研

橘皮

山楂

胃胀满

橘皮、山楂治胃胀满

丸服，取利甚妙。

枳实：消食破积，去胃中湿热。

茯苓：主心腹胀满，渗湿热。

【寒湿】

草豆蔻：除寒燥湿，开郁破气。

益智子：主客寒犯胃。腹胀忽泻，日夜不止，二两煎汤服，即止。

胡卢巴：治肾冷，腹胁胀满，面色青黑。

胡椒：虚胀腹大。同全蝎丸服。

附子：胃寒气满，不能传化，饥不能食。同人参、生姜末煎服。

【气虚】

甘草：除腹胀满，下气。

人参：治心腹鼓痛，泻心肺脾中火邪。

萎蕤：主心腹结气。

青木香：主心腹一切气，散滞气，调诸气。

香附子：治诸气胀满。同缩砂、甘草为末服。

紫苏：治一切冷气，心腹胀满。

莱菔子：气胀气蛊。取汁浸缩砂炒七次，为末服。

生姜：下气，消痰喘胀满，亦纳下部导之。

姜皮：消胀痞，性凉。

马芹子：主心腹胀满，开胃下气。

山药：心腹虚胀，手足厥逆，或过服苦寒者。半生半炒为末，米饮服。

百合：除浮肿，胪胀痞满。

沉香：升降诸气。

【积滞】

刘寄奴穗：血气胀满。为末，酒服三钱，乃破血下胀仙药也。

蘖米：消食下气，去心腹胀满。产后腹胀，不得转气，坐卧不得，酒服一合，气转即愈。

葫蒜：下气，消谷化肉。

山楂：化积消食，行结气。

橘皮：下气破癖，除痰水滞气。

胡椒：腹中虚胀。同蝎尾、莱菔子丸服。

胡粉：化积消胀。小儿腹胀，盐炒摩腹。

咳嗽

有风寒，痰湿，火热，燥郁。

【风寒】

草菜

麻黄：发散风寒，解肺经火郁。

细辛：去风湿，泄肺破痰。

白前：风寒上气，能保定肺气，多以温药佐使。久咳唾血，同桔梗、桑白皮、甘草煎服。

百部：止暴嗽，浸酒服。三十年嗽，煎膏服。小儿寒嗽，同麻黄、杏仁丸服。

款冬花：为温肺治嗽要药。

牛蒡根：风寒伤肺壅咳。

生姜：寒湿嗽，烧含之。久嗽，以白饧或蜜煮食。小儿寒嗽，煎汤浴之。

虫鱼

蜂房：小儿咳嗽。烧灰服。

鲫鱼：烧服，止咳嗽。

禽兽

鸡子白皮：久咳。同麻黄末服。

【痰湿】

草部

葶苈子：久嗽不止，煮炒研末，同酥煮枣食。三十年呷嗽，同木香熏黄烧烟吸。

葶苈：肺壅痰嗽。同知母、贝母、枣肉丸服。

芫花：卒得痰嗽，煎水煮枣食。有痰，入白糖，少少服。

菜谷

白芥子、蔓菁子：并主痰气咳嗽。

莱菔子：痰气咳嗽，炒研和糖含。上气痰嗽，唾脓血，煎汤服。

莱菔：痨瘦咳嗽。煮食之。

丝瓜：化痰止嗽。烧研，枣肉丸服。

果木

橘皮：痰嗽，同甘草丸服。经年气

咳嗽

嗽，同神曲、生姜、蒸饼丸服。

皂荚：咳嗽囊结。卒寒嗽，烧研，豉汤服。咳嗽上气，蜜炙丸服。又同桂心、干姜丸服。

金石

雄黄：冷痰劳嗽。

【痰火】

草部

甘草：除火伤肺咳。小儿热嗽，猪胆汁浸炙，蜜丸服。

沙参：益肺气，清肺火，水煎服。

麦门冬：心肺虚热，火嗽。嚼食甚妙，寒多人禁服。

灯笼草：肺热咳嗽喉痛。为末汤服，仍敷喉外。

知母：消痰润肺，滋阴降火。久近痰嗽，同贝母末，姜片蘸食。

谷菜

百合：肺热咳嗽。蜜蒸含之。

果木

杏仁：除肺中风热咳嗽。童尿浸，研汁熬丸，酒服。

甘蔗汁：虚热咳嗽涕唾。入青粱米煮粥食。

大枣、石蜜、刺蜜、桑叶：并主热咳。

金石

石膏：热盛喘咳，同甘草末服。热

嗽痰涌如泉，煅过，醋糊丸服。

五倍子：敛肺降火，止嗽。

【虚劳】

草部

黄芪：补肺泻火，止痰嗽、自汗及咳脓血。

人参：补肺气。肺虚久嗽，同鹿角胶末煎服。化痰止嗽，同明矾丸服。喘嗽有血，鸡子清五更调服。小儿喘嗽，发热自汗，有血，同天花粉服。

五味子：收肺气，止咳嗽，乃火热必用之药。久咳肺胀，同粟壳丸服。久嗽不止，同甘草、五倍子、风化消噙。又同甘草、细茶末噙。

紫菀：止咳脓血，消痰益肺。肺伤咳嗽，水煎服。吐血咳嗽，同五味子丸服。久嗽，同款冬花、百部末服。小儿咳嗽，同杏仁丸服。

款冬花：肺热劳咳，连连不绝，涕唾稠黏，为温肺治嗽之最。痰嗽带血，同百合丸服。以三两烧烟，筒吸之。

地黄：咳嗽吐血。为末酒服。

柴胡：除劳热胸胁痛，消痰止嗽。

牛蒡子：咳嗽伤肺。

谷果

桃仁：急劳咳嗽。同猪肝、童尿煮，丸服。

胡桃：润燥化痰。久咳不止，同人参、杏仁丸服。

诸虫鳞介

鲫鱼头：烧研服。

鳖：骨蒸咳嗽。同柴胡诸药煮食。

禽兽

猪肾：同椒煮食。卒嗽，同干姜煮食，取汗。

羊胰：久嗽，温肺润燥。同大枣浸酒服。

羊肺、羊肉、獺骨、獭肝、阿胶：并主劳咳。

虚损

有气虚，血虚，精虚，五脏虚，虚热，虚寒。

【气虚】

草部

甘草：五劳七伤，一切虚损，补益五脏。大人羸瘦，童尿煮服。小儿羸瘦，炙焦蜜丸服。

人参：五劳七伤，虚而多梦者加之，补中养营。虚劳发热，同柴胡煎服。房劳吐血，独参汤煎服。

黄芪：五劳羸瘦，寒热自汗，补气实表。

五味子：壮水锁阳，收耗散之气。

淫羊藿、狗脊：并主冷风虚劳。

柴胡、秦艽、薄荷：并解五劳七伤虚热。

菜谷

五芝、石耳、韭白、薤白、山药、甘薯：并补中益气。

大麻子：虚劳内热，大小便不利。水煎服。

果木

莲实：补虚损，交心肾，固精气，利耳目，厚肠胃。酒浸入猪肚煮丸服，或蒸熟蜜丸服，仙方也。

枸杞叶：五劳七伤。煮粥食。

地骨皮：去下焦肝肾虚热。虚劳客热，末服。热劳如燎，同柴胡煎服。虚劳寒热苦渴，同麦门冬煎服。

五加皮：五劳七伤。采茎叶末服。

石虫

云母粉：并主五劳七伤虚损。

五色石脂：补五脏。

枸杞虫：起阳益精。同地黄丸服。

海蚕：虚劳冷气，久服延年。

鳞介禽兽

鲫鱼、鲥鱼、鳜鱼、鳖肉、淡菜、海蛇、鸡肉：炙食。

犬肉、牛肉、牛肚：作脍生食。

狗肾：产后肾劳，如疟体冷。

猪肚：同人参、粳米、姜、椒煮食，补虚。

煮粥皆良。面炒研末酒服，治男女诸虚积冷，同菟丝子丸服。

麦门冬：五劳七伤客热。男女血虚，同地黄熬膏服。

泽兰：妇人频产劳瘦，丈夫面黄。丸服。

黄檗：下焦阴虚。同知母丸服，或同糯米丸服。

介兽

羊肉：益产妇。

羊肝：同枸杞根汁作羹食。

羊胃：久病虚羸，同白术煮饮。

【血虚】

草木

地黄：男子五劳七伤，女子伤中失血。同人参、茯苓熬，琼玉膏。酿酒、

【精虚】

草木

肉苁蓉：五劳七伤，茎中寒热痛，强阴益精髓。同羊肉煮食。

覆盆子：益精强阴，补肝明目。每旦水服三钱，益男子精，女人有子。

何首乌：益精血气，久服有子，服食有方。

石虫

羊肾：虚劳精竭，作羹食。五劳七伤，同肉苁蓉煮羹食。虚损劳伤，同白术煮粥饮。

鹿茸：虚劳洒洒如疟，四肢酸痛，腰脊痛，小便数。同当归丸服；同牛膝丸服。

虚损

健忘

心虚，兼痰，兼火。

【补虚】

草木

甘草：安魂魄，泻火养血，主健忘。

人参：开心益智，令人不忘。同猪肪炼过，酒服。

远志：定心肾气，益智慧不忘。为末，酒服。

石菖蒲：开心孔，通九窍，久服不忘不惑。为末，酒下。

丹参、当归、地黄：并养血安神定志。

预知子：心气不足，恍惚错忘，怔悸烦郁。同人参、菖蒲、山药、黄精等，为丸服。

谷菜果木

山药：镇心神，安魂魄，主健忘，开达心孔，多记事。

龙眼：安志强魂，主思虑伤脾，健忘怔忡，自汗惊悸。归脾汤用之。

【痰热】

草果

黄连：降心火，令人不忘。

麦门冬、牡丹皮、紫胡、木通：通利诸经脉壅寒热之气，令人不忘。

商陆花：人心昏塞，多忘喜误，为末，夜服。梦中亦醒悟也。

惊悸

有火，有痰，兼虚。

【清镇】

草谷

黄连：泻心肝火，去心窍恶血，止惊悸。

麦门冬、远志、丹参、牡丹皮、玄参、知母：并定心，安魂魄，止惊悸。

甘草：惊悸烦闷，安魂魄。伤寒心悸脉代，煎服。

天南星：心胆被惊，神不守舍，恍惚健忘，妄言妄见。同朱砂、琥珀丸服。

知母

麦门冬

惊悸

麦门冬、知母定心，止惊悸

芍药：泻肝，除烦热惊狂。

人参、黄芪、白及、胡麻、山药、黄檗、柏实、茯神、茯苓、乳香、没药、血竭、酸枣仁、厚朴、震烧木：火惊失志，煮汁服。

鳞介禽兽

猪心血：同青黛、朱砂丸服，治心病邪热。

猪肾：心肾虚损。同参、归煮食。

不眠

有心虚，胆虚，兼火。

【清热】

草部

灯芯草：夜不合眼。煎汤代茶。

半夏：阳盛阴虚，目不得瞑。同秫米，煎以千里流水，炊以苇火，饮之即得卧。

麦门冬：除心肺热，安魂魄。

谷菜

秫米、大豆：日夜不眠。以新布火炙熨目，并蒸豆枕之。

干姜：虚劳不眠。研末二钱，汤服取汗。

果木

乌梅、榔榆：并令人得睡。

榆荚仁：作糜羹食，令人多睡。

酸枣：胆虚烦心不得眠。炒熟为末，竹叶汤下。或加人参、茯苓、白术、甘草，煎服。或加人参、辰砂、乳香，丸服。

大枣：烦闷不眠。同葱白煎服。

乳香：治不眠，入心活血。

虫兽

蜂蜜、白鸭：煮汁。

瘀血

有郁怒，有劳力，有损伤。

【破血散血】

草部

生甘草：行厥阴、阳明二经污浊之血。

黄芪：逐五脏间恶血。

白术：利腰脐间血。

黄芩：热入血室。

黄连：赤目瘀血，上部见血。

败酱：破多年凝血。

射干：消瘀血、老血在心脾间。

桔梗：打击瘀血久在肠内时发动者。为末，米饮服。

常春藤：腹内诸冷血风血。煮酒服。

当归、丹参、芎䓖、白芷、泽兰、马兰、大小蓟、芒硝、芒莛：并破宿血，养新血。

谷菜

赤小豆、米醋、黄麻根、麻子仁：并消散瘀血。

韭汁：清胃脘恶血。

腰痛

有肾虚，湿热，痰气，瘀血，闪胁，风寒。

【虚损】

草部

补骨脂：骨髓伤败，腰膝冷。肾虚

腰痛，为末，酒服，或同杜仲、胡桃，丸服。妊娠腰痛，为末，胡桃、酒下。

菊花：腰痛去来陶陶。

艾叶：带脉为病，腰溶溶如坐水中。

附子：补下焦之阳虚。

蒺藜：补肾，治腰痛及奔豚肾气。蜜丸服。

谷菜

山药：并主男子腰膝强痛，补肾益精。

韭子：同安息香丸服。

茴香：肾虚腰痛，猪肾煨食。腰痛如刺，角茴末，盐汤或酒服，或加杜仲、木香，外以糯米炒熨。

果木

山楂：老人腰痛。同鹿茸丸服。

阿月浑子、莲实、芡实、沉香、乳香：并补腰膝命门。

枸杞根：同杜仲、萆薢，浸酒服。

介兽

鳖甲：卒腰痛，不可俯仰。炙研酒服。

猪肾：腰虚痛。包杜仲末煨食。

【湿热】

草部

知母：腰痛，泻肾火。

葳蕤：湿毒腰痛。

威灵仙：宿脓恶水，腰膝冷疼。酒服一钱取利。或丸服。

青木香：气滞腰痛。同乳香酒服。

牵牛子：除湿热气滞，腰痛下冷脓。半生半炒，同硫黄末，白面作丸，煮食。

木鳖子、蕙草。

果木

槟榔：腰重作痛。为末酒服。

甜瓜子：腰腿痛。酒浸末服。

皂荚子：腰脚风痛。酥炒丸服。

郁李仁：宣腰胯冷脓。

茯苓：利腰脐间血。

【风寒】

羌活、麻黄：太阳病腰脊痛。

藁本：十种恶风鬼注，流入腰痛。

腰痛

痛风

属风、寒、湿、热、挟痰及血虚、污血。

【风寒风湿】

草木

麻黄：风寒、风湿、风热痹痛，发汗。

羌活：风湿相搏，一身尽痛，非此不除。同松节煮酒，日饮。

防风：主周身骨节尽痛，乃治风去湿仙药。

苍术：散风，除湿，燥痰，解郁，发汗，通治上中下湿气。湿气身痛，熬汁作膏，点服。

茜根：治骨节痛，燥湿行血。

苍耳子：风湿周痹，四肢拘痛。为末煎服。

牵牛子：除气分湿热，气壅腰脚痛。

羊踯躅：风湿痹痛走注，同糯米、黑豆，酒，水煎服，取吐利。风痰注痛，同生南星捣饼，蒸四五次收之，临时焙丸，温酒下三丸，静卧避风。

芫花：风湿痰注作痛。

草乌头：风湿痰涎，历节走痛不任。入豆腐中煮过，晒研，每服五分，仍外敷痛处。

乌头、附子：并燥湿痰，为引经药。

薏苡仁：久风湿痹，筋急不可屈伸。风湿身痛，日晡甚者，同麻黄、杏仁、甘草煎服。

桂枝：引诸药横行手臂。同椒、姜浸酒，絮熨阴痹。

虫兽

蚯蚓：脚风宜用。

水龟：风湿拘挛，筋骨疼痛。同天花粉、枸杞子、雄黄、麝香、槐花煎服。版，亦入阴虚骨痛方。

【风痰湿热】

草部

半夏、天南星：并治风痰、湿痰、热痰凝滞，历节走注。右臂湿痰作痛，南星、苍术煎服。

大戟、甘遂：并治湿气化为痰饮，流注胸膈经络，发为上下走注，疼痛麻

痛风

痹。能泄脏腑经隧之湿。

大黄：泄脾胃血分之湿热。酥炒煎服，治腰脚风痛，取下冷脓恶物，即止。

威灵仙：治风湿痰饮，为痛风要药，上下皆宜。腰膝积年冷病诸痛，为末酒下，或丸服，以微利为效。

黄芩：三焦、湿热、风热，历节肿痛。

秦艽：除阳明风湿、湿热，养血荣筋。

龙胆草、木通：煎服。

防己、木鳖子：并主湿热肿痛。在下加之。

姜黄：治风痹臂痛，能入手臂，破血中之滞气。

红蓝花：活血滞，止痛。瘦人宜之。

菜果

白芥子：暴风毒肿，痰饮流入四肢、经络，作痛。

桃仁：血滞、风痹、挛痛。

橘皮：下滞气，化湿痰。风痰麻木，或手木，或十指麻木，皆是湿痰死血。以一斤去白，逆流水五碗，煮烂去滓至一碗，顿服取吐，乃吐痰之圣药也。

槟榔：一切风气，能下行。

木石

枳壳：风痒麻痹，散痰疏滞。

黄檗：除下焦湿热痛肿。下身甚者加之。

茯苓：渗湿热。

竹沥：化热痰。

【补虚】

草部

当归、芎䓖、芍药、地黄、丹参：并养新血，破宿血，止痛。

牛膝：补肝肾，逐恶血，治风寒湿痹，膝痛不可屈伸，能引诸药下行。痛在下者加之。

石斛：脚膝冷痛痹弱，酒浸酥蒸，服满一镒，永不骨痛。

土茯苓：治疮毒、筋骨痛，去风湿，利关节。

谷木

罂粟壳：收敛固气，能入肾。治骨痛尤宜。

乳香：补肾活血，定诸经之痛。

没药：逐经络滞血，定痛。历节诸风痛不止，同虎胫骨末，酒服。

【外治】

芥子：走注风毒痛，同醋涂。

眩晕

眩是目黑，晕是头旋，皆是气虚挟痰，挟火，挟风，或挟血虚，或兼外感四气。

【风虚】

草菜

天麻：目黑头旋，风虚内作，非此不能除，为治风神药，名定风草。头风旋晕，消痰定风，同川芎，蜜丸服。

白芷：头风、血风、眩晕。蜜丸服。

苍耳子：诸风头晕，蜜丸服。女人血风头眩，闷绝不省，为末酒服，能通顶门。

菊苗：男女头风眩晕，发落有痰，发则昏倒。四月收，阴干为末，每酒服二钱。秋月收花浸酒，或酿酒服。

蒴藋根：头风眩晕，同独活、石膏煎酒服。产后血晕，煎服。

排风子：目赤头旋。同甘草、菊花末。

当归：失血眩晕，芎藭煎服。

芎藭：头风眩晕。

红药子：产后血晕。

附子、乌头、薄荷、细辛、木香、紫苏、水苏、白蒿、飞廉、卷柏、蘼芜、羌活、藁本、地黄、人参、黄芪、升麻、柴胡、山药：并治风虚眩晕。

生姜。

木虫鳞兽

松花：头旋脑肿。浸酒饮。

槐实：风眩欲倒，吐涎如醉，漾漾如舟车上。

辛夷：眩冒，身兀兀如在车船上。

蔓荆实：脑鸣昏闷。

伏牛花、丁香、茯神、茯苓、山茱萸、地骨皮、全蝎、白花蛇、乌蛇：并头风眩晕。

眩晕

鹿茸：眩晕，或见一为二。半两煎酒，入麝服。

驴头：中风头眩，身颤，心肺浮热。同豉煮食。

兔头骨及肝、羚羊角、羊头、蹄及头骨、羊肉、牛胃、猪脑、猪血、熊脑：并主风眩瘦弱。

【痰热】

草菜

天南星：风痰眩晕吐逆。同半夏、天麻、白面煮丸。

半夏：痰厥昏运。同甘草、防风煎服。

风痰眩晕，研末水沉粉，入朱砂丸服。

金花丸：同南星、寒水石、天麻、雄黄、白面，煮丸服。

白附子：风痰。同石膏、朱砂、龙脑丸服。

大黄：湿热眩晕。炒末茶服。

旋覆花、天花粉、前胡、桔梗、黄芩、黄连、泽泻、白芥子：热痰烦晕。同黑芥子、大戟、甘遂、芒硝、朱砂丸服。

果木

橘皮、荆沥、竹沥：头风眩晕目眩，心头漾漾欲吐。

头痛

有外感，气虚，血虚，风热，湿热，寒湿，痰厥，肾厥，真痛，偏痛。右属风虚，左属痰热。

【引经】

太阳：麻黄、藁本、羌活、蔓荆。

阳明：白芷、葛根、升麻、石膏。

少阳：柴胡、芎䓖。

太阴：苍术、半夏。

少阴：细辛。

厥阴：吴茱萸、芎䓖。

【湿热痰湿】

草部

黄芩：一味，酒浸晒研，茶服，治风湿、湿热、相火、偏正诸般头痛。

薄荷：除风热，清头目。蜜丸服。

菊花：头目风热肿痛。同石膏、芎䓖末服。

蔓荆实：头痛，脑鸣，目泪；太阳

头痛。为末浸酒服。

水苏：风热痛。同皂荚、芫花丸服。

半夏：痰厥头痛，非此不除。同苍术用。

栝楼：热病头痛。洗瓤温服。

香附子：气郁头痛，同川芎末常服。偏头风，同乌头、甘草丸服。

大黄：热厥头痛。酒炒三次，为末，茶服。

钩藤：平肝风心热。

茺蔚子：血逆，大热头痛。

木通、青黛、大青、白鲜皮、茵陈、白蒿、泽兰、沙参、丹参、知母、吴蓝、景天：并主天行头痛。

菜果

竹笋：并主痰热头痛。

杨梅：头痛。为末茶服。

木石

竹茹：饮酒人头痛。煎服。

【风寒湿厥】

草谷菜果

芎䓖：风入脑户头痛，行气开郁，必用之药。风热及气虚，为末茶服。偏风，浸酒服。卒厥，同乌药末服。

防风：头面风去来。偏正头风，同白芷，蜜丸服。

天南星：风痰头痛，同荆芥丸服。痰气，同茴香丸服。妇人头风，为末酒服。

乌头、附子：浸酒服，煮豆食，治头风。同白芷末服，治风毒痛。同川芎或同高良姜服，治风寒痛。同葱汁丸，或同钟乳、全蝎丸，治气虚痛。同全蝎、韭根丸，肾厥痛。同釜墨，止痰厥痛。

天雄：头面风去来痛。

草乌头：偏正头风。同苍术、葱汁丸服。

白附子：偏正头风，同牙皂末服。痰厥痛，同半夏、南星丸服。

地肤子：雷头风肿。同生姜擂酒服，取汗。

杜衡：风寒头痛初起。末服，发汗。

蒴藋：煎酒取汁。

蓖麻子：同川芎烧服，取汗。

草薢：同虎骨、旋覆花末服，取汗。

南藤：酿酒服，并治头风。

通草：烧研酒服，治洗头风。

菖蒲：头风泪下。

杜若：风入脑户，痛肿涕泪。

胡卢巴：气攻痛。同三棱、干姜末，酒服。

牛膝：脑中痛。

当归：煮酒。

地黄、芍药：并血虚痛。

葳蕤、天麻、人参、黄芪：并气虚痛。

苍耳、大豆黄卷：并头风痹。

胡麻：头面游风。

百合：头风目眩。

胡荽、葱白、生姜：并风寒头痛。

杏仁：时行头痛，解肌。风虚痛欲破，研汁入粥食，得大汗即解。

木石虫兽

柏实：并主头风。

桂枝：伤风、头痛、自汗。

乌药：气厥头痛，及产后头痛，同川芎末，茶服。

皂荚：时气头痛，烧研，同姜、蜜，水服，取汗。

山茱萸：脑骨痛。

辛夷、伏牛花、空青、曾青：并风眩头痛。

石硫黄：肾厥头痛、头风，同消石丸服。同胡粉丸服。同食盐丸服。同乌药丸服。

蜂子、全蝎、白僵蚕：葱汤服。或入高良姜，或以蒜制为末服，治痰厥、肾厥痛。

白花蛇：脑风头痛，及偏头风。同南星、荆芥诸药末服。

羊肉：头脑大风，汗出虚劳。

羊屎：雷头风。焙研酒服。

【外治】

谷精草：为末嗜鼻，调糊贴脑，烧烟熏鼻。

玄胡索：同牙皂、青黛为丸。

瓜蒂、藜芦、细辛、苍耳子、大黄、远志、荜茇、高良姜、牵牛：同砂仁、杨梅末。

雄黄：同细辛。

旋覆花、前胡止头痛

玄精石、消石、人中白：同地龙末、羊胆为丸。

旱莲汁、萝卜汁、大蒜汁、苦瓠汁：并噙鼻。

艾叶：揉丸嗅之，取出黄水。

半夏烟、木槿子烟、龙脑烟：并熏鼻。

灯火：焠之。

荞麦面：作大饼，更互合头，出汗。或作小饼，贴四眼角，灸之。

黄蜡：和盐作兜鍪，合之即止。

茱萸叶：蒸热枕之，治大寒犯脑痛，亦浴头。

桐木皮、冬青叶、石南叶、牡荆根、樗子皮、莽草、葶苈、豉汁、驴头汁：并治头风。

柚叶：同葱白。

山豆根、南星：同川乌。

乌头、草乌头：同栀子、葱汁。

乳香：同蓖麻仁。

决明子：并贴太阳穴。

露水：八月朔旦取，磨墨点太阳，止头疼。

桂木：阴雨即发痛，酒调，涂顶额。

井底泥：同消、黄敷。

朴硝：热痛，涂顶上。

诃子：同芒硝、醋摩之。

牛蒡根：同酒煎膏摩之。

绿豆：作枕去头风。决明、菊花皆良。

麦面：头皮虚肿，薄如裹水。口嚼敷之良。

栀子：蜜和敷舌上，追涎去风，甚妙。

跌仆折伤

肠出，杖疮。

【内治活血】

草谷

大黄：同当归煎服。或同桃仁。

刘寄奴：同玄胡索、骨碎补，水煎服。

土当归：煎酒服。或同葱白、荆芥，水煎服。

三七：磨酒。

虎杖：煎酒。

何首乌：同黑豆、皂角等丸服，治损宽筋。

黑大豆：煮汁频饮。

菜、木

生姜：汁，同香油，入酒。

补骨脂：同茴香、辣桂末，酒服。

干藕：同茴香末，日服。

荷叶：烧研，童尿服，利血甚效。

白萵苣子：同乳香、乌梅、白术服，止痛。

胡桃：擂酒。

杏枝、松节、白杨皮：并煎酒服。

禽兽

鲍鱼：煎服，主损伤，瘀血在四肢不散者。

猪肉：伤损，血在胸膈不食者。生剁，温水送下一钱，即思食。

【外治散瘀接骨】

草谷

大黄：姜汁调涂，一夜变色。

糯米：寒食浸至小满，酒研，如用，水调涂之。

地黄：炒热杵泥。

麦麸：醋炒。

麦面：水和，并服。

稗草、绿豆粉：炒紫。

五灵脂：骨折肿痛，同白及、乳、没，油调涂。接骨，同茴香，先敷乳香，次涂小米粥，乃上药，帛裹木夹，三五日效。

菜部

白杨皮：血沥在骨肉间，痛不可忍。杂五木煎汤浸之。

酒糟、葱白：煨。

萝卜、生姜：同葱白、面炒。汁，同酒调面。

桑白皮：煎膏。

禽兽

乌鸡：一切折伤，兽触胸腹者。连毛捣烂醋和，隔布搨之，待振寒欲吐，徐取下，再上。

牛马血：折伤垂死。破牛或马腹纳入，浸热血中，愈。

羊脂、野驼脂、犛牛酥、牛髓、猪髓：并摩。

猪肉：炙贴。

牛肉：炙贴。

母猪蹄：煮，洗伤挞诸败疮。

牛蹄甲：接骨。同乳、没烧研，黄米糊和敷。

果木

豆黄、豆腐：贴，频易。

桃仁、李核仁、肥皂：醋调。

栗子：筋骨断碎，瘀血肿痛。生嚼涂之，有效。

鳞介

鳖肉：生捣。

龟肉、摄龟：并生捣。

蟹肉：筋骨折伤断绝，连黄捣泥，微纳署，筋即连也。

水部

雨水

《拾遗》

【释名】〔时珍曰〕地气升为云，天气降为雨，故人之汗，以天地之雨名之。

【气味】咸，平，无毒。

【主治】宜煎发散及补中益气药。（时珍）

【发明】〔时珍曰〕虞抟《医学正传》云：立春节雨水，其性始是春升生发之气，故可以煮中气不足、清气不升之药。古方，妇人无子，是日夫妇各饮一杯，还房有孕，亦取其资始发育万物之义也。

【主治】洗疮疥，灭瘢痕，入酱易熟。（藏器）

【发明】〔藏器曰〕江淮以南，地气卑湿，五月上旬连下旬尤甚。月令土润溽暑，是五月中气。过此节以后，皆须曝书画。梅雨沾衣，便腐黑。浣垢如灰汁，有异他水。但以梅叶汤洗之乃脱，余并不脱。

〔时珍曰〕梅雨或作霉雨，言其沾衣及物，皆生黑霉也。芒种后逢壬为入梅，小暑后逢壬为出梅。又以三月为迎梅雨，五月为送梅雨。此皆湿热之气，郁遏熏蒸，酿为霏雨。人受其气则生病，物受其气则生霉，故此水不可造酒醋。其土润溽暑，乃六月中气，陈氏之说误矣。

夏冰

《拾遗》

【释名】凌（去声）。〔时珍曰〕冰者，太阴之精，水极似土，变柔为刚，所谓物极反兼化也。故字从水，从仌。

【气味】甘，冷，无毒。

【主治】去热烦，熨人乳石发热肿。

（藏器）

解烦渴，消暑毒。（吴瑞）

伤寒阳毒，热盛昏迷者，以冰一块置于膻中，良。亦解烧酒毒。（时珍）

【发明】〔藏器曰〕夏暑盛热食冰，应与气候相反，便非宜人，诚恐入腹冷热相激，却致诸疾也。《食谱》云：凡夏用冰，止可隐映饮食，令气凉尔，不可食之。虽当时暂快，久皆成疾也。

附方

灭瘢痕。以冻凌频熨之，良。（《千金方》）

〔时珍曰〕宋徽宗食冰太过，病脾疾，国医不效，召杨介诊之。介用大理中丸。上曰：服之屡矣。介曰：疾因食冰，臣因以冰煎此药，是治受病之原也。服之果愈。若此，可谓活机之士矣。

热汤

宋《嘉祐》

释名 百沸汤、麻沸汤、太和汤。

【气味】甘，平，无毒。

【主治】助阳气，行经络。（宗奭）

【发明】〔宗奭曰〕热汤能通经络，患风冷气痹人，以汤渫脚至膝上，厚覆取汗周身，然别有药，亦假汤气而行尔。四时暴泄痢，四肢冷，脐腹疼，深汤中坐，浸至腹上，频频作之，生阳佐药，无速于此。虚寒人始坐汤中必颤，仍常令人伺守之。

〔张从正曰〕凡伤寒、伤风、伤食、伤酒，初起无药，便饮太和汤碗许，或酸齑汁亦可，以手揉肚，觉恍惚，再饮再揉，至无所容，探吐，汗出则已。

附方

初感风寒（头痛憎寒者）。用水七碗，烧锅令赤，投水于内，取起再烧再投，如此七次，名沸汤，乘热饮一碗，以衣被覆头取汗，神效。（《伤寒蕴要》）

忤恶猝死。铜器或瓦器盛热汤，隔衣熨其腹上，冷即易，立愈。（陈藏器《本草》）

〔时珍曰〕张仲景治心下痞，按之濡，关上脉浮，大黄黄连泻心汤，用麻沸汤煎之，取其气薄而泄虚热也。朱真人《灵验篇》云：有人患风疾数年，掘坑令坐坑内,解衣,以热汤淋之,良久以箪盖之,汗出而愈。此亦通经络之法也。

时珍常推此意,治寒湿加艾煎汤,治风虚加五枝或五加煎汤淋洗,觉效更速也。

盐胆水

《拾遗》

【释名】 卤水。〔藏器曰〕此乃盐初熟,槽中沥下黑汁也。〔时珍曰〕盐不沥水,则味苦不堪食。今人用此水,收豆腐。独孤滔云:盐胆煮四黄,焊物。

【气味】 咸,苦,有大毒。

【主治】 蠼蚀疥癣,瘘疾虫咬,及马牛为虫蚀,毒虫入肉生子。六畜饮一合,当时死,人亦然。凡疮有血者,不可涂之。(藏器)

痰厥不省,灌之取吐,良。(时珍)

腊雪

宋《嘉祐》

【释名】〔时珍曰〕按刘熙《释名》云:雪,洗也。洗除瘴疠虫蝗也。凡花五出,雪花六出,阴之成数也。冬至后第三戌为腊,腊前三雪,大宜菜麦,又杀虫蝗。腊雪窖封阴处,数十年亦不坏;用水浸五谷种,则耐旱不生虫;洒几席间,则蝇自去;淹藏一切果食,不蛀蠹,岂非除虫蝗之验乎。

【气味】 甘,冷,无毒。

【主治】 解一切毒,治天行时气温疫,小儿热痫狂啼,大人丹石发动,酒后暴热,黄疸,仍小温服之。(藏器)

洗目,退赤。(张从正)

煎茶煮粥,解热止渴。(吴瑞)

宜煎伤寒火暍之药,抹痱亦良。(时珍)

火部

火针

《纲目》

释名 燔针、焠针、烧针、煨针。〔时珍曰〕火针者,《素问》所谓燔针、焠针也,张仲景谓之烧针,川蜀人谓之煨针。其法:麻油满盏,以灯草二七茎点灯,将针频涂麻油,灯上烧令通赤用之。不赤或冷,则反损人,且不能去病也。其针须用火箸铁造之为佳。点穴墨记要明白,差则无功。

【主治】风寒筋急挛引痹痛,或瘫缓不仁者,针下疾出,急按孔穴则疼止,不按则疼甚。癥块结积冷病者,针下慢出,仍转动,以发出污浊。痈疽发背有脓无头者,针令脓溃,勿按孔穴。凡用火针,太深则伤经络,太浅则不能去病,要在消息得中。针后发热恶寒,此为中病。凡面上及夏月湿热在两脚时,皆不可用此。(时珍)

【发明】〔时珍曰〕《素问》云:病在筋,调之筋,燔针劫刺其下,及筋急者。病在骨,调之骨,焠针药熨之。又《灵枢经》叙十二经筋所发诸痹痛,皆云治在燔针劫刺,以知为度,以痛为输。又云:经筋之病,寒则反折筋急,热则纵弛不收,阴痿不用。焠刺者,焠寒急也。纵缓不收者,无用燔针。观此,则燔针乃为筋寒而急者设,以热治寒,正治之法也。而后世以针积块,亦假火气以散寒涸,而发出污浊也。或又以治痈疽者,则是以从治之法,溃泄其毒气也。而昧者以治伤寒热病,则非矣。张仲景云:太阳伤寒,加温针必发惊。营气微者,加烧针则血流不行,更发热而烦躁。太阳病,下之,心下痞。表里俱虚,阴阳俱竭,复加烧针,胸烦、面色青黄、肤润者,难治。此皆用针者不知往哲设针之理,而谬用以致害人也。又凡肝虚目昏多泪,或风赤,及生翳膜顽厚,或病后生白膜失明,或五脏虚劳风热,上冲于目生翳,并宜熨烙之法。盖气血得温则宣流,得寒则凝涩故也。其法用平头针如翳大小,烧赤,轻轻当翳中烙之,烙后翳破,即用除翳药敷点。

炭火

《纲目》

集解 〔时珍曰〕烧木为炭。木久则腐，而炭入土不腐者，木有生性，炭无生性也。葬家用炭，能使虫蚁不入，竹木之根自回，亦缘其无生性耳。古者冬至、夏至前二日，垂土炭于衡两端，轻重令匀，阴气至则土重，阳气至则炭重也。

【主治】栎炭火，宜煅炼一切金石药。烰炭火，宜烹煎焙炙百药丸散。（时珍）

【主治】误吞金银铜铁在腹，烧红，急为末，煎汤呷之；甚者，刮末三钱，井水调服，未效再服。又解水银、轻粉毒。带火炭纳水底，能取水银出也。上立炭带之，辟邪恶鬼气。除夜立之户内，亦辟邪恶。（时珍）

附方

卒然咽噎。炭末蜜丸，含咽。（《千金方》）

白虎风痛（日夜走注，百节如啮）。炭灰五升，蚯蚓屎一升，红花七捻，和熬。以醋拌之，用故布包一包，更互熨痛处，取效。（《圣惠方》）

久近肠风（下血）。用羊胫紧炭三钱，枳壳（烧存性）五钱，为末。每服三钱，五更米饮下一服，天明再服，当日见效。忌油腻毒物。（《普济方》）

汤火灼疮。炭末，香油调涂。（《济急方》）

阴囊湿痒。麸炭、紫苏叶末，扑之。（《经验方》）

炭火

桑柴火

《纲目》

桑柴火

【主治】痈疽发背不起，瘀肉不腐，及阴疮瘰疬流注，臁疮顽疮，然火吹灭，日炙二次，未溃拔毒止痛，已溃补接阳气，去腐生肌。凡一切补药诸膏，宜此火煎之。但不可点艾，伤肌。（时珍）

【发明】〔震亨曰〕火以畅达拔引郁毒，此从治之法也。

〔时珍曰〕桑木能利关节，养津液。得火则拔引毒气，而祛逐风寒，所以能去腐生新。《抱朴子》云：一切仙药，不得桑煎不服。桑乃箕星之精，能助药力，除风寒痹诸痛，久服终身不患风疾故也。

〔藏器曰〕桑柴火炙蛇，则足见。

芦火、竹火

《纲目》

【主治】宜煎一切滋补药。（时珍）

【发明】〔时珍曰〕凡服汤药，虽品物专精，修治如法，而煎药者鲁莽造次，水火不良，火候失度，则药亦无功。观夫茶味之美恶，饭味之甘餲，皆系于水火，烹饪之得失即可推矣。是以煎药须用小心老成人，以深罐密封，新水活火，先武后文，如法服之，未有不效者。火用陈芦、枯竹，取其不强，不损药力也。桑柴火取其能助药力，烰炭取其力慢，栎炭取其力紧。温养用糠及马屎、牛屎者，取其缓而能使药力匀遍也。

土部

蚯蚓泥

《纲目》

释名 蚓蝼、六一泥。

【气味】甘、酸，寒，无毒。

【主治】赤白久热痢，取一升炒烟尽，沃汁半升，滤净饮之。（藏器）

小儿阴囊忽虚热肿痛，以生甘草汁入轻粉末调涂之。以盐研敷疮，去热毒，及蛇犬伤。（《日华》）

敷狂犬伤，出犬毛，神效。（苏恭）

附方

伤寒谵语。蚯蚓屎，凉水调有服。（《简便方》）

小便不通。蚯蚓粪、朴硝等分，水和敷脐下，即通。（《皆效方》）

妇人吹乳。用韭地中蚯蚓屎，研细筛过，米醋调，厚敷，干则换，三次即愈。凉水调亦可。（蔺氏《经验方》）

脚心肿痛（因久行久立致者）。以水和蚯蚓粪厚敷，一夕即愈。（《永类钤方》）

耳后月蚀。烧蚯蚓粪，猪脂和敷。（《子母秘录》）

聤耳出水（成疮）。蚯蚓粪为末敷之，并吹入。（《千金方》）

咽喉骨哽。五月五日午时韭畦中，面东勿语，取蚯蚓泥收之。每用少许，搽喉外，其骨自消，名六一泥。

蜈蚣螫伤。蚯蚓泥敷之，效。（《集效方》）

反胃转食。地龙粪一两，木香三钱，大黄七钱。为末，每服五钱，无根水调服，忌煎煿酒醋椒姜热物，一二服，其效如神。（邵真人《经验方》）

小儿头热（鼻塞不通）。湿地龙粪捻饼，贴囟上，日数易之。（《圣惠方》）

白瓷器

《唐本草》

集解 〔恭曰〕定州者良,余皆不如。〔时珍曰〕此以白土为坯,坯烧成者,古人以代白垩用,今饶州者亦良。

【气味】平,无毒。

【主治】妇人带下白崩,止呕吐,破血止血。水磨,涂疮灭瘢。(《唐本》)

研末,敷痈肿,可代针。又点目,去翳。(时珍)

附方

鼻衄不止。定州白瓷细末,吹少许,立止。(《经验方》)

吐血不止。上色白瓷器末二钱,皂荚子仁煎汤下,连服三服,即愈。(《圣济方》)

目生翳膜。用细料白瓷钟一个,大火煅过,研末,纸筛,加雄黄二分,为末。早晚各点少许,不可多用,牛角簪拨出翳膜为妙。若红,用人退末点四角即愈。(孙天仁《集效方》)

赤黑丹疥(或痒或燥,不急治,遍身即死)。白瓷末,猪脂和涂之。(《圣济录》)

白瓷器

石碱

《补遗》

释名 灰碱、花碱。〔时珍曰〕状如石,类碱,故亦得碱名。

【气味】辛、苦,温,微毒。

【主治】去湿热,止心痛,消痰,磨积块,去食滞,洗涤垢腻,量虚实用,过服损人。(震亨)

杀齿虫，去目瞖，治噎膈反胃，同石灰烂肌肉，溃痈疽瘰疬，去瘀血，点痣黡疣赘痔核，神效。（时珍）

附方

消积破气。石碱三钱，山楂三两，阿魏五钱，半夏（皂荚水制过）一两，为末，以阿魏化醋煮糊丸服。（《摘玄方》）

一切目疾。白硇（拣去黑碎者），厚纸七层，包挂风处，四十九日取，研极细，日日点之。（《普济方》）

拳毛倒睫。用刀微划动，以药泥眼胞上，睫自起也。石碱一钱，石灰一钱，醋调涂之。（《摘玄方》）

墨

宋《开宝》

释名 乌金、陈玄、玄香、乌玉玦。〔时珍曰〕古者以黑土为墨，故字从黑土。许慎《说文》云：墨，烟煤所成，土之类也，故从黑土。刘熙《释名》云：墨者，晦也。

集解 〔时珍曰〕上墨，以松烟用梣皮汁解胶和造，或加香药等物。今人多以窑突中墨烟，再三以麻油入内，用火烧过造墨，谓之墨烟，墨光虽黑，而非松烟矣，用者详之。

【气味】辛，温，无毒。

【主治】止血，生肌肤，合金疮，治产后血运，崩中卒下血，醋磨服之，又止血痢，及小儿客忤，捣筛温服之。又眯目物芒入目，点摩瞳子上。（《开宝》）

利小便，通月经，治痈肿。（时珍）

墨

金石部

雄黄

《本经》中品

释名 黄金石、石黄、熏黄。〔普曰〕雄黄生山之阳，是丹之雄，所以名雄黄也。

集解 〔《别录》曰〕雄黄生武都山谷、敦煌山之阳，采无时。

〔时珍曰〕武都水窟雄黄，北人以充丹砂，但研细色带黄耳。《丹房镜源》云：雄黄千年化为黄金。武都者上，西番次之。铁色者上，鸡冠次之。

【气味】 苦，平、寒，有毒。

【主治】 寒热，鼠瘘恶疮，疽痔死肌，杀精物恶鬼邪气百虫毒，胜五兵。炼食之，轻身神仙。（《本经》）

疗疥虫䘌疮，目痛，鼻中息肉，及绝筋破骨，百节中大风，积聚癖气，中恶腹痛鬼疰，杀诸蛇虺毒，解藜芦毒，悦泽人面。饵服之者，皆飞入脑中，胜鬼神，延年益寿，保中不饥。得铜可作金。（《别录》）

主疥癣风邪，癫痫岚瘴，一切虫兽伤。（《大明》）

搜肝气，泻肝风，消涎积。（好古）

治疟疾寒热，伏暑泄痢，酒饮成癖，惊痫，头风眩晕，化腹中瘀血，杀劳虫疳虫。（时珍）

【发明】 〔权曰〕雄黄能杀百毒，辟百邪，杀蛊毒。人佩之，鬼神不敢近；入山林，虎狼伏；涉川水，毒物不敢伤。

〔《抱朴子》曰〕带雄黄入山林，即不畏蛇。若蛇中人，以少许敷之，登时愈。吴楚之地，暑湿郁蒸，多毒虫及射工、沙虱之类，但以雄黄、大蒜等分，合捣一丸佩之。或已中者，涂之亦良。

〔宗奭曰〕焚之，蛇皆远去。治蛇咬方，见五灵脂下。《唐书》云：甄立言究习方书，为太常丞。有尼年六十余，患心腹鼓胀，身体羸瘦，已二年。立言诊之，曰：腹内有虫，当是误食发而然。

雄黄

令饵雄黄一剂，须臾吐出一蛇，如拇指，无目，烧之犹有发气，乃愈。又《明皇杂录》云：有黄门奉使交广回。太医周顾曰：此人腹中有蛟龙。上惊问黄门有疾否？曰：臣驰马大庾岭，热困且渴，遂饮涧水，竟腹中坚痞如石。周遂以消石、雄黄煮服之。立吐一物，长数寸，大如指，视之鳞甲皆具。此皆杀蛊毒之验也。

〔颂曰〕雄黄治疮疡尚矣。《周礼》：疡医，疗疡以五毒攻之。郑康成注云：今医方有五毒之药，作之，合黄堥，置石胆、丹砂、雄黄、礜石、磁石其中，烧之三日三夜，其烟上着，鸡羽扫取以注疮，恶肉破骨则尽出也。

〔时珍曰〕五毒药。范汪《东阳方》变为飞黄散，治缓疽恶疮，蚀恶肉。其法取瓦盆一个，安雌黄于中，丹砂居南。磁石居北，曾青居东，白石英居西，礜石居上，石膏次之，钟乳居下，雄黄覆之，云母布于下，各二两末。以一盆盖之，羊毛泥固济，作三隅灶，以陈苇烧一日，取其飞黄用之。夫雄黄乃治疮杀毒要药也，而入肝经气分，故肝风肝气、惊痫痰涎、头痛眩晕、暑疟泄痢、积聚诸病，用之有殊功。又能化血为水。而方士乃炼治服饵，神异其说，被其毒者多矣。按洪迈《夷坚志》云：虞雍公允文感暑痢，连月不瘥。忽梦至一处，见一人如仙官，延之坐。壁间有药方，其辞云：暑毒在脾，湿气连脚；不泄则痢，不痢则疟。独炼雄黄，蒸饼和药；别作治疗，医家大错。公依方。用雄黄水飞九度，竹筒盛，蒸七次，研末，蒸饼和丸梧子大。每甘草汤下七丸，日三服。果愈。

> **附方**
>
> 小儿诸痫。雄黄、朱砂等分，为末。每服一钱，猪心血入齑水调下。（《直指方》）
>
> 骨蒸发热。雄黄末一两，入小便一升，研如粉。乃取黄理石一枚（方圆一尺者），炭火烧之三食顷，浓淋汁于石上。置薄毡于上，患人脱衣坐之，衣被围住，勿令泄气，三五度瘥。（《外台秘要》）
>
> 偏头风病。至灵散：用雄黄、细辛等分，为末。每以一字吹鼻，左痛吹右，右痛吹左。（《博济方》）
>
> 腹胁痞块。雄黄一两，白矾一两，为末。面糊调膏摊贴，即见功效。未效再贴，待大便数百斤之状乃愈，秘方也。（《集玄方》）
>
> 饮酒成癖。酒症丸：治饮酒过度，头旋恶心呕吐，及酒积停于胃间，遇饮即吐，久而成癖。雄黄（皂角子大）六个，巴豆（连皮油）十五个，蝎梢十五个，

同研，入白面五两半，滴水丸豌豆大，将干，入麸内炒香。将一粒放水试之，浮则取起收之。每服二丸，温酒下。（《和剂局方》）

小腹痛满（不得小便）。雄黄末，蜜丸，塞阴孔中。（《伤寒类要》）

阴肿如斗（痛不可忍）。雄黄、矾石各二两，甘草一尺，水五升，煮二升，浸之。（《肘后方》）

中饮食毒。雄黄、青黛等分，为末。每服二钱。新汲水下。（邓笔峰方）

中风舌强。正舌散：用雄黄、荆芥穗等分，为末。豆淋酒服二钱。（《卫生宝鉴》）

破伤中风。雄黄、白芷等分。为末。酒煎灌之，即苏。（邵真人《经验方》）

雌黄

《本经》中品

释名 〔时珍曰〕生山之阴，故曰雌黄。《土宿本草》云：阳气未足者为雌，已足者为雄，相距五百年而结为石。造化有夫妇之道，故曰雌雄。

集解 〔《别录》曰〕雌黄生武都山谷，与雄黄同山生。其阴山有金，金精熏则生雌黄。采无时。

〔弘景曰〕今雌黄出武都仇池者，谓之武都仇池黄，色小赤。出扶南林邑者，谓之昆仑黄，色如金，而似云母甲错，画家所重。既有雌雄之名，又同山之阴阳，合药便当以武都为胜。《仙经》无单服法，惟以合丹砂、雄黄飞炼为丹尔。金精是雌黄，铜精是空青，而服空青反胜于雌黄，其义难了。

〔时珍曰〕按独孤滔《丹房镜源》云：背阴者，雌黄也。淄成者，即黑色轻干，如焦锡块。臭黄作者，硬而无衣。试法：但于甲上磨之，上色者好。又烧熨斗底，以雌划之，如赤黄线一道者好。舶上来如噀血色上，湘南者次之，青者尤佳。叶子者为上，造化黄金非此不成。亦能柔五金，干汞，转硫黄，伏粉霜。又云：雄黄变铁，雌黄变锡。

气味 辛，平，有毒。

主治 恶疮头秃痂疥，杀毒虫虱身痒邪气诸毒。炼之久服，轻身增年不老。（《本经》）

蚀鼻内瘜肉，下部䘌疮，身面白驳，散皮肤死肌，及恍惚邪气，杀蜂蛇毒。久服令人脑满。（《别录》）

治冷痰劳嗽，血气虫积，心腹痛，癫痫，解毒。（时珍）

发明 〔保昇曰〕雌黄法土，故色黄而主脾。

〔时珍曰〕雌黄、雄黄同产，但以山阳山阴受气不同分别。故服食家重雄黄，取其得纯阳之精也；雌黄则兼有阴气故尔。若夫治病，则二黄之功亦仿佛，大要皆取其温中、搜肝杀虫、解毒祛邪焉尔。

附方

反胃吐食。雌黄一分,甘草生半分,为末,饭丸梧子大。以五叶草、糯米煎汤,每服四丸。(《圣济录》)

心痛吐水(不下饮食,发止不定)。雌黄二两,醋二斤,慢火煎成膏,用干蒸饼和丸梧子大,每服七丸,姜汤下。(《圣惠方》)

妇人久冷(血气攻心,痛不止)。以叶子雌黄二两,细研,醋一升,煎浓,和丸小豆大,每服十五丸,醋汤下。(《圣惠方》)

肾消尿数。干姜半两,以盐四钱(炒黄成颗),雌黄一两半。为末,蒸饼和丸绿豆大。每服十丸至三十丸,空心盐汤下。(《圣济录》)

食盐

《别录》中品

释名 鹾。〔时珍曰〕盐字像器中煎卤之形。《礼记》:盐曰咸鹾。《尔雅》云:天生曰卤,人生曰盐。许慎《说文》云:盐,咸也。东方谓之斥,西方谓之卤,河东谓之咸。黄帝之臣宿沙氏,初煮海水为盐。《本经》大盐,即今解池颗盐也。《别录》重出食盐,今并为一。方士呼盐为海砂。

集解 〔《别录》曰〕大盐出邯郸及河东池泽。

〔恭曰〕大盐即河东印盐也,人之常食者,形粗于食盐。

〔藏器曰〕四海之内何处无之,惟西南诸夷稍少,人皆烧竹及木盐当之。

〔时珍曰〕盐品甚多:海盐取海卤煎炼而成,今辽冀、山东、两淮、闽浙、广南所出是也。井盐取井卤煎炼而成,今四川、云南所出是也。池盐出河东安邑、西夏灵州,今惟解州种之。疏卤地为畦垄,而堑围之。引清水注入,久则色赤。待夏秋南风大起,则一夜结成,谓之盐南风。如南风不起,则盐失利。亦忌浊水淤淀盐脉也。海丰、深州者,亦引海水入池晒成。并州、河北所出,皆硷盐也,刮取咸土,煎炼而成。阶、成、凤州所出,皆崖盐也,生于土崖之间,状如白矾,亦名生盐。此五种皆食盐也,上供国课,下济民用。海盐、井盐、硷盐三者出于人,池盐、崖盐二者出于天。

气味 甘、咸,寒,无毒。

主治 肠胃结热喘逆,胸中病,令人吐。(《本经》)

伤寒寒热,吐胸中痰癖,止心腹卒痛,杀鬼蛊邪疰毒气,下部䘌疮,坚肌骨。(《别录》)

除风邪,吐下恶物,杀虫,去皮肤风毒。调和脏腑,消宿物,令人壮健。(藏器)

助水脏,及霍乱心痛,金疮,明目,止风泪邪气,一切虫伤疮肿火灼疮,长肉补皮肤,通大小便,疗疝气,滋五味。(《大明》)

空心揩齿,吐水洗目,夜见小字。

食盐

（甄权）

解毒，凉血润燥，定痛止痒，吐一切时气风热、痰饮关格诸病。（时珍）

【发明】〔弘景曰〕五味之中，惟此不可缺。西北方人食不耐咸，而多寿少病好颜色；东南方人食绝欲咸，而少寿多病，便是损人伤肺之效。然以浸鱼肉，则能经久不败，以沾布帛，则易致朽烂，所施各有所宜也。

〔宗奭曰〕《素问》云：咸走血。故东方食鱼盐之人多黑色，走血之验可知。病喘嗽人及水肿者，宜全禁之。北狄用以淹尸，取其不坏也。其烧剥金银熔汁作药，仍须解州大盐为佳。

〔时珍曰〕《洪范》：水曰润下作咸。《素问》曰：水生咸。此盐之根源也。夫水周流于天地之间，润下之性无所不在，其味作咸，凝结为盐，亦无所不在。在人则血脉应之。盐之气味咸腥，人之血亦咸腥。咸走血，血病无多食咸，多食则脉凝泣而变色，从其类也。煎盐者用皂角收之，故盐之味微辛。辛走肺，咸走肾。喘嗽水肿消渴者，盐为大忌。或引痰吐，或泣血脉，或助水邪故也。然盐为百病之主，百病无不用之。故服补肾药用盐汤者，咸归肾，引药气入本脏也。补心药用炒盐者，心苦虚，以咸补之也。补脾药用炒盐者，虚则补其母，脾乃心之子也。治积聚结核用之者，咸能软坚也。诸痈疽眼目及血病用之者，咸走血也。诸风热病用之者，寒胜热也。大小便病用之者，咸能润下也。骨病齿病用之者，肾主骨，咸入骨也。吐药用之者，咸引水聚也。能收豆腐与此同义。诸蛊及虫伤用之者，取其解毒也。

附方

中恶心痛（或连腰脐）。盐和鸡子大，青布裹，烧赤，纳酒中，顿服。当吐恶物，愈。（甄权《药性论》）

中风腹痛。盐半斤，熬水干，着口中，饮热汤二斤，得吐，愈。（《肘后方》）

脱阳虚证。四肢厥冷，不省人事，或小腹紧痛，冷汗气喘。炒盐熨脐下气海，取暖。（《救急方》）

酒肉过多（胀满不快）。用盐花搽牙，温水漱下二三次，即如汤沃雪也。（《简便方》）

脚气疼痛。每夜用盐擦腿膝至足甲，淹少时，以热汤泡洗。有一人病此，曾用，验。（《救急方》）

胸中痰饮。伤寒热病疟疾须吐者，并以盐汤吐之。（《外台秘要》）

小便不通。湿纸包白盐，烧过，吹少许入尿孔中，立通。（《普济方》）

漏精白浊。雪白盐一两（并筑紧固济，煅一日，出火毒），白茯苓、山药各一两。为末，枣肉和蜜丸梧子大。每枣汤下三十丸。盖甘以济咸，脾肾两得也。（《直指方》）

饮酒不醉。凡饮酒，先食盐一匕，则后饮必倍。（《肘后方》）

风热牙痛。槐枝煎浓汤二碗，入盐一斤，煮干炒研，日用揩牙，以水洗目。（唐瑶《经验方》）

齿疼出血。每夜盐末厚封龈上，有汁沥尽乃卧。其汁出时，叩齿勿住。不过十夜，疼血皆止。忌猪、鱼、油菜等。极验。（《肘后方》）

五色石脂

《本经》上品

释名 〔时珍曰〕膏之凝者曰脂。此物性粘，固济炉鼎甚良，盖兼体用而言也。

集解 〔《别录》曰〕五色石脂，生南山之阳山谷中。又曰：青石脂生齐区山及海涯。黄石脂生嵩高山，色如莺雏。黑石脂生颍川阳城。白石脂生太山之阴。赤石脂生济南、射阳，又太山之阴。并采无时。

〔普曰〕五色五脂，一名五色符。青符生南山或海涯。黄符生嵩山，色如纯脑、雁雏。黑符生洛西山空地。白符生少室天娄山或太山。赤符生少室或太山，色绛滑如脂。

【气味】 五种石脂，并甘、平。

【主治】 黄疸，泄痢肠澼脓血，阴蚀下血赤白，邪气痈肿，疽痔恶疮，头疡疥瘙。久服补髓益气，肥健不饥，轻身延年。五石脂各随五色，补五脏。（《本经》）

五色石脂

治泄痢，血崩带下，吐血衄血，涩精淋沥，除烦，疗惊悸，壮筋骨，补虚损。久服悦色。治疮疖痔漏，排脓。（《大明》）

青石脂

【气味】酸，平，无毒。

【主治】养肝胆气，明目，疗黄疸泄痢肠澼，女子带下百病，及疽痔恶疮。久服补髓益气，不饥延年。（《别录》）

黄石脂

【气味】苦，平，无毒。

【主治】养脾气，安五脏，调中，大人小儿泄痢肠澼下脓血，去白虫，除黄疸痈疽虫。久服，轻身延年。（《别录》）

黑石脂

〔别录曰〕一名石墨，一名石涅。

〔时珍曰〕此乃石脂之黑者，亦可为墨，其性黏舌，与石炭不同。南人谓之画眉石。许氏《说文》云：黛，画眉石也。

【气味】咸，平，无毒。

【主治】养肾气，强阴，主阴蚀疮，止肠澼泄痢，疗口疮咽痛。久服，益气不饥延年。（《别录》）

白石脂

【气味】甘、酸，平，无毒。

【主治】养肺气，厚肠，补骨髓，疗五脏惊悸不足，心下烦，止腹痛下水，小肠澼热溏，便脓血，女子崩中漏下赤白沃，排痈疽疮痔。久服，安心不饥，轻身延年。（《别录》）

赤石脂

【气味】甘、酸、辛，大温，无毒。

【主治】养心气，明目益精，疗腹痛肠澼，下痢赤白，小便利，及痈疽疮痔，女子崩中漏下，产难胞衣不出。久服补髓好颜色，益智不饥，轻身延年。（《别录》）

补五脏虚乏。（甄权）

补心血，生肌肉，厚肠胃，除水湿，收脱肛。（时珍）

【发明】〔时珍曰〕五石脂皆手足阳明药也。其味甘，其气温，其体重，其性涩。涩而重，故能收湿止血而固下；甘而温，故能益气生肌而调中。中者，肠胃肌肉惊悸黄疸是也；下者，肠澼泄痢崩带失精是也。五种主疗，大抵相同。故《本经》不分条目，但云各随五色补五脏。《别录》虽分五种，而性味、主治亦不甚相远，但以五味配五色为异，亦是强分尔。赤白二种，一入气分，一入血分。故时用尚之。张仲景用桃花汤治下痢便脓血。取赤石脂之重涩，入下焦血分而固脱；干姜之辛温，暖下焦气分而补虚；粳米之甘温，佐石脂、干姜而润肠胃也。

附方

小儿水痢（形羸不胜汤药）。白石脂半两研粉，和白粥空肚食之。（《子母秘录》）

小儿滑泄。白龙丸：白石脂、白龙骨等分，为末，水丸黍米大。每量大小，木瓜、紫苏汤下。（《全幼心鉴》）

久泄久痢。白石脂、干姜等分，研，百沸汤和面为稀糊搜之，并手丸梧子大。每米饮下三十丸。（《斗门方》）

儿脐汁出（赤肿）。白石脂末熬温，扑之，日三度。勿揭动。（韦宙《独行方》）

儿脐血出（多啼）。方同上。（寇氏《衍义》）

粉滓面䵟。白石脂六两，白敛十二两，为末，鸡子白和。夜涂旦洗。（《圣济录》）

石炭

《纲目》

释名 煤炭、石墨、铁炭、乌金石、焦石。〔时珍曰〕石炭即乌金石，上古以书字，谓之石墨，今俗呼为煤炭，煤、墨音相近也。《拾遗记》言焦石如炭，《岭表录》言康州有焦石穴，即此也。

集解 〔时珍曰〕石炭南北诸山产处亦多，昔人不用，故识之者少。今则人以代薪炊爨，煅炼铁石，大为民利。土人皆凿山为穴，横入十余丈取之。有大块如石而光者，有疏散如炭末者，俱作硫黄气，以酒喷之则解。入药用坚块如石者。昔人言夷陵黑土为劫灰者，即此疏散者也。《孝经·援神契》云：王者德至山陵，则出黑丹。《水经》言：石炭可书，燃之难尽，烟气中人。《酉阳杂俎》云：无劳县出石墨，爇之弥年不消。《夷坚志》云：彰德南郭村井中产石墨。宜阳县有石墨山，阳县有石墨洞。燕之西山，楚之荆州、兴国州，江西之庐山、袁州、丰城、赣州，皆产石炭，可以炊爨。并此石也。又有一种石墨，舐之黏舌，可书字画眉，名画眉石者，即黑石脂也。

【气味】 甘、辛，温，有毒。

【主治】 妇人血气痛，及诸疮毒，金疮出血，小儿痰痫。（时珍）

附方

误吞金银（及钱，在腹中不下者）。光明石炭一杏核大，硫黄一皂子大，为末，酒下。（《普济方》）

腹中积滞。乌金石（即铁炭也）三两，自然铜（为末，醋熬）一两，当归一两，大黄（童尿浸晒）一两，为末。每服二钱，红花酒一盏，童尿半盏，同调，食前服，日二服。（张子和《儒门事亲》）

产后儿枕（刺痛）。黑白散：用乌金石（烧酒淬七次）、寒水石（煅为末），等分，每用粥饮服一钱半，即止，未止再服。（洁古《保命集》）

石炭

石脑油

宋《嘉祐》

释名 石油、石漆、猛火油、雄黄油、硫黄油。

集解 〔宗奭曰〕真者难收，多渗蚀器物。入药最少。烧炼家研生砒入油，再研如膏，入坩埚内，瓦盖置火上，俟油泣尽出之，又研又入油，又上火炼之，砒即伏矣。

【气味】 辛、苦，有毒。

【主治】 小儿惊风，化涎，可和诸药作丸散。（《嘉祐》）涂疮癣虫癞，治针、箭入肉药中用之。（时珍）

【发明】〔时珍曰〕石油气味与雄、硫同，故杀虫治疮。其性走窜，诸器皆渗，唯瓷器、琉璃不漏。故钱乙治小儿惊热膈实，呕吐痰涎，银液丸中，用和水银、轻粉、龙脑、蝎尾、白附子诸药为丸，不但取其化痰，亦取其能透经络、走关窍也。

草部

甘草

《本经》上品

释名 蜜甘、国老。〔弘景曰〕国老即帝师之称，虽非君而为君所宗，是以能安和草石而解诸毒也。〔甄权曰〕诸药中甘草为君，治七十二种乳石毒，解一千二百般草木毒，调和众药有功，故有国老之号。

集解 〔李时珍曰〕按沈括《笔谈》云：《本草》注引《尔雅》蘦大苦之注为甘草者，非矣。郭璞之注，乃黄药也，其味极苦，故谓之大苦，非甘草也。甘草枝叶悉如槐，高五六尺，但叶端微尖而糙涩，似有白毛，结角如相思角，作一本生，至熟时周折，子如小扁豆，极坚，齿啮不破，今出河东西界。寇氏《衍义》亦取此说，而不言大苦非甘草也。以理度之，郭说形状殊不相类，沈说近之。今人惟以大径寸而结紧断纹者为佳，谓之粉草。其轻虚细小者，皆不及。刘绩《霏雪录》言安南甘草大者如柱，土人以架屋，不识果然否也？

【气味】甘，平，无毒。

【主治】五脏六腑寒热邪气，坚筋骨，长肌肉，倍气力，金疮𪔀，解毒。久服轻身延年。（《本经》）

温中下气，烦满短气，伤脏咳嗽，止渴，通经脉，利血气，解百药毒，为九土之精，安和七十二种石，一千二百种草。（《别录》）

主腹中冷痛，治惊痫，除腹胀满，补益五脏，养肾气内伤，令人阴不痿，主妇人血沥腰痛，凡虚而多热者加用之。（甄权）

安魂定魄，补五劳七伤，一切虚损，惊悸烦闷健忘，通九窍，利百脉，益精养气，壮筋骨。（《大明》）

生用泻火热，熟用散表寒，去咽痛，除邪热，缓正气，养阴血，补脾胃，润肺。（李杲）

吐肺痿之脓血，消五发之疮疽。（好古）

解小儿胎毒惊痫，降火止痛。（时珍）

【主治】生用治胸中积热，去茎中痛，加酒煮玄胡索、苦楝子尤妙。（元素）

【主治】生用能行足厥阴、阳明二经污浊之血，消肿导毒。（震亨）

甘草

主痈肿,宜入吐药。(时珍)

【发明】〔震亨曰〕甘草味甘,大缓诸火,黄中通理,厚德载物之君子也。欲达下焦,须用梢子。

〔杲曰〕甘草气薄味厚,可升可降,阴中阳也。阳不足者,补之以甘。甘温能除大热,故生用则气平,补脾胃不足而大泻心火;炙之则气温,补三焦元气而散表寒,除邪热,去咽痛,缓正气,养阴血。凡心火乘脾,腹中急痛,腹皮急缩者,宜倍用之。其性能缓急,而又协和诸药,使之不争。故热药得之缓其热,寒药得之缓其寒,寒热相杂者用之得其平。

〔时珍曰〕甘草外赤中黄,色兼坤离;味浓气薄,资全土德。协和群品,有元老之功;普治百邪,得王道之化。

赞帝力而人不知,敛神功而己不与,可谓药中之良相也。然中满、呕吐、酒客之病,不喜其甘;而大戟、芫花、甘遂、海藻,与之相反。是亦迂缓不可以救昏昧,而君子尝见嫉于宵人之意欤?

〔颂曰〕按孙思邈《千金方》论云:甘草解百药毒,如汤沃雪。有中乌头、巴豆毒,甘草入腹即定,验如反掌。方称大豆汁解百药毒,予每试之不效,加入甘草为甘豆汤,其验乃奇也。又葛洪《肘后备急方》云:席辩刺史尝言,岭南俚人解蛊毒药,并是常用之物,畏人得其法,乃言三百头牛药,或言三百两银药。久与亲狎,乃得其详。凡饮食时,先取炙熟甘草一寸,嚼之咽汁,若中毒随即吐出。仍以炙甘草三两,生姜四两,水六升,煮二升,日三服。或用都淋藤、黄藤二物,酒煎温常服,则毒随大小溲出。又常带甘草数寸,随身备急。若经含甘草而食物不吐者,非毒物也。

附方

伤寒咽痛(少阴证)。甘草汤主之。用甘草二两(蜜水炙),水二升,煮一升半,服五合,日二服。(张仲景《伤寒论》)

肺热喉痛(有痰热者)。甘草(炒)二两,桔梗(米泔浸一夜)一两,每服

五钱,水一钟半,入阿胶半片,煎服。(钱乙《直诀》)

肺痿多涎。肺痿吐涎沫,头眩,小便数而不咳者,肺中冷也,甘草干姜汤温之。甘草(炙)四两,干姜(炮)二两,水三升,煮一升五合,分服。(张仲景《金匮要略》)

肺痿久嗽(涕唾多,骨节烦闷,寒热)。以甘草三两(炙),捣为末。每日取小便三合,调甘草末一钱,服之。(《广利方》)

小儿热嗽。甘草二两,猪胆汁浸五宿,炙,研末,蜜丸绿豆大,食后薄荷汤下十丸。名凉膈丸。(《圣惠方》)

初生便闭。甘草、枳壳(煨)各一钱,水半盏煎服。(《全幼心鉴》)

小儿遗尿。大甘草头煎汤,夜夜服之。(危氏《得效方》)

小儿羸瘦。甘草三两,炙焦为末,蜜丸绿豆大。每温水下五丸,日二服。(《金匮玉函》)

大人羸瘦。甘草三两(炙),每旦以小便煮三四沸,顿服之,良。(《外台秘要》)

阴头生疮。蜜煎甘草末,频频涂之,神效。(《千金方》)

人参

《本经》上品

释名 人薓(音参)、血参、人衔、鬼盖、神草、土精、地精。〔时珍曰〕人薓年深,浸渐长成者,根如人形,有神,故谓之人薓、神草。

集解 〔时珍曰〕上党,今潞州也。民以人参为地方害,不复采取。今所用者皆是辽参。亦可收子,于十月下种,如种菜法。秋冬采者坚实,春夏采者虚软,非地产有虚实也。辽参连皮者黄润色如防风,去皮者坚白如粉,伪者皆以沙参、荠苨、桔梗采根造作乱之。沙参体虚无心而味淡,荠苨体虚无心,桔梗体坚有心而味苦。人参体实有心而味甘,微带苦,自有余味,俗名金井玉阑也。其似人形者,谓之孩儿参,尤多赝伪。

根

【气味】甘,微寒,无毒。

【主治】补五脏,安精神,定魂魄,止惊悸,除邪气,明目开心益智。久服轻身延年。(《本经》)

疗肠胃中冷,心腹鼓痛,胸胁逆满,霍乱吐逆,调中,止消渴,通血脉,破坚积,令人不忘。(别录)

主五劳七伤,虚损痰弱,止呕哕,补五脏六腑,保中守神。消胸中痰,治肺痿及痫疾,冷气逆上,伤寒不下食,凡虚而多梦纷纭者加之。(甄权)

治肺胃阳不足,肺气虚促,短气少

气，补中缓中，泻心肺脾胃中火邪，止渴生津液。（元素）

治男妇一切虚证，发热自汗，眩晕头痛，反胃吐食，痎疟，滑泻久痢，小便频数淋沥，劳倦内伤，中风中暑，痿痹，吐血嗽血下血，血淋血崩，胎前产后诸病。（时珍）

【发明】〔弘景曰〕人参为药切要，与甘草同功。

〔杲曰〕人参甘温，能补肺中元气，肺气旺则四脏之气皆旺，精自生而形自盛，肺主诸气故也。张仲景云，病人汗后身热亡血脉沉迟者，下痢身凉脉微血虚者，并加人参。古人血脱者益气，盖血不自生，须得生阳气之药乃生，阳生则阴长，血乃旺也。若单用补血药，血无由而生矣。《素问》言：无阳则阴无以生，无阴则阳无以化。故补气须用人参，血虚者亦须用之。《本草十剂》云：补可去弱，人参、羊肉之属是也。盖人参补气，羊肉补形，形气者，有无之象也。

〔好古曰〕洁古老人言，以沙参代人参，取其味甘也。然人参补五脏之阳，沙参补五脏之阴，安得无异？虽云补五脏，亦须各用本脏药相佐使引之。

芦

【气味】苦，温，无毒。

【主治】吐虚劳痰饮。（时珍）

【发明】〔吴绶曰〕人弱者，以人参芦代瓜蒂。

〔震亨曰〕人参入手太阴，补阳中之阴，芦则反能泻太阴之阳。一女子性躁味厚，暑月因怒而病呃，每作则举身跳动，昏冒不知人。其形气俱实，乃痰因怒郁，气不得降，非吐不可。遂以人参芦半两，逆流水一盏半，煎一大碗饮之，大吐顽痰数碗，大汗昏睡，一日而安。

人参

附方

胃寒气满（不能传化，易饥不能食）。人参末二钱，生附子末半钱，生姜二钱，水七合，煎二合，鸡子清一枚，打转空心服之。（《圣济总录》）

脾胃虚弱（不思饮食）。生姜半斤

取汁，白蜜十两，人参末四两，银锅煎成膏，每米饮调服一匙。（《普济方》）

喘急欲绝（上气鸣息者）。人参末，汤服方寸匕，日五六服效。（《肘后方》）

产后诸虚（发热自汗）。人参、当归等分，为末，用猪腰子一个，去膜切小片，以水三升，糯米半合，葱白二茎，煮米熟，取汁一盏，入药煎至八分，食前温服。（《永类方》）

房后困倦。人参七钱，陈皮一钱，水一盏半，煎八分，食前温服，日再服，

千金不传。（赵永庵方）

喘咳嗽血（咳喘上气，喘急，嗽血吐血，脉无力者）。人参末每服三钱，鸡子清调之，五更初服便睡，去枕仰卧，只一服愈。年深者，再服。咯血者，服尽一两甚好。（沈存中《灵苑方》）

齿缝出血。人参、赤茯苓、麦门冬各二钱，水一钟，煎七分，食前温服，日再。苏东坡得此，自谓神奇。后生小子多患此病，予累试之，累如所言。（谈野翁《试效方》）

桔梗

《本经》下品

释名 白药、梗草、荠苨。〔时珍曰〕此草之根结实而梗直，故名。

集解 〔颂曰〕今在处有之。根如小指大，黄白色。春生苗，茎高尺余。叶似杏叶而长椭，四叶相对而生，嫩时亦可煮食。夏开小花紫碧色，颇似牵牛花，秋后结子。

【气味】 辛，微温，有小毒。

【主治】 胸胁痛如刀刺，腹满肠鸣幽幽，惊恐悸气。（《本经》）

利五脏肠胃，补血气，除寒热风痹，温中消谷，疗喉咽痛，下蛊毒。（《别录》）

治下痢，破血积气，消积聚痰涎，去肺热气促嗽逆，除腹中冷痛，主中恶及小儿惊痫。（甄权）

下一切气，止霍乱转筋，心腹胀痛，补五劳，养气，除邪辟温，破症瘕肺痈，养血排脓，补内漏及喉痹。（《大明》）

利窍，除肺部风热，清利头目咽嗌，胸膈滞气及痛，除鼻塞。（元素）

治寒呕。（李杲）

主口舌生疮，赤目肿痛。（时珍）

【发明】 〔好古曰〕桔梗气微温，味苦辛，味厚气轻，阳中之阴，升也。入手太阴肺经气分及足少阴经。

〔元素曰〕桔梗清肺气，利咽喉，

其色白，故为肺部引经。与甘草同行，为舟楫之剂。如大黄苦泄峻下之药，欲引至胸中至高之分成功，须用辛甘之剂升之。譬如铁石入江，非舟楫不载。所以诸药有此一味，不能下沉也。

〔时珍曰〕朱肱《活人书》治胸中痞满不痛，用桔梗、枳壳，取其通肺利膈下气也。张仲景《伤寒论》治寒实结胸，用桔梗、贝母、巴豆，取其温中消谷破积也。又治肺痈唾脓，用桔梗、甘草，取其苦辛清肺，甘温泻火，又能排脓血、补内漏也。其治少阴证二三日咽痛，亦用桔梗、甘草，取其苦辛散寒，甘平除热，合而用之，能调寒热也。

桔梗

附方

胸满不痛。桔梗、枳壳等分，水二钟，煎一钟，温服。（《南阳活人书》）

骨槽风痛（牙根肿痛）。桔梗为末，枣瓤和丸皂子大，绵裹咬之。仍以荆芥汤漱之。（《经验后方》）

妊娠中恶（心腹疼痛）。桔梗一两（剉），水一钟，生姜三片，煎六分，温服。（《圣惠方》）

黄精

《别录》上品

释名 黄芝、戊己芝、仙人余粮。〔时珍曰〕黄精为服食要药，故《别录》列于草部之首，仙家以为芝草之类，以其得坤土之精粹，故谓之黄精。

集解 〔时珍曰〕黄精野生山中，亦可劈根长二寸，稀种之，一年后极稠，子亦可种。

根

【气味】甘，平，无毒。

【主治】补中益气，除风湿，安五脏。（《别录》）

补五劳七伤，助筋骨，耐寒暑，益脾胃，润心肺。（《大明》）

补诸虚，止寒热，填精髓，下三尸虫。（时珍）

【发明】〔时珍曰〕黄精受戊己之淳气，故为补黄宫之胜品。土者万物之母，母得其养，则水火既济，木金交合，而诸邪自去，百病不生矣。《神仙芝草经》云：黄精宽中益气，使五脏调良，肌肉充盛，骨髓坚强，其力增倍，多年不老，颜色鲜明，发白更黑，齿落更生。又能先下三尸虫：上尸名彭质，好宝货，百日下；中尸名彭矫，好五味，六十日下；下尸名彭居，好五色，三十日下，皆烂出也。根为精气，花实为飞英，皆可服食。又按雷氏《炮炙论》序云：驻色延年，精蒸神锦。

〔禹锡曰〕按《抱朴子》云：黄精服其花胜其实，服其实胜其根。但花难得，得其生花十斛，干之才可得五六斗尔，非大有力者不能办也。日服三合，服之十年，乃得其益。其断谷不及术。术饵令人肥健，可以负重涉险；但不及黄精甘美易食，凶年可与老少代粮，谓之米脯也。

〔慎微曰〕徐铉《稽神录》云：临川士家一婢，逃入深山中，久之见野草枝叶可爱，取根食之，久久不饥。夜息大树下，闻草中动，以为虎攫，上树避之。及晓下地，其身欻欻然凌空而去，若飞鸟焉。数岁家人采薪见之，捕之不得，临绝壁下网围之，俄而腾上山顶。或云此婢安有仙骨，不过灵药服食尔。遂以酒饵置往来之路，果来，食讫，遂不能去，擒之，具述其故。指所食之草，即是黄精也。

黄精

附方

大风癞疮。营气不清，久风入脉，因而成癞，鼻坏色败。用黄精根去皮洗净二斤，日中暴令软，纳粟米饭中，蒸至米熟，时时食之。（《圣济总录》）

知母

《本经》中品

释名 蚔母。〔时珍曰〕宿根之旁，初生子根，状如蚔蝱之状，故谓之蚔母。

集解 〔《别录》曰〕知母生河内川谷，二月、八月采根暴干。

根

【气味】苦，寒，无毒。

【主治】消渴热中，除邪气，肢体浮肿，下水，补不足，益气。（《本经》）

疗伤寒久疟烦热，胁下邪气，膈中恶，及风汗内疸。多服令人泄。（《别录》）

心烦躁闷，骨热劳往来，产后蓐劳，肾气劳，憎寒虚烦。（甄权）

热劳传尸疰病，通小肠，消痰止嗽，润心肺，安心，止惊悸。（《大明》）

凉心去热，治阳明火热，泻膀胱、肾经火，热厥头痛，下痢腰痛，喉中腥臭。（元素）

泻肺火，滋肾水，治命门相火有余。（好古）

安胎，止子烦，辟射工、溪毒。（时珍）

【发明】〔权曰〕知母治诸热劳，患人虚而口干者，加用之。

〔杲曰〕知母入足阳明、手太阴。其用有四：泻无根之肾火，疗有汗之骨蒸，止虚劳之热，滋化源之阴。仲景用此入白虎汤治不得眠者，烦躁也。烦出于肺，躁出于肾，君以石膏，佐以知母之苦寒，以清肾之源；缓以甘草、粳米，使不速下也。

〔时珍曰〕肾苦燥，宜食辛以润之。肺苦逆，宜食辛以泻之。知母之辛苦寒凉，下则润肾燥而滋阴，上则清肺金而泻火，乃二经气分药也。黄檗则是肾经血分药。故二药必相须而行，昔人譬之虾与水母，必相依附。

知母

附方

妊娠子烦。因服药致胎气不安，烦不得卧者。知母一两，洗焙为末，枣肉丸弹子大。每服一丸，人参汤下。医者不识此病，作虚烦治，反损胎气。产科郑宗文得此方于陈藏器《本草拾遗》中，用之良验。（杨归厚《产乳集验方》）

紫癜风疾。醋磨知母擦之，日三次。（《卫生易简方》）

赤箭、天麻

《本经》中品

释名 独摇芝、定风草、离母、合离草、神草、鬼督邮。〔时珍曰〕赤箭以状而名，独摇、定风以性异而名，离母、合离以根异而名，神草、鬼督邮以功而名。天麻即赤箭之根。

集解 〔时珍曰〕《本经》止有赤箭，后人称为天麻。沈括《笔谈》云：《神农本草》明言赤箭采根。后人谓其茎如箭，疑当用茎，盖不然也。譬如鸢尾、牛膝，皆因茎叶相似，则用其根，何足疑哉？上品五芝之外，补益上药，赤箭为第一。世人惑于天麻之说，遂止用之治风，良可惜哉。沈公此说虽是，但根茎并皆可用。天麻子从茎中落下，俗名"还筒子"。其根暴干，肉色坚白，如羊角色，呼羊角天麻；蒸过黄皱如干瓜者，俗呼酱瓜天麻，皆可用者。一种形尖而空，薄如玄参状者，不堪用。

【气味】 辛，温，无毒。

【主治】 杀鬼精物，蛊毒恶气。久服益气力，长阴肥健，轻身增年。（《本经》）

消痈肿，下支满，寒疝下血。（《别录》）

天麻主诸风湿痹，四肢拘挛，小儿风痫惊气，利腰膝，强筋力。久服益气轻身长年。（《开宝》）

助阳气，补五劳七伤，鬼疰，通血脉，开窍。服食无忌。（《大明》）

治风虚眩晕头痛。（元素）

【发明】 〔时珍曰〕天麻乃肝经气分之药。《素问》云：诸风掉眩，皆属于肝。故天麻入厥阴之经而治诸病。按罗天益云：眼黑头旋，风虚内作，非天麻不能治。天麻乃定风草，故为治风之神药。今有久服天麻药，遍身发出红丹者，是其祛风之验也。

附方

天麻丸。消风化痰，清利头目，宽胸利膈。治心忪烦闷，头运欲倒，项急，肩背拘倦，神昏多睡。天麻半两，芎䓖二两，为末，炼蜜丸如芡子大。每食后嚼一丸，茶酒任下。（《普济方》）

〔宗奭曰〕天麻须别药相佐使，然后见其功，仍须加而用之。人或蜜渍为果，或蒸煮食，当深思则得矣。

还筒子

【主治】定风补虚，功同天麻。（时珍）

附方

益气固精。补血黑发益寿，有奇效。还筒子半两，芡实半两，金银花二两，破故纸酒浸，春三、夏一、秋二、冬五日，焙，研末二两，各研末，蜜糊丸梧子大。每服五十丸，空心盐汤温酒任下。郑西泉所传方。（邓才《杂兴方》）

巴戟天

《本经》上品

释名 不凋草、三蔓草。〔时珍曰〕名义殊不可晓。

集解 〔《别录》曰〕巴戟天生巴郡及下邳山谷，二月、八月采根阴干。
〔弘景曰〕今亦用建平、宜都者，根状如牡丹而细，外赤内黑，用之打去心。
〔恭曰〕其苗俗名三蔓草。叶似茗，经冬不枯。根如连珠，宿根青色，嫩根白紫，用之亦同，以连珠多肉厚者为胜。
〔《大明》曰〕紫色如小念珠，有小孔子，坚硬难捣。
〔宗奭曰〕巴戟天本有心，干缩时偶自落，或抽去，故中心或空，非自有小孔也。今人欲要中间紫色，则多伪以大豆汁沃之，不可不察。
〔颂曰〕今江淮、河东州郡亦有，但不及蜀州者佳，多生山林内。内地生者，叶似麦门冬而厚大，至秋结实。今方家多以紫色为良。蜀人云：都无紫色者。采时或用黑豆同煮，欲其色紫，殊失气味，尤宜辨之。又有一种山葎根，正似巴戟，但色白。土人采得，以醋水煮之，乃以杂巴戟，莫能辨也。但击破视之，中紫而鲜洁者，伪也；其中虽紫，又有微白，糁有粉色，而理小暗者，真也。真巴戟嫩时亦白，干时亦煮治使紫，力岂弱耳。

根

【气味】辛、甘，微温，无毒。

【主治】大风邪气，阴痿不起，强筋骨，安五脏，补中增志益气。（《本经》）

疗头面游风，小腹及阴中相引痛，补五劳，益精，利男子。（《别录》）

巴戟天

治男子夜梦鬼交精泄，强阴下气，治风癞。（甄权）

【发明】〔好古曰〕巴戟天，肾经血分药也。

〔权曰〕病人虚损，加而用之。

〔宗奭曰〕有人嗜酒，日须五七杯，后患脚气甚危。或教以巴戟半两，糯米同炒，米微转色，去米不用，大黄一两，剉炒，同为末，熟蜜丸，温水服五七十丸，仍禁酒，遂愈。

马勃

《别录》下品

■释名 马疕、灰菰、牛屎菰。

■集解 〔《别录》曰〕马勃生园中久腐处。
〔弘景曰〕俗呼马勃是也。紫色虚软，状如狗肺，弹之粉出。
〔宗奭曰〕生湿地及腐木上，夏秋采之。有大如斗者，小亦如升枓。韩退之所谓牛溲、马勃，俱收并畜者是也。

【气味】辛，平，无毒。

【主治】恶疮马疥。（《别录》）

敷诸疮甚良。（弘景）

去膜，以蜜拌揉，少以水调呷，治喉痹咽疼。（宗奭）

清肺散血，解热毒。（时珍）

【发明】〔时珍曰〕马勃轻虚，上焦肺经药也。故能清肺热、咳嗽、喉痹、衄血、失音诸病。李东垣治大头病，咽喉不利，普济消毒饮亦用之。

马勃

附方

咽喉肿痛（咽物不得）。马勃一分，蛇退皮一条烧，细研为末。绵裹一钱，含咽立瘥。（《圣惠方》）

声失不出。马勃、马牙消等分，研末，砂糖和丸芡子大。噙之。（《摘玄方》）

久嗽不止。马勃为末，蜜丸梧子大。每服二十丸，白汤下，即愈。（《普济方》）

鱼骨哽咽。马勃末，蜜丸弹子大。噙咽。（《圣济录》）

肉苁蓉

《本经》上品

释名 肉松容。〔时珍曰〕此物补而不峻，故有从容之号。

集解 〔弘景曰〕代郡雁门属并州，多马处便有之，言是野马精落地所生。生时似肉，以作羊肉羹补虚乏极佳，亦可生啖，芮芮河南间至多。今第一出陇西，形扁广，柔润多花而味甘。次出北国者，形短而少花。巴东建平间亦有，而不嘉也。

【气味】 甘，微温，无毒。

【主治】 五劳七伤，补中，除茎中寒热痛，养五脏，强阴，益精气，多子，妇人症瘕，久服轻身。（《本经》）

除膀胱邪气腰痛，止痢。（《别录》）

益髓，悦颜色，延年，大补壮阳，日御过倍，治女人血崩。（甄权）

男子绝阳不兴，女子绝阴不产，润五脏，长肌肉，暖腰膝，男子泄精尿血遗沥，女子带下阴痛。（《大明》）

【发明】〔好古曰〕命门相火不足者，以此补之，乃肾经血分药也。凡服苁蓉以治肾，必妨心。

〔震亨曰〕峻补精血。骤用，反动大便滑也。

〔藏器曰〕强筋健髓，以苁蓉、鳝鱼二味为末，黄精汁丸服之，力可十倍。此说出《干宁记》。

〔颂曰〕西人多用作食。只刮去鳞甲，以酒浸洗去黑汁，薄切，合山芋、羊肉作羹，极美好，益人，胜服补药。

〔宗奭曰〕洗去黑汁，气味皆尽矣。然嫩者方可作羹，老者味苦。入药少则不效。

附方

补益劳伤（精败面黑）。用苁蓉四两，水煮令烂，薄切细研精羊肉，分为四度，下五味，以米煮粥空心食。（《药性论》）

肾虚白浊。肉苁蓉、鹿茸、山药、白茯苓等分，为末，米糊丸梧子大，每枣汤下三十丸。（《圣济总录》）

肉苁蓉

汗多便秘（老人虚人皆可用）。肉苁蓉（酒浸，焙）二两，研沉香末一两，为末，麻子仁汁打糊，丸梧子大。每服七十丸，白汤下。（《济生方》）

破伤风病。口禁身强。肉苁蓉切片晒干，用一小盏，底上穿定，烧烟于疮上熏之，累效。（《卫生总微》）

淫羊藿

《本经》中品

释名 仙灵脾、放杖草、弃杖草、千两金、干鸡筋、黄连祖、三枝九叶草。〔弘景曰〕服之使人好为阴阳。西川北部有淫羊，一日百遍合，盖食此藿所致，故名淫羊藿。

集解 〔颂曰〕江东、陕西、泰山、汉中、湖湘间皆有之。茎如粟秆。叶青似杏，叶上有刺。根紫色有须。四月开白花，亦有紫花者。碎小独头子。五月采叶晒干。湖湘出者，叶如小豆，枝茎紧细，经冬不凋，根似黄连。关中呼为三枝九叶草。苗高一二尺许，根叶俱堪用。《蜀本草》言生处不闻水声者良。

〔时珍曰〕生大山中。一根数茎，茎粗如线，高一二尺。一茎三桠，一桠三叶。叶长二三寸，如杏叶及豆藿，面光背淡，甚薄而细齿，有微刺。

【气味】辛，寒，无毒。

【主治】阴痿绝伤，茎中痛，利小便，益气力，强志。（《本经》）

坚筋骨，消瘰疬赤痈，下部有疮，洗出虫。丈夫久服，令人无子。（《别录》）

丈夫绝阳无子，女人绝阴无子，老人昏耄，中年健忘，一切冷风劳气，筋骨挛急，四肢不仁，补腰膝，强心力。（《大明》）

【发明】〔时珍曰〕淫羊藿味甘气香，性温不寒，能益精气，乃手足阳明、三焦、命门药也，真阳不足者宜之。

淫羊藿

附方

仙灵脾酒。益丈夫兴阳，理腰膝冷。用淫羊藿一斤，酒一斗，浸三日，逐时饮之。（《食医心镜》）

三焦咳嗽（腹满不饮食，气不顺）。仙灵脾、覆盆子、五味子（炒）各一两，为末，炼蜜丸梧子大，每姜茶下二十丸。（《圣济录》）

病后青盲（日近者可治）。仙灵脾一两，淡豆豉一百粒，水一碗半，煎一碗，顿服即瘥。（《百一选方》）

小儿雀目。仙灵脾根、晚蚕蛾各半两，炙甘草、射干各二钱半，为末。用羊子肝一枚，切开掺药二钱，扎定，以黑豆一合，米泔一盏，煮熟，分二次食，以汁送之。（《普济方》）

痘疹入目。仙灵脾、威灵仙等分，为末。每服五分，米汤下。（《痘疹便览》）

仙茅

宋《开宝》

释名 独茅、茅爪子、婆罗门参。〔珣曰〕其叶似茅，久服轻身，故名仙茅。

集解 〔时珍曰〕处处大山中有之。人惟取梅岭者用，而会典成都岁贡仙茅二十一斤。

【气味】 辛，温，有毒。

【主治】 心腹冷气不能食，腰脚风冷挛痹不能行，丈夫虚劳，老人失溺无子，益阳道。久服通神强记，助筋骨，益肌肤，长精神，明目。（《开宝》）

治一切风气，补暖腰脚，清安五脏。久服轻身，益颜色。丈夫五劳七伤，明耳目，填骨髓。（李珣）

开胃消食下气，益房事不倦。（《大明》）

【发明】 〔颂曰〕五代伪唐筠州刺史王颜著《续传信方》，因国书编录西域婆罗门僧服仙茅方，当时盛行。云五劳七伤，明目益筋力，宣而复补。云十斤乳石不及一斤仙茅，表其功力也。本西域道人所传。开元元年婆罗门僧进此药，明皇服之有效，当时禁方不传。天宝之乱，方书流散，上都僧不空三藏始得此方，传与司徒李勉、尚书路嗣恭、给事齐杭、仆射张建封服之，皆得力。路公久服金石无效，得此药，其益百倍。

齐给事守缙云曰，少气力，风疹继作，服之遂愈。八、九月采得，竹刀刮去黑皮，切如豆粒，米泔浸两宿，阴干捣筛，熟蜜丸梧子大，每旦空心酒饮任便下二十丸。忌铁器，禁食牛乳及黑牛肉，大减药力。

〔机曰〕五台山有仙茅，患大风者，服之多瘥。

〔时珍曰〕按许真君书云：仙茅久服长生。其味甘能养肉，辛能养节，苦能养气，咸能养骨，滑能养肤，酸能养筋，宜和苦酒服之，必效也。又范成大《虞衡志》云：广西英州多仙茅，其羊食之，举体悉化为筋，不复有血肉，食之补人，名乳羊。沈括《笔谈》云：夏文庄公禀赋异于人，但睡则身冷如逝者，既觉须令人温之，良久乃能动。常服仙茅、钟乳、硫黄，莫知纪极。观此则仙茅盖亦性热，补三焦命门之药也，惟阳弱精寒、禀赋素怯者宜之。若体壮相火炽盛者服之，反能动火。按张杲《医说》云：一人中仙茅毒，舌胀出口，渐大与肩齐。因以小刀剺之，随破随合，剺至百数，始有血一点出，曰可救矣。煮大黄、朴硝与服，以药掺之，应时消缩。此皆火盛性淫之人过服之害也。弘治间，东海张弼梅岭仙茅诗，有使君昨日才持去，今日人来乞墓铭之句。皆不知服食之理，惟借药纵恣以速其生者，于仙茅何尤？

仙茅

附方

仙茅丸。壮筋骨，益精神，明目，黑髭须。仙茅二斤，糯米泔浸五日，去赤水，夏月浸三日，铜刀刮剉阴干，取一斤；苍术二斤，米泔浸五日，刮皮焙干，取一斤；枸杞子一斤；车前子十二两；白茯苓（去皮）、茴香（炒）、柏子仁（去壳）各八两；生地黄（焙）、熟地黄（焙）各四两；为末，酒煮糊丸如梧子大。每服五十丸，食前温酒下，日二服。（《圣济总录》）

定喘下气（补心肾）。神秘散：用白仙茅半两，米泔浸三宿，晒炒；团参二钱半；阿胶一两半，炒；鸡膍胵一两，烧；为末。每服二钱，糯米饮空心下，日二。（《三因方》）

紫草

《本经》中品

释名 紫丹、紫芙（音袄）、茈䓞（音紫戾）、藐（音邈）、地血、鸦衔草。〔时珍曰〕此草花紫根紫，可以染紫，故名。《尔雅》作茈草。瑶、侗人呼为鸦衔草。

集解 〔《别录》曰〕紫草生砀山山谷及楚地，三月采根阴干。

〔弘景曰〕今出襄阳，多从南阳新野来，彼人种之，即是今染紫者，方药都不复用。《博物志》云：平氏阳山紫草特好，魏国者染色殊黑，比年东山亦种之，色小浅于北者。

〔恭曰〕所在皆有，人家或种之。苗似兰香，茎赤节青，二月开花紫白色，结实白色，秋月熟。

〔时珍曰〕种紫草，三月逐垄下子，九月子熟时刈草，春社前后采根阴干，其根头有白毛如茸。未花时采，则根色鲜明；花过时采，则根色黯恶。采时以石压扁曝干。收时忌人溺及驴马粪并烟气，皆令草黄色。

【气味】 苦，寒，无毒。

【主治】 心腹邪气，五疸，补中益气，利九窍，通水道。（《本经》）

疗肿胀满痛。以合膏，疗小儿疮，及面皯。（《别录》）

治恶疮瘑癣。（甄权）

治斑疹痘毒，活血凉血，利大肠。（时珍）

【发明】 〔颂曰〕紫草古方稀用。今医家多用治伤寒时疾发疮疹不出者，以此作药，使其发出。韦宙《独行方》，治豌豆疮，煮紫草汤饮，后人相承用之，其效尤速。

〔时珍曰〕紫草味甘咸而气寒，入心包络及肝经血分。其功长于凉血活血，利大小肠。故痘疹欲出未出、血热毒盛、大便闭涩者，宜用之。已出而紫黑便闭者，亦可用。若已出而红活，及白陷大便利者，切宜忌之。故杨士瀛《直指方》云：紫草治痘，能导大便，使发出亦轻。得木香、白术佐之，尤为有益。又曾世荣《活幼心书》云：紫草性寒，小儿脾

紫草

气实者犹可用，脾气虚者反能作泻。古方惟用茸，取其初得阳气，以类触类，所以用发痘疮。今人不达此理，一概用之，非矣。

附方

消解痘毒。紫草一钱，陈皮五分，葱白三寸，新汲水煎服。(《直指方》)

婴童疹痘（三四日，隐隐将出未出，色赤便闭者）。紫草二两剉，以百沸汤一盏泡，封勿泄气，待温时服半合，则疮虽出亦轻。大便利者勿用。煎服亦可。(《经验后方》)

痘毒黑疔。紫草三钱，雄黄一钱，为末，以胭脂汁调，银簪挑破，点之极妙。(《集简方》)

小儿白秃。紫草煎汁涂之。(《圣惠方》)

痈疽便闭。紫草、栝楼实等分，新水煎服。(《直指方》)

小便卒淋。紫草一两，为散，每食前用井华水服二钱。(《圣惠方》)

产后淋沥。方同上。(《产宝》)

恶虫咬人。紫草煎油涂之。(《圣惠方》)

火黄身热。午后却凉（身有赤豆或黑点者，不可治）。宜烙手足心、背心、百会、下廉。内服紫草汤：紫草、吴蓝一两，木香、黄连各半两，粗捣筛，每服五匕，水煎服。(《三十六黄方》)

白及

《本经》下品

释名 连及草、甘根、白给。〔时珍曰〕其根白色，连及而生，故曰白及。

集解 〔弘景曰〕近道处处有之。叶似杜若，根形似菱米，节间有毛。方用亦稀，可以作糊。

〔保昇曰〕今出申州。叶似初生棕苗叶及藜芦。三四月抽出一苔，开紫花。七月实熟，黄黑色。冬凋。根似菱，有三角，白色，角头生芽。八月采根用。

根

【气味】苦，平，无毒。

【主治】痈肿恶疮败疽，伤阴死肌，胃中邪气，贼风鬼击，痱缓不收。(《本经》)

除白癣疥虫。结热不消，阴下痿，面上皯疱，令人肌滑。(甄权)

止惊邪血邪血痢，痫疾风痹，赤眼癥结，温热疟疾，发背瘰疬，肠风痔瘘，扑损，刀箭疮，汤火疮，生肌止痛。(《大明》)

止肺血。(李杲)

【发明】〔颂曰〕今医家治金疮不

瘘及痈疽方多用之。

〔震亨曰〕凡吐血不止，宜加白及。

〔时珍曰〕白及性涩而收，得秋金之令，故能入肺止血，生肌治疮也。按洪迈《夷坚志》云：台州狱吏悯一大囚。囚感之，因言：吾七次犯死罪，遭讯拷，肺皆损伤，至于呕血。人传一方，只用白及为末，米饮日服，其效如神。后其囚凌迟，刽者剖其胸，见肺间窍穴数十处，皆白及填补，色犹不变也。洪贯之闻其说，赴任洋州，一卒忽苦咯血甚危，用此救之，一日即止也。

白及

附方

鼻衄不止。津调白及末，涂山根上，仍以水服一钱，立止。（《经验方》）

心气疼痛。白及、石榴皮各二钱，为末，炼蜜丸黄豆大。每服三丸，艾醋汤下。（《生生编》）

重舌鹅口。白及末，乳汁调涂足心。（《圣惠方》）

妇人阴脱。白及、川乌头等分，为末，绢裹一钱纳阴中，入三寸，腹内热即止，日用一次。（《广济方》）

疔疮肿毒。白及末半钱，以水澄之，去水，摊于厚纸上贴之。（《袖珍方》）

黄连

《本经》上品

释名 王连、支连。〔时珍曰〕其根连珠而色黄，故名。

集解 〔时珍曰〕黄连，汉末李当之《本草》惟取蜀郡黄肥而坚者为善。唐时以澧州者为胜。今虽吴、蜀皆有，惟以雅州、眉州者为良。药物之兴废不同如此。大抵有二种：一种根粗无毛有珠，如鹰鸡爪形而坚实，色深黄；一种无珠多毛而中虚，黄色稍淡。各有所宜。

根

【气味】苦，寒，无毒。

【主治】热气，目痛眦伤泣出，明目，肠澼腹痛下痢，妇人阴中肿痛。久

服令人不忘。（《本经》）

主五脏冷热，久下泄澼脓血，止消渴大惊，除水利骨，调胃厚肠益胆，疗口疮。（《别录》）

治五劳七伤，益气，止心腹痛，惊悸烦躁，润心肺，长肉止血，天行热疾，止盗汗并疮疥。猪肚蒸为丸，治小儿疳气，杀虫。（《大明》）

治郁热在中，烦躁恶心，兀兀欲吐，心下痞满。（元素）

主心病逆而盛，心积伏梁。（好古）

去心窍恶血，解服药过剂烦闷及巴豆、轻粉毒。（时珍）

【发明】〔杲曰〕诸痛痒疮疡，皆属心火。凡诸疮宜以黄连、当归为君，甘草、黄芩为佐。凡眼暴发赤肿，痛不可忍者，宜黄连、当归以酒浸煎之。宿食不消，心下痞满者，须用黄连、枳实。

〔弘景曰〕俗方多用黄连治痢及渴，道方服食长生。

〔慎微曰〕刘宋王微黄连赞云：黄连味苦，左右相因。断凉涤暑，阐命轻身。缙云昔御，飞跱上旻。不行而至，吾闻其人。又梁江淹黄连颂云：黄连上草，丹砂之次。御孽辟妖，长灵久视。骖龙行天，驯马匝地。鸿飞以仪，顺道则利。

〔时珍曰〕《本经》《别录》并无黄连久服长生之说，惟陶弘景言道方久服长生。《神仙传》载封君达、黑穴公，并服黄连五十年得仙。窃谓黄连大苦大寒之药，用之降火燥湿，中病即当止。岂可久服，使肃杀之令常行，而伐其生发冲和之气乎？《素问》载岐伯言：五味入胃，各归所喜攻。久而增气，物化之常也。气增而久，夭之由也。王冰注云：酸入肝为温，苦入心为热，辛入肺为清，咸入肾为寒，甘入脾为至阴而四气兼之，皆增其味而益其气，故各从本脏之气为用。所以久服黄连、苦参反热，从火化也。余味皆然。久则脏气偏胜，即有偏绝，则有暴夭之道。是以绝粒肥饵之人不暴亡者，无五味偏助也。

黄连

附方

消渴尿多。用黄连末，蜜丸梧子大。每服三十九，白汤下。（《时后方》）

小儿下痢（赤白多时，体弱不堪）。以宣连用水浓煎，和蜜，日服五六次。（《子母秘录》）

热毒血痢。宜黄连一两，水二升，煮取半升，露一宿，空腹热服，少卧将息，一二日即止。（《千金方》）

鸡冠痔疾。黄连末敷之。加赤小豆末尤良。（《斗门方》）

痢痔脱肛。冷水调黄连末涂之，良。（《经验良方》）

牙痛恶热。黄连末掺之，立止。（李楼《奇方》）

口舌生疮。用黄连煎酒，时含呷之。赴筵散：用黄连、干姜等分，为末掺之。（《肘后方》）

三七

《纲目》

释名 山漆、金不换。〔时珍曰〕彼人言其味左三右四，故名三七，盖恐不然。或云本名山漆，谓其能合金疮，如漆粘物也，此说近之。金不换，贵重之称也。

集解 〔时珍曰〕生广西南丹诸州番峒深山中，采根暴干，黄黑色。团结者，状略似白及；长者如老干地黄，有节。

 根

【气味】甘、微苦，温，无毒。

【主治】止血散血定痛，金刃箭伤跌扑杖疮血出不止者，嚼烂涂，或为末掺之，其血即止。亦主吐血衄血，下血血痢，崩中经水不止，产后恶血不下，血运血痛，赤目痈肿，虎咬蛇伤诸病。（时珍）

【发明】〔时珍曰〕此药近时始出，南人军中用为金疮要药，云有奇功。又云：凡杖扑伤损，瘀血淋漓者，随即嚼烂，罨之即止，青肿者即消散。若受杖时，先服一二钱，则血不冲心，杖后尤

三七

宜服之，产后服亦良。大抵此药气温、味甘微苦，乃阳明、厥阴血分之药，故能治一切血病，与骐麟竭、紫矿相同。

【主治】折伤跌扑出血，敷之即止，青肿经夜即散，余功同根。（时珍）

附方

吐血衄血。山漆一钱，自嚼米汤送下。或以五分，加入八核汤。（《濒湖集简方》）

大肠下血。三七研末，同淡白酒调一二钱服，三服可愈。加五分入四物汤，亦可。（同上）

产后血多。山漆研末，米汤服一钱。（同上）

男妇赤眼。十分重者，以山漆根磨汁涂四围甚妙。（同上）

无名痈肿（疼痛不止）。山漆磨米醋调涂即散。已破者，研末干涂。

黄芩

《本经》中品

释名 腐肠、妒妇。〔时珍曰〕芩《说文》作菳，谓其色黄也。或云芩者黔也，黔乃黄黑之色也。宿芩乃旧根，多中空，外黄内黑，即今所谓片芩，故又有腐肠、妒妇诸名。妒妇心黯，故以比之。

集解 〔《别录》曰〕黄芩生秭归川谷及冤句，三月三日采根阴干。

【气味】苦，平，无毒。

【主治】凉心，治肺中湿热，泻肺火上逆，疗上热，目中肿赤，瘀血壅盛，上部积血，补膀胱寒水，安胎，养阴退阳。（元素）

治风热湿热头疼，奔豚热痛，火咳肺痿喉腥，诸失血。（时珍）

【发明】〔元素曰〕黄芩之用有九：泻肺热，一也；上焦皮肤风热风湿，二也；去诸热，三也；利胸中气，四也；消痰膈，五也；除脾经诸湿，六也；夏月须用，七也；妇人产后养阴退阳，八也；安胎，九也。

黄芩

附方

三补丸。治上焦积热，泻五脏火。黄芩、黄连、黄檗等分，为末，蒸饼丸梧子大，每白汤下二三十丸。(《丹溪纂要》)

肝热生翳（不拘大人小儿）。黄芩一两，淡豉三两，为末。每服三钱，以熟猪肝裹吃，温汤送下，日二服。忌酒面。(《卫生家宝方》)

少阳头痛（亦治太阳头痛，不拘偏正）。小清空膏：用片黄芩（酒浸透），晒干为末。每服一钱，茶酒任下。（东垣《兰室秘藏》）

眉眶作痛（风热有痰）。黄芩酒浸、白芷等分，为末。每服二钱，茶下。(《洁古家珍》)

柴胡

《本经》上品

释名 〔时珍曰〕柴字有茈、紫二音。柴姜、柴草之柴皆音紫，柴胡之柴音茈。柴胡生山中，嫩则可茹，老则采而为柴，故苗有芸蒿、山菜、茹草之名，而根名柴胡也。

集解 〔时珍曰〕银州所产柴胡长尺余而微白且软，不易得也。北地所产者，亦如前胡而软，今人谓之北柴胡是也，入药亦良。南土所产者，不似前胡，正如蒿根，强硬不堪使用。

【气味】苦，平，无毒。

【主治】心腹肠胃中结气，饮食积聚，寒热邪气，推陈致新。久服轻身明目益精。(《本经》)

治热劳骨节烦疼，热气肩背疼痛，劳乏羸瘦，下气消食，宣畅气血。主时疾内外热不解，单煮服之良。（甄权）

补五劳七伤，除烦止惊，益气力，消痰止嗽，润心肺，添精髓，健忘。(《大明》)

柴胡

治阳气下陷，平肝胆三焦包络相火，及头痛眩晕，目昏赤痛障翳，耳聋鸣，诸疟，及肥气寒热，妇人热入血室，经水不调，小儿痘疹余热，五疳羸热。（时珍）

苗

【主治】卒聋，捣汁频滴之。（《千金》）

附方

伤寒余热。柴胡四两，甘草一两，每服三钱，水一盏煎服。（许学士《本事方》）

虚劳发热。柴胡、人参等分，每服三钱，姜、枣同水煎服。（《澹寮方》）

湿热黄疸。柴胡一两，甘草二钱半，作一剂，以水一碗，白茅根一握，煎至七分，任意时时服，一日尽。（孙尚药《秘宝方》）

防风

《本经》上品

【释名】茴芸、屏风。〔时珍曰〕防者，御也。其功疗风最要，故名。

【集解】〔颂曰〕今汴东、淮浙州郡皆有之。茎叶俱青绿色，茎深而叶淡，似青蒿而短小。春初时嫩紫红色，江东宋亳人采作菜茹，极爽口。五月开细白花，中心攒聚作大房，似莳萝花。实似胡荽子而大。根土黄色，与蜀葵根相类，二月、十月采之。关中生者，三月、六月采之，然轻虚不及齐州者良。

〔时珍曰〕江淮所产多是石防风，生于山石之间。二月采嫩苗作菜，辛甘而香。

【气味】甘，温，无毒。

【主治】大风，头眩痛恶风，风邪目盲无所见，风行周身，骨节疼痹，烦满。久服轻身。（《本经》）

胁痛胁风，头面去来，四肢挛急，字乳金疮内痉。（《别录》）

治三十六般风，男子一切劳劣，补中益神，风赤眼，止冷泪及瘫痪，通利五脏关脉，五劳七伤，羸损盗汗，心烦体重，能安神定志，匀气脉。（《大明》）

防风

治上焦风邪,泻肺实,散头目中滞气,经络中留湿,主上部见血。(元素)搜肝气。(好古)

【主治】中风热汗出。(《别录》)

【主治】四肢拘急,行履不得,经脉虚羸,骨节间痛,心腹痛。(甄权)

【主治】疗风更优,调食之。(苏恭)

附方

自汗不止。防风用麸炒,猪皮煎汤下。(朱氏《集验方》)

睡中盗汗。防风二两,芎䓖一两,人参半两,为末。每服三钱,临卧饮下。(《易简方》)

消风顺气(老人大肠秘涩)。防风、枳壳(麸炒)一两,甘草半两,为末,

【发明】〔元素曰〕防风,治风通用,身半以上风邪用身,身半以下风邪用梢,治风去湿之仙药也,风能胜湿故尔。能泻肺实,误服泻人上焦元气。

〔杲曰〕防风治一身尽痛,乃卒伍卑贱之职,随所引而至,乃风药中润剂也。若补脾胃,非此引用不能行。凡脊痛项强,不可回顾,腰似折,项似拔者,乃手足太阳证,正当用防风。凡疮在胸膈以上,虽无手足太阳证,亦当用之,为能散结,去上部风。病人身体拘倦者,风也,诸疮见此证亦须用之。钱仲阳泻黄散中倍用防风者,乃于土中泻木也。

每食前白汤服二钱。(《简便方》)

解野菌毒。防风煎汁饮之。(《千金方》)

破伤中风(牙关紧急)。天南星、防风等分,为末。每服二三匙,童子小便五升,煎至四升,分二服,即止也。(《经验后方》)

独活

《本经》上品

释名 羌活、羌青、独摇草。〔弘景曰〕一茎直上,不为风摇,故曰独活。

集解 〔时珍曰〕独活、羌活乃一类二种,以中国者为独活,西羌者为羌活。

【气味】苦、甘,平,无毒。

【主治】风寒所击，金疮止痛，奔豚痫痉，女子疝瘕。久服轻身耐老。(《本经》)

羌独活：治一切风并气，筋骨挛拳，骨节酸疼，头旋目赤疼痛，五劳七伤，利五脏及伏梁水气。(《大明》)

治风寒湿痹，酸痛不仁，诸风掉眩，颈项难伸。(李杲)

去肾间风邪，搜肝风，泻肝气，治项强、腰脊痛。(好古)

【发明】〔恭曰〕疗风宜用独活，兼水宜用羌活。

〔刘完素曰〕独活不摇风而治风，浮萍不沉水而利水，因其所胜而为制也。

〔张元素曰〕风能胜湿，故羌活能治水湿。独活与细辛同用，治少阴头痛，头运目眩，非此不能除。羌活与川芎同用，治太阳、少阴头痛，透关利节，治督脉为病，脊强而厥。

〔好古曰〕羌活乃足太阳、厥阴、少阴药，与独活不分二种。后人因羌活气雄，独活气细。故雄者治足太阳风湿相搏，头痛、肢节痛、一身尽痛者，非此不能除，乃却乱反正之主君药也。细者治足少阴伏风，头痛、两足湿痹、不能动止者，非此不能治，而不治太阳之证。

〔时珍曰〕羌活、独活皆能逐风胜湿，透关利节，但气有刚劣不同尔。《素问》云：从下上者，引而去之。二味苦辛而温，味之薄者，阴中之阳，故能引气上升，通达周身，而散风胜湿。按《文系》曰：唐刘师贞之兄病风。梦神人曰：但取胡王使者浸酒服便愈。师贞访问皆不晓。复梦其母曰：胡王使者，即羌活也。求而用之，兄疾遂愈。

〔嘉谟曰〕羌活本手足太阳表里引经之药，又入足少阴、厥阴。名列君部之中，非比柔懦之主。小无不入，大无不通。故能散肌表八风之邪，利周身百节之痛。

附方

中风口噤（通身冷，不知人）。独活四两，好酒一升，煎半升服。(《千金方》)

产后腹痛。羌活二两，煎酒服。(《必效方》)

妊娠浮肿。羌活、萝卜子同炒香，只取羌活为末。每服二钱，温酒调下，一日一服，二日二服，三日三服。乃嘉兴主簿张昌明所传。(许学士《本事方》)

风牙肿痛。用独活煮酒热漱之。(《肘后方》)

贝母

《本经》中品

【释名】 莔（音萌）。〔时珍曰〕诗云言采其莔，即此。一作虻，谓根状如虻也。

【集解】 〔敦曰〕贝母中有独颗团不作两片无皱者，号曰丹龙精，不入药用。误服令人筋脉永不收，惟以黄精、小蓝汁服之，立解。

根

【气味】 辛，平，无毒。

【主治】 伤寒烦热，淋沥邪气疝瘕，喉痹乳难，金疮风痉。（《本经》）

疗腹中结实，心下满，洗洗恶风寒，目眩项直，咳嗽上气，止烦热渴，出汗，安五脏，利骨髓。（《别录》）

消痰，润心肺。末和砂糖丸含，止嗽。烧灰油调，敷人畜恶疮，敛疮口。（《大明》）

主胸胁逆气，时疾黄疸。研末点目，去肤翳。以七枚作末酒服，治产难及胞衣不出。与连翘同服，主项下瘤瘿疾。（甄权）

【发明】 〔承曰〕贝母能散心胸郁结之气，故诗云，言采其莔，是也。作诗者，本以不得志而言。今用治心中气不快、多愁郁者，殊有功，信矣。

〔颂曰〕贝母治恶疮。唐人记其事云：江左尝有商人，左膊上有疮如人面，亦无他苦。商人戏以酒滴口中，其面赤色。以物食之，亦能食，多则膊内肉胀起。或不食，则一臂痹焉。有名医教其历试诸药，金石草木之类，悉无所苦，至贝母，其疮乃聚眉闭口。商人喜，因以小苇筒毁其口灌之，数日成痂遂愈，然不知何疾也。《本经》言主金疮，此岂金疮之类欤。

附方

化痰降气（止咳解郁，消食除胀，有奇效）。用贝母（去心）一两，姜制厚朴半两，蜜丸梧子大，每白汤下五十丸。（笔峰方）

妊娠尿难（饮食如故）。用贝母、苦参、当归各四两，为末，蜜丸小豆大，每饮服三丸至十丸。（《金匮要略》）

贝母

龙胆

《本经》中品

释名 陵游。〔志曰〕叶如龙葵，味苦如胆，因以为名。

集解 〔《别录》曰〕龙胆生齐朐山谷及冤句，二月、八月、十一月、十二月采根阴干。

〔弘景曰〕今出近道，以吴兴者为胜。根状似牛膝，其味甚苦。

〔颂曰〕宿根黄白色，下抽根十余条，类牛膝而短。直上生苗，高尺余。四月生叶如嫩蒜，细茎如小竹枝。七月开花，如牵牛花，作铃铎状，青碧色。冬后结子，苗便枯。俗呼草龙胆。又有山龙胆，味苦涩，其叶经霜雪不凋。山人用治四肢疼痛，与此同类而别种也。采无时。

根

气味 苦、涩，大寒，无毒。

主治 骨间寒热，惊痫邪气，续绝伤，定五脏，杀蛊毒。（《本经》）

治小儿壮热骨热，惊痫入心，时疾热黄，痈肿口疮。（甄权）

除胃中伏热，时气温热，热泄下痢，去肠中小虫，益肝胆气，止惊惕。久服益智不忘，轻身耐老。（《别录》）

客忤疳气，热病狂语，明目止烦，治疮疥。（《大明》）

去目中黄及睛赤肿胀，瘀肉高起，痛不可忍。（元素）

退肝经邪热，除下焦湿热之肿，泻膀胱火。（李杲）

疗咽喉痛，风热盗汗。（时珍）

发明 〔元素曰〕龙胆味苦性寒，气味俱厚，沉而降，阴也，足厥阴、少阳经气分药也。其用有四：除下部风湿，一也；及湿热，二也；脐下至足肿痛，三也；寒湿脚气，四也。下行之功与防己同，酒浸则能上行，外行以柴胡为主，龙胆为使，治眼中疾必用之药。

〔时珍曰〕相火寄在肝胆，有泻无补，故龙胆之益肝胆之气，正以其能泻肝胆之邪热也。但大苦大寒，过服恐伤胃中生发之气，反助火邪，亦久服黄连反从火化之义。《别录》久服轻身之说，恐不足信。

龙胆

附方

伤寒发狂。草龙胆为末，入鸡子清、白蜜，化凉水服二钱。（《伤寒蕴要》）

四肢疼痛。山龙胆根细切，用生姜自然汁浸一宿，去其性，焙干捣末，水煎一钱匕，温服之。此与龙胆同类别种，经霜不凋。（苏颂《图经本草》）

谷疸劳疸。谷疸因食而得，劳疸因劳而得。用龙胆一两，苦参三两，为末，牛胆汁和丸梧子大。先食以麦饮服五丸，日三服，不知稍增。劳疸加龙胆一两，栀子仁三七枚，以猪胆和丸。（《删繁方》）

一切盗汗（妇人、小儿一切盗汗，又治伤寒后盗汗不止）。龙胆草研末，每服一钱，猪胆汁三两点，入温酒少许调服。（杨氏《家藏方》）

小儿盗汗（身热）。龙胆草、防风各等分，为末。每服一钱，米饮调下。亦可丸服，及水煎服。（《婴童百问》）

暑行目涩。生龙胆捣汁一合，黄连切烂浸汁一匙，和点之。（危氏《得效方》）

芒

《拾遗》

释名 杜荣、苞芒、苞茅。〔时珍曰〕芒，《尔雅》作芒。今俗谓之苞茅，可以为篱笆故也。

集解 〔藏器曰〕《尔雅》：芒，杜荣。郭璞注云：草似茅，皮可为绳索履屝也。今东人多以为箈。又曰：石芒生高山，如芒而节短，江西呼为折草，六七月生穗如获。

〔时珍曰〕芒有二种，皆丛生，叶皆如茅而大，长四五尺，甚快利，伤人如锋刃。七月抽长茎，开白花成穗，如芦苇花者，芒也；五月抽短茎，开花如芒者，石芒也。并于花将放时剥其箨皮，可为绳箈草履诸物，其茎穗可为扫帚也。

【气味】甘，平，无毒。

【主治】人畜为虎狼等伤，恐毒入内，取茎杂葛根浓煮汁服，亦生取汁服。（藏器）

煮汁服，散血。（时珍）

【主治】产妇血满腹胀痛，血渴，恶露不尽，月闭，止好血，下恶血，去鬼气疰痛癥结，酒煮服之。亦烧末，酒下。弥久着烟者佳。（藏器）

水仙

《会编》

释名 金盏银台。〔时珍曰〕此物宜卑湿处，不可缺水，故名水仙。金盏银台，花之状也。

集解 〔机曰〕水仙花叶似蒜，其花香甚清。九月初栽于肥壤，则花茂盛，瘦地则无花。五月初收根，以童尿浸一宿，晒干，悬火暖处。若不移宿根更旺。

〔时珍曰〕水仙丛生下湿处。其根似蒜及薤而长，外有赤皮裹之。冬月生叶，似薤及蒜。春初抽茎，如葱头。茎头开花数朵，大如簪头，状如酒杯，五尖上承，黄心，宛然盏样，其花莹韵，其香清幽，一种千叶者，花皱，下轻黄而上淡白，不作杯状，人重之，指为真水仙，盖不然，乃一物二种尔。亦有红花者。按段成式《酉阳杂俎》云：捺祇出拂林国，根大如鸡卵，苗长三四尺，叶似蒜叶，中心抽条，茎端开花，六出，红白色，花心黄赤，不结子，冬生夏死。取花压油，涂身去风气，据此形状，与水仙仿佛，岂外国名谓不同耶？

水仙

 根

【气味】苦、微辛，滑，寒，无毒。

〔土宿真君曰〕取汁伏汞，煮雄黄，拒火。

【主治】痈肿及鱼骨硬。（时珍）

 花

【主治】作香泽，涂身理发，去风气。又疗妇人五心发热，同干荷叶、赤芍药等分，为末，白汤每服二钱，热自退也。（时珍）

当归

《本经》中品

释名 乾归、山蕲、白蕲。〔颂曰〕按《尔雅》：薜，山蕲。又云：薜，白蕲。薜音百。蕲即古芹字。

〔时珍曰〕当归本非芹类，特以花叶似芹，故得芹名。古人娶妻为嗣续也，当归调血为女人要药，有思夫之意，故有当归之名。

集解 〔时珍曰〕今陕、蜀、秦州、汶州诸处人多栽莳为货。以秦归头圆尾多色紫气香肥润者，名马尾归，最胜他处；头大尾粗色白坚枯者，为镵头归，止宜入发散药尔。

 根

【气味】苦，温，无毒。

【主治】咳逆上气，温疟寒热洗洗在皮肤中，妇人漏下绝子，诸恶疮疡金疮，煮汁饮之。(《本经》)

温中止痛，除客血内塞，中风痉汗不出，湿痹中恶，客气虚冷，补五脏，生肌肉。(《别录》)

止呕逆，虚劳寒热，下痢腹痛齿痛，女人沥血腰痛，崩中，补诸不足。(甄权)

治一切风、一切血，补一切劳，破恶血，养新血，及症癖、肠胃冷。(《大明》)

治头痛，心腹诸痛，润肠胃筋骨皮肤，治痈疽，排脓止痛，和血补血。(时珍)

主痿癖嗜卧，足下热而痛。冲脉为病，气逆里急。带脉为病，腹痛，腰溶溶如坐水中。(好古)

【发明】〔权曰〕患人虚冷者，加而用之。

〔承曰〕世俗多谓惟能治血，而《金匮》《外台》《千金》诸方皆为大补不足、决取立效之药。古方用治妇人产后恶血上冲，取效无急于此。凡气血昏乱者，服之即定。可以补虚，备产后要药也。

〔宗奭曰〕《药性论》补女子诸不足一说，尽当归之用矣。

〔成无己曰〕脉者血之府，诸血皆属心。凡通脉者，必先补心益血。故张仲景治手足厥寒、脉细欲绝者，用当归之苦温以助心血。

〔元素曰〕其用有三：一心经本药，二和血，三治诸病夜甚。凡血受病，必须用之。血壅而不流则痛，当归之甘温能和血，辛温能散内寒，苦温能助心散寒，使气血各有所归。

当归

> 附方
>
> 小便出血。当归四两，酒三升，煮取一升，顿服。(《肘后方》)
>
> 妇人百病(诸虚不足者)。当归四两，地黄二两，为末，蜜丸梧子大。每食前，米饮下十五丸。(太医支法存方)

白前

《别录》中品

释名 石蓝、嗽药。〔时珍曰〕名义未详。

集解 〔弘景曰〕白前出近道，根似细辛而大，色白不柔易折，气嗽方多用之。

【气味】甘，微温，无毒。

【主治】胸胁逆气，咳嗽上气，呼吸欲绝。（《别录》）

主一切气，肺气烦闷，贲豚肾气。（《大明》）

降气下痰。（时珍）

【发明】〔宗奭曰〕白前能保定肺气，治嗽多用，以温药相佐使尤佳。

〔时珍曰〕白前色白而味微辛甘，手太阴药也。长于降气，肺气壅实而有痰者宜之。若虚而长哽气者，不可用也。张仲景治嗽而脉沉，泽漆汤中亦用之。其方见《金匮要略》，药多不录。

附方

久嗽唾血。白前、桔梗、桑白皮三两（炒），甘草一两（炙），水六升，煮一升，分三服。忌猪肉、菘菜。（《外台秘要》）

白前

芍药

《本经》中品

释名 石蓝、嗽药。〔时珍曰〕名义未详。

集解 〔时珍曰〕昔人言洛阳牡丹、扬州芍药甲天下。今药中所用，亦多取扬州者。

【气味】苦，平，无毒。

【主治】通顺血脉，缓中，散恶血，

逐贼血，去水气，利膀胱大小肠，消痈肿，时行寒热，中恶腹痛腰痛。（《别录》）

治脏腑壅气，强五脏，补肾气，治时疾骨热，妇人血闭不通，能蚀脓。（甄权）

女人一切病，胎前产后诸疾，治风补劳，退热除烦益气，惊狂头痛，目赤明目，肠风泻血痔瘘，发背疮疥。（《大明》）

止下痢腹痛后重。（时珍）

【发明】〔元素曰〕白补赤散，泻肝补脾胃。酒浸行经，止中部腹痛。与姜同用，温经散湿通塞，利腹中痛，胃气不通。白芍入脾经补中焦，乃下利必用之药。盖泻利皆太阴病，故不可缺此。得炙甘草为佐，治腹中痛，夏月少加黄芩，恶寒加桂，此仲景神方也。其用凡六：安脾经，一也；治腹痛，二也；收胃气，三也；止泻痢，四也；和血脉，五也；固腠理，六也。

〔时珍曰〕白芍药益脾，能于土中泻木。赤芍药散邪，能行血中之滞。《日华子》言赤补气，白治血，欠审矣。产后肝血已虚，不可更泻，故禁之。酸寒之药多矣，何独避芍药耶？以此颂曰张仲景治伤寒多用芍药，以其主寒热、利小便故也。

芍药

附方

赤白带下（年深月久不瘥者）。取白芍药三两，并干姜半两，剉熬令黄，捣末。空心水饮服二钱匕，日再服。《广济方》：只用芍药炒黑，研末，酒服之。（《贞元广利方》）

徐长卿

《本经》上品

释名 别仙踪。〔时珍曰〕徐长卿，人名也，常以此药治邪病，人遂以名之。

集解 〔颂曰〕今淄齐淮泗间皆有之，三月、四月采，谓之别仙踪。

〔时珍曰〕鬼督邮、及己之乱杜衡，其功不同，苗亦不同也。徐长卿之乱鬼督邮，其苗不同，其功同也。杜衡之乱细辛，则根苗功用皆仿佛，乃弥近而大乱也。不可不审。

徐长卿

根

【气味】辛，温，无毒。

【主治】鬼物百精蛊毒，疫疾邪恶气，温疟。久服强悍轻身。（《本经》）

【发明】〔时珍曰〕《抱朴子》言：上古辟瘟疫有徐长卿散，良效。今人不知用此。

附方

小便关格。徐长卿汤：治气壅关格不通，小便淋结，脐下妨闷。徐长卿（炙）半两，茅根三分，木通、冬葵子一两，滑石二两，槟榔一分，瞿麦穗半两，每服五钱，水煎，入朴硝一钱，温服，日二服。（《圣惠方》）

白芷

《本经》中品

释名 白茝（音止）。〔时珍曰〕徐锴云，初生根干为茝，则白芷之义取乎此也。

集解 〔《别录》曰〕白芷生河东川谷下泽，二月、八月采根暴干。

〔颂曰〕所在有之，吴地尤多。根长尺余，粗长尺余，粗细不等，白色。枝干去地五寸以上。春生叶，相对婆娑，紫色，阔三指许。花白微黄。入伏后结子，立秋后苗枯。二月、八月采根暴干。以黄泽者为佳。

根

【气味】辛，温，无毒。

【主治】女人漏下赤白，血闭阴肿，寒热，头风侵目泪出，长肌肤，润泽颜

色，可作面脂。（《本经》）

疗风邪，久渴吐呕，两胁满，风痛头眩目痒。可作膏药。（《别录》）

治目赤胬肉，去面皯疵瘢，补胎漏滑落，破宿血，补新血，乳痈发背瘰疬，肠风痔瘘，疮痍疥癣，止痛排脓。（《大明》）

能蚀脓，止心腹血刺痛，女人沥血腰痛，血崩。（甄权）

解利手阳明头痛、中风寒热，及肺经风热、头面皮肤风痹燥痒。（元素）

治鼻渊鼻衄，齿痛，眉棱骨痛，大肠风秘，小便去血，妇人血风眩晕，翻胃吐食，解砒毒蛇伤，刀箭金疮。（时珍）

叶

【主治】作浴汤，去尸虫。（《别录》）

浴丹毒瘾疹风瘙。（时珍）

白芷

附方

一切伤寒。神白散（又名圣僧散）：治时行一切伤寒，不问阴阳轻重、老少男女孕妇，皆可服之。用白芷一两，生甘草半两，姜三片，葱白三寸，枣一枚，豉五十粒，水二碗，煎服取汗。不汗再服。病至十余日未得汗者，皆可服之。此药可卜人之好恶也。如煎得黑色，或误打翻，即难愈；如煎得黄色，无不愈者。煎时要至诚，忌妇人鸡犬见。（《卫生家宝方》）

风寒流涕。香白芷一两，荆芥穗一钱，为末，蜡茶点服二钱。（《百一选方》）

偏正头风。百药不治，一服便可，天下第一方也。香白芷（炒）二两五钱，川芎（炒）、甘草（炒）、川乌头（半生半熟）各一两，为末。每服一钱，细茶、薄荷汤调下。（谈野翁《试效方》）

风热牙痛。香白芷一钱，朱砂五分，为末。蜜丸芡子大，频用擦牙。此乃濠州一村妇以医人者，庐州郭医云，绝胜他药也。或以白芷、吴茱萸等分，浸水漱涎。（《医林集要》）

盗汗不止。太平白芷一两，辰砂半两，为末。每服二钱，温酒下。屡验。（朱氏《集验方》）

脚气肿痛。白芷、芥子等分，为末，姜汁和，涂之效。（《医方摘要》）

小便气淋（结涩不通）。白芷（醋浸，焙干）二两，为末。煎木通、甘草酒调下一钱，连进二服。（《普济方》）

蛇床

《本经》上品

释名 蛇粟、墙蘼。〔时珍曰〕蛇虺喜卧于下食其子,故有蛇床、蛇粟诸名。

集解 〔时珍曰〕其花如碎米攒簇,其子两片合成,似莳萝子而细。

子

【气味】苦,平,无毒。

【主治】妇人阴中肿痛,男子阴痿湿痒,除痹气,利关节,癫痫恶疮。久服轻身。(《本经》)

暖丈夫阳气,助女人阴气,治腰胯酸疼,四肢顽痹,缩小便,去阴汗湿癣齿痛,赤白带下,小儿惊痫,扑损瘀血,煎汤浴大风身痒。(《大明》)

【发明】〔时珍曰〕蛇床乃右肾命门、少阳三焦气分之药,《神农》列之上品,不独辅助男子,而又有益妇人。世人舍此而求补药于远域,岂非贱目贵耳乎?

蛇床

附方

大肠脱肛。蛇床子、甘草各一两,为末。每服一钱,白汤下,日三服。并以蛇床末敷之。(《经验方》)

阳事不起。蛇床子、五味子、菟丝子等分,为末,蜜丸梧子大。每服三十丸,温酒下,日三服。(《千金方》)

牡丹

《本经》中品

释名 木芍药、花王。〔时珍曰〕牡丹以色丹者为上,虽结子而根上生苗,故谓之牡丹。

集解 〔时珍曰〕牡丹惟取红白单瓣者入药。其千叶异品,皆人巧所致,气味不纯,不可用。

根皮

【气味】辛,寒,无毒。

【主治】除时气头痛，客热五劳，劳气头腰痛，风噤癫疾。(《别录》)

久服轻身益寿。(《吴普》)

治冷气，散诸痛，女子经脉不通，血沥腰痛。(甄权)

通关腠血脉，排脓，消扑损瘀血，续筋骨，除风痹，落胎下胞，产后一切冷热血气。(《大明》)

治神志不足，无汗之骨蒸，衄血吐血。(元素)

和血生血凉血，治血中伏火，除烦热。(时珍)

【发明】〔元素曰〕牡丹乃天地之精，为群花之首。叶为阳，发生也。花为阴，成实也。丹者赤色，火也。故能泻阴胞中之火。四物汤加之，治妇人骨蒸。又曰：牡丹皮入手厥阴、足少阴，故治无汗之骨蒸；地骨皮入足少阴、手少阳，故治有汗之骨蒸。神不足者手少阴，志不足者足少阴，故仲景肾气丸用之，治神志不足也。又能治肠胃积血，及吐血、衄血必用之药，故犀角地黄汤用之。

〔杲曰〕心虚，肠胃积热，心火炽甚，心气不足者，以牡丹皮为君。

〔时珍曰〕牡丹皮治手、足少阴、厥阴四经血分伏火。盖伏火即阴火也，阴火即相火也。古方惟以此治相火，故仲景肾气丸用之。后人乃专以黄檗治相火，不知牡丹之功更胜也。此乃千载秘奥，人所不知，今为拈出。赤花者利，白花者补，人亦罕悟，宜分别之。

牡丹

附方

癥疝偏坠(气胀不能动者)。牡丹皮、防风等分，为末，酒服二钱，甚效。(《千金方》)

金疮内漏(血不出)。牡丹皮为末，水服三指撮，立尿出血也。(《千金方》)

下部生疮(已决洞者)。牡丹末，汤服方寸匕，日三服。(《肘后方》)

木贼

宋《嘉祐》

释名 〔时珍曰〕此草有节，面糙涩。治木骨者，用之磋擦则光净，犹云木之贼也。

集解 〔禹锡曰〕木贼出秦、陇、华、成诸郡近水地。苗长尺许，丛生。每根一干，无花叶，寸寸有节，色青，凌冬不凋。四月采之。
〔颂曰〕所在近水地有之，采无时，今用甚多。
〔时珍曰〕丛丛直上，长者二三尺，状似兔丝苗及粽心草，而中空有节，又似麻黄茎而稍粗，无枝叶。

茎

【气味】甘，微苦，无毒。

【主治】目疾，退翳膜，消积块，益肝胆，疗肠风，止痢，及妇人月水不断，崩中赤白。（《嘉祐》）

解肌，止泪止血，去风湿，疝痛，大肠脱肛。（时珍）

【发明】〔禹锡曰〕木贼得牛角䚡、麝香，治休息久痢。得禹余粮、当归、芎䓖，治崩中赤白。得槐蛾、桑耳，治肠风下血。得槐子、枳实，治痔疾出血。

〔震亨曰〕木贼去节烘过，发汗至易，《本草》不曾言及。

〔时珍曰〕木贼气温，味微甘苦，中空而轻，阳中之阴，升也，浮也。与麻黄同形同性，故亦能发汗解肌，升散火郁风湿，治眼目诸血疾也。

附方

急喉痹塞。木贼以牛粪火烧存性，每冷水服一钱，血出即安也。（《圣惠方》）

舌硬出血。木贼煎水漱之，即止。（《圣惠方》）

血痢不止。木贼五钱，水煎温服，一日一服。（《圣惠方》）

肠痔下血（多年不止）。用木贼、枳壳各二两，干姜一两，大黄二钱半，并于铫内炒黑存性，为末。每粟米饮服二钱，甚效也。（苏颂《图经本草》）

大肠脱肛。木贼烧存性，为末掺之，按入即止。一加龙骨。（《三因方》）

妇人血崩。血气痛不可忍，远年近日不瘥者，雷氏木贼散主之。木贼一两，香附子一两，朴硝半两，为末。每服三钱，色黑者，酒一盏煎；红赤者，水一盏煎，和滓服，日二服。脐下痛者，加乳香、没药、当归各一钱，同煎。忌生冷硬物猪鱼油腻酒面。（《医垒元戎》）

胎动不安。木贼去节、川芎等分，为末。每服三钱，水一盏，入金银一钱，煎服。（《圣济总录》）

目昏多泪。木贼（去节）、苍术（泔浸）各一两，为末。每服二钱，茶调下。或蜜丸亦可。

高良姜

《别录》中品

释名 蛮姜。子名红豆蔻。〔时珍曰〕陶隐居言此姜始出高良郡，故得此名。

集解 〔时珍曰〕按范成大《桂海志》云：红豆蔻花丛生，叶瘦如碧芦，春末始发。初开花抽一干，有大箨包之。箨拆花见。一穗数十蕊，淡红鲜妍，如桃杏花色。蕊重则下垂如葡萄，又如火齐璎珞及剪彩鸾枝之状。每蕊有心两瓣，人比之连理也。其子亦似草豆蔻。

修治 〔时珍曰〕高良姜、红豆蔻，并宜炒过入药。亦有以姜同吴茱萸、东壁土炒过入药用者。

气味 辛，大温，无毒。

主治 暴冷，胃中冷逆，霍乱腹痛。（《别录》）

下气益声，好颜色。煮饮服之，止痢。（藏器）

治风破气，腹内久冷气痛，去风冷痹弱。（甄权）

转筋泻痢，反胃呕食，解酒毒，消宿食。（《大明》）

含块咽津，治忽然恶心，呕清水，逡巡即瘥。若口臭者，同草豆蔻为末，煎饮。（苏颂）

健脾胃，宽噎膈，破冷癖，除瘴疟。（时珍）

发明 〔杨士瀛曰〕噫逆胃寒者，高良姜为要药，人参、茯苓佐之，为其温胃，解散胃中风邪也。

〔时珍曰〕《十全方》言：心脾冷痛，用高良姜，细剉微炒为末，米饮服一钱，立止。太祖高皇帝御制周颠仙碑文，亦载其有验云。又秽迹佛有治心口痛方云：凡男女心口一点痛者，乃胃脘有滞或有虫也。多因怒及受寒而起，遂致终身。俗言心气痛者，非也。用高良

高良姜

姜以酒洗七次焙研，香附子以醋洗七次焙研，各记收之。病因寒得，用姜末二钱，附末一钱；因怒得，用附末二钱，姜末一钱；寒怒兼有，各一钱半，以米饮加入生姜汁一匙，盐一捻，服之立止。韩飞霞《医通》书亦称其功云。

午后少食，日晚不食。若饥，可食豉粥。若觉不消，欲致霍乱者，即以高良姜一两，水三升，煮一升，顿服尽，即消。若卒无者，以母姜一两代之，清酒煎服。虽不及高良姜，亦甚效也。

养脾温胃。去冷消痰，宽胸下气，大治心脾疼及一切冷物所伤。用高良姜、干姜等分，炮研末，面糊丸梧子大，每食后橘皮汤下十五丸。妊妇勿服。(《和剂局方》)

附方

脚气欲吐。凡患脚气人，每旦饱食，

大蓟、小蓟

《别录》中品

释名 虎蓟(大蓟)、猫蓟(小蓟)、马蓟、刺蓟、山牛蒡、鸡顶草、千针草、野红花。

集解 〔恭曰〕大、小蓟叶虽相似，功力有殊。大蓟生山谷，根疗痈肿；小蓟生平泽，不能消肿，而俱能破血。

〔颂曰〕小蓟处处有之，俗名青刺蓟。二月生苗，二三寸时，并根作菜，茹食甚美。四月高尺余，多刺，心中出花，头如红蓝花而青紫色，北人呼为千针草。四月采苗，九月采根，并阴干用。大蓟苗根与此相似，但肥大尔。

盐研罯之。(《大明》)

气味 甘，温，无毒。

主治 破宿血，生新血，暴下血，血痢，金疮出血，呕血等，绞取汁温服。作煎和糖，合金疮，及蜘蛛蛇蝎毒，服之亦佳。(藏器)

治热毒风，并胸膈烦闷，开胃下食，退热，补虚损。苗：去烦热，生研汁服。(《大明》)

发明 〔《大明》曰〕小蓟力微，只可退热，不似大蓟能健养下气也。

大蓟根叶

气味 甘，温，无毒。

主治 女子赤白沃，安胎，止吐血鼻衄，令人肥健。(《别录》)

捣根绞汁服半升，主崩中血下立瘥。(甄权)

叶：治肠痈，腹脏瘀血，作运扑损，生研，酒并小便任服。又恶疮疥癣，同

〔恭曰〕大小蓟皆能破血。但大蓟兼疗痈肿，而小蓟专主血，不能消肿也。

附方

心热吐血（口干）。用刺蓟叶及根，捣绞取汁，每顿服二小盏。（《圣惠方》）

卒泻鲜血。小蓟叶捣汁，温服一升。（《梅师方》）

堕胎下血。小蓟根叶、益母草五两，水三大碗，煮汁一碗，再煎至一盏，分二服，一日服尽。（《圣济总录》）

小便热淋。马蓟根捣汁服。（《圣惠方》）

鼻塞不通。小蓟一把，水二升，煮取一升，分服。（《外台秘要》）

豆蔻

《别录》上品

释名 草豆蔻、漏蔻、草果。〔时珍曰〕按杨雄《方言》云：凡物盛多曰蔻。豆蔻之名，或取此义。豆，象形也。

集解 〔时珍曰〕草豆蔻、草果虽是一物，然微有不同。今建宁所产豆蔻，大如龙眼而形微长，其皮黄白薄而棱峭，其仁大如缩砂仁而辛香气和。滇广所产草果，长大如诃子，其皮黑厚而棱密，其子粗而辛臭，正如斑蝥之气。彼人皆用笔茶及作食料，恒用之物。广人取生草蔻入梅汁，盐渍令红，暴干荐酒，名红盐草果。其初结小者，名鹦哥舌。元朝饮膳，皆以草果为上供。南人复用一种火杨梅伪充草豆蔻，其形圆而粗，气味辛猛而不和，人亦多用之，或云即山姜实也。不可不辨。

仁

【气味】辛，温，涩，无毒。

【主治】温中，心腹痛，呕吐，去口臭气。（《别录》）

调中补胃，健脾消食，去客寒，心与胃痛。（李杲）

治瘴疠寒疟，伤暑吐下泄痢，噎膈反胃，痞满吐酸，痰饮积聚，妇人恶阻带下，除寒燥湿，开郁破气，杀鱼肉毒。制丹砂。（时珍）

【发明】〔弘景曰〕豆蔻辛烈甚香，可常食之。其五和糁中物，皆宜人。豆

豆蔻

蔻、廉姜、枸橼、甘蕉、麂目是也。

〔震亨曰〕草豆蔻性温，能散滞气，消膈上痰。若明知身受寒邪，口食寒物，胃脘作疼，方可温散，用之如鼓应桴。或湿痰郁结成病者，亦效。若热郁者不可用，恐积温成热也。必用栀子之剂。

〔时珍曰〕豆蔻治病，取其辛热浮散，能入太阴阳明，除寒燥湿，开郁化食之力而已。南地卑下，山岚烟瘴，饮啖酸咸，脾胃常多寒湿郁滞之病。故食料必用，与之相宜。然过多亦能助脾热伤肺损目。或云：与知母同用，治瘴疟寒热，取其一阴一阳无偏胜之害。盖草果治太阴独胜之寒，知母治阳明独胜之火也。

【气味】辛，热，无毒。

【主治】下气，止呕逆，除霍乱，调中补胃气，消酒毒。（《大明》）

附方

心腹胀满（短气）。用草豆蔻一两，去皮为末。以木瓜生姜汤，调服半钱。（《千金方》）

脾痛胀满。草果仁二个，酒煎服之。（《直指方》）

姜黄

《唐本草》

释名 草豆蔻、漏蔻、草果。〔时珍曰〕按杨雄《方言》云：凡物盛多曰蔻。豆蔻之名，或取此义。豆，象形也。

集解 〔恭曰〕姜黄根叶都似郁金。其作之方法，与郁金同。西戎人谓之蒁。其味辛少苦多，亦与郁金同，惟花生异耳。

【气味】辛、苦，大寒，无毒。

【主治】心腹结积疰忤，下气破血，除风热，消痈肿，功力烈于郁金。（《唐本》）

治症瘕血块，通月经，治扑损瘀血，止暴风痛冷气，下食。（《大明》）

【发明】〔时珍曰〕姜黄、郁金、蒁药三物，形状功用皆相近。但郁金入心治血；而姜黄兼入脾，兼治气；蒁药则入肝，兼治气中之血，为不同尔。古方五痹汤用片子姜黄，治风寒湿气手臂痛。戴原礼《要诀》云：片子姜黄能入手臂治痛。其兼理血中之气可知。

藿香

宋《嘉祐》

释名 兜娄婆香。〔时珍曰〕豆叶曰藿，其叶似之，故名。

集解 〔禹锡曰〕按《南州异物志》云：藿香出海边国。形如都梁，叶似水苏，可着衣服中。嵇含《南方草木状》云：出交趾、九真、武平、兴古诸国，吏民自种之。榛生，五六月采，日干乃芬香。

〔颂曰〕藿者岭南多有之。人家亦多种。二月生苗，茎梗甚密，作丛，叶似桑而小薄，六月、七月采之。须黄色乃可收。金楼子及俞益期笺皆云：扶南国人言：五香共是一木。其根是旃檀，节是沉香，花是鸡舌，叶是藿香，胶是熏陆。故《本草》以五香共条，义亦出此。今南中藿香乃是草类，与嵇含所说正相符合。

〔时珍曰〕藿香方茎有节中虚，叶微似茄叶。洁古、东垣惟用其叶，不用枝梗。今人并枝梗用之，因叶多伪故耳。《唐史》云：顿逊国出藿香，插枝便生，叶如都梁者，是也。刘欣期《交州记》言藿香似苏合香者，谓其气相似，非谓形状也。

藿香

【气味】辛，微温，无毒。

【主治】风水毒肿，去恶气。止霍乱心腹痛。（《别录》）

助胃气，开胃口，进饮食。（元素）

温中快气，肺虚有寒，上焦壅热，饮酒口臭，煎汤漱之。（好古）

【发明】〔杲曰〕芳香之气助脾胃，故藿香能止呕逆，进饮食。

〔好古曰〕手、足太阴之药。故入顺气乌药散，则补肺；入黄芪四君子汤，则补脾也。

附方

升降诸气。藿香一两，香附（炒）五两，为末，每以白汤点服一钱。（《经效济世方》）

霍乱吐泻（垂死者，服之回生）。用藿香叶、陈皮各半两，水二盏，煎一盏，温服。（《百一选方》）

冷露疮烂。藿香叶、细茶等分，烧灰，油调涂叶上贴之。（《应验方》）

暑月吐泻。滑石（炒）二两，藿香二钱半，丁香五分，为末。每服一二钱，淅米泔调服。（禹讲师《经验方》）

胎气不安（气不升降，呕吐酸水）。香附、藿香、甘草三钱，为末。每服二钱，入盐少许，沸汤调服之。（《普济方》）

莎草、香附子

《别录》中品

【释名】 雀头香、草附子。〔时珍曰〕《别录》止云莎草，不言用苗用根。后世皆用其根，名香附子，而不知莎草之名也。

【集解】〔时珍曰〕莎叶如老韭叶而硬，光泽有剑脊棱。五、六月中抽一茎，三棱中空，茎端复出数叶。开青花成穗如黍，中有细子。其根有须，须下结子一二枚，转相延生，子上有细黑毛，大者如羊枣而两头尖。采得燎去毛，暴干货之。

根

【气味】 甘，微寒，无毒。

【主治】 除胸中热，充皮毛，久服利人，益气，长须眉。（《别录》）

治心腹中客热，膀胱间连胁下气妨，常日忧愁不乐，兼心忪者。（苏颂）

散时气寒疫，利三焦，解六郁，消饮食积聚，痰饮痞满，附肿腹胀，脚气，止心腹肢体头目齿耳诸痛，痈疽疮疡，吐血下血尿血，妇人崩漏带下，月候不调，胎前产后百病。（时珍）

苗及花

【主治】 丈夫心肺中虚风及客热，膀胱连胁下时有气妨，皮肤瘙痒瘾疹，饮食不多，日渐瘦损，常有忧愁心忪少气等证。（《天宝单方图》）

煎饮散气郁，利胸膈，降痰热。（时珍）

【发明】〔时珍曰〕香附之气平而不寒，香而能窜，其味多辛能散，微苦能降，微甘能和。乃足厥阴肝、手少阳三焦气分主药，而兼通十二经气分。生则上行胸膈，外达皮肤；熟则下走肝肾，外彻腰足。炒黑则止血，得童溲浸炒则入血分而补虚，盐水浸炒则入血分而润燥，青盐炒则补肾气，酒浸炒则行经络，醋浸炒则消积聚，姜汁炒则化痰饮。得参、术则补气，得归、芍则补血，得木香则疏滞和中，得檀香则理气醒脾，得沉香则升降诸气，得芎䓖、苍术则总解

莎草、香附子

诸郁，得栀子、黄连则能降火热，得茯神则交济心肾，得茴香、破故纸则引气归元，得厚朴、半夏则决壅消胀，得紫苏、葱白则解散邪气，得三棱、莪术则消磨积块，得艾叶则治血气暖子宫，乃气病之总司，女科之主帅也。

附方

一品丸。治气热上攻，头目昏眩，及治偏正头痛。大香附子去皮，水煮一时，捣晒焙研为末，炼蜜丸弹子大。每服一丸，水一盏，煎八分服。女人，醋汤煎之。（《奇效良方》）

兰草

《本经》上品

释名 水香、香水兰、女兰、香草、燕尾香、大泽兰、兰泽草、煎泽草、省头草、都梁香、孩儿菊、千金草。〔志曰〕叶似马兰，故名兰草。其叶有岐，俗呼燕尾香。时人煮水以浴，疗风，故又名香水兰。〔藏器曰〕兰草生泽畔，妇人和油泽头，故云兰泽。

集解 〔《别录》曰〕兰草生太吴池泽，四月、五月采。
〔弘景曰〕方药俗人并不识用。太吴应是吴国太伯所居，故呼太吴。今东间有煎泽草，名兰香，或是此也。李当之云：是今人所种都梁香草也。泽兰亦名都梁香。
〔恭曰〕兰即兰泽香草也。圆茎紫萼，八月花白。俗名兰香，煮以洗浴。生溪涧水旁，人间亦多种之，以饰庭池。陶所引煎泽草，都梁香者是也，而不能的识。
〔时珍曰〕兰草、泽兰一类二种也。俱生水旁下湿处。二月宿根生苗成丛，紫茎素枝，赤节绿叶，叶对节生，有细齿。但以茎圆节长而叶光有岐者，为兰草；茎微方，节短而叶有毛者，为泽兰。嫩时并可挼而佩之，八九月后渐老，高者三四尺，开花成穗，如鸡苏花，红白色，中有细子。

除胸中痰癖。（《别录》）

其气清香，生津止渴，润肌肉，治消渴胆瘅。（李杲）

煮水，浴风病。（马志）

叶

【气味】辛，平，无毒。

【主治】利水道，杀蛊毒，辟不祥。久服益气轻身不老，通神明。（《本经》）

兰草

消痈肿，调月经。煎水，解中牛马毒。（时珍）

主恶气，香泽可作膏涂发。（藏器）

【发明】〔时珍曰〕按《素问》云：五味入口，藏于脾胃，以行其精气。津液在脾，令人口甘，此肥美所发也。其气上溢，转为消渴。治之以兰，除陈气也。王冰注云：辛能发散故也。李东垣治消渴生津饮，用兰叶，盖本于此，详见泽兰下。又此草浸油涂发，去风垢，令香润。《史记》所谓罗襦襟解，微闻香泽者是也。崔寔《四时月令》作香泽法：用清油浸兰香、藿香、鸡舌香、苜蓿叶四种，以新绵裹，浸胡麻油，和猪脂纳铜铛中，沸定，下少许青蒿，以绵幂瓶，铛嘴泻出，瓶收用之。

附方

食牛马毒（杀人者）。省头草（连根叶）煎水服，即消。（唐瑶《经验方》）

薄荷

《唐本草》

释名 蕃荷菜、南薄荷、金钱薄荷。

集解 〔时珍曰〕薄荷，人多栽莳。二月宿根生苗，清明前后分之。方茎赤色，其叶对生，初时形长而头圆，及长则尖。

【气味】辛，温，无毒。

【主治】作菜久食，却肾气，辟邪毒，除劳气，令人口气香洁。煎汤洗漆疮。（思邈）

通利关节，发毒汗，去愤气，破血止痢。（甄权）

疗阴阳毒，伤寒头痛，四季宜食。（士良）

治中风失音吐痰。（《日华》）

薄荷

主伤风头脑风，通关格，及小儿风涎，为要药。（苏颂）

杵汁服，去心脏风热。（孟诜）

清头目，除风热。（李杲）

利咽喉口齿诸病，治瘰疬疮疥，风瘙瘾疹。捣汁含漱，去舌苔语涩。挼叶塞鼻，止衄血。涂蜂螫蛇伤。（时珍）

【发明】〔元素曰〕薄荷辛凉，气味俱薄，浮而升，阳也。故能去高巅及皮肤风热。

〔士良曰〕薄荷能引诸药入营卫，故能发散风寒。

〔宗奭曰〕小儿惊狂壮热，须此引药。又治骨蒸热劳，用其汁与众药熬为膏。猫食薄荷则醉，物相感尔。

〔好古曰〕薄荷，手、足厥阴气分药也。能搜肝气，又主肺盛有余肩背痛，及风寒汗出。

附方

清上化痰（利咽膈，治风热）。以薄荷末，炼蜜丸芡子大，每噙一丸。白砂糖和之亦可。（《简便单方》）

风气瘙痒。用大薄荷、蝉蜕等分，为末。每温酒调服一钱。（《永类钤方》）

衄血不止。薄荷汁滴之。或以干者水煮，绵裹塞鼻。（许学士《本事方》）

〔时珍曰〕薄荷入手太阴、足厥阴，辛能发散，凉能清利，专于消风散热，故头痛头风眼目咽喉口齿诸病，小儿惊热及瘰疬疮疥，为要药。戴原礼氏治猫咬，取其汁涂之有效，盖取其相制也。

〔陆农师曰〕薄荷，猫之酒也。犬，虎之酒也。桑葚，鸠之酒也。茵草，鱼之酒也。昝殷《食医心镜》云：薄荷煎豉汤暖酒和饮，煎茶生食，并宜。盖菜之有益者也。

艾

《别录》中品

释名 冰台、医草。〔时珍曰〕陆佃《埤雅》云：《博物志》言削冰令圆，举而向日，以艾承其影则得火。则艾名冰台，其以此乎？医家用灸百病，故曰灸草。一灼谓之一壮，以壮人为法也。

集解 〔时珍曰〕艾叶，《本草》不著土产，但云生田野。宋时以汤阴复道者为佳，四明者图形。近代惟汤阴者谓之北艾，四明者谓之海艾。自成化以来，则以蕲州者为胜，用充方物，天下重之，谓之蕲艾。

叶

【气味】苦，微温，无毒。

【主治】灸百病。可作煎，止吐血下痢，下部䘌疮，妇人漏血，利阴气，

生肌肉，辟风寒，使人有子。作煎勿令见风。（《别录》）

主衄血下血，脓血痢，水煮及丸散任用。（苏恭）

治带脉为病，腹胀满，腰溶溶如坐水中。（好古）

温中逐冷除湿。（时珍）

【发明】〔颂曰〕近世有单服艾者，或用蒸木瓜和丸，或作汤空腹饮，甚补虚羸；然亦有毒发则热气冲上，狂躁不能禁，至攻眼有疮出血者，诚不可妄服也。

〔震亨曰〕妇人无子，多由血少不能摄精。俗医谓子宫虚冷，投以辛热，或服艾叶。不知艾性至热，入火灸则气下行，入药服则气上行。《本草》止言其温，不言其热。世人喜温，率多服之，久久毒发，何尝归咎于艾哉！予考苏颂《图经》而因默有感焉。

〔时珍曰〕艾叶生则微苦太辛，熟则微辛太苦，生温熟热，纯阳也。可以取太阳真火，可以回垂绝元阳。服之则走三阴，而逐一切寒湿，转肃杀之气为融和。灸之则透诸经，而治百种病邪，起沉疴之人为康泰，其功亦大矣。

实

【气味】苦、辛，暖，无毒。

艾

【主治】明目，疗一切鬼气。（甄权）

壮阳，助水脏腰膝，及暖子宫。（《大明》）

【发明】〔诜曰〕艾子和干姜等分，为末，蜜丸梧子大。空心每服三十丸，以饭三五匙压之，日再服。治百恶气，其鬼神速走出。田野之人，与此甚相宜也。

附方

盗汗不止。熟艾二钱，白茯神三钱，乌梅三个，水一钟，煎八分，临卧温服。（通妙真人方）

妇人面疮（名粉花疮）。以定粉五钱，菜子油调泥碗内，用艾一二团，烧烟熏之，候烟尽，覆地上一夜，取出调搽，永无瘢痕，亦易生肉。（谈野翁《试验方》）

茵陈蒿

《本经》上品

释名 〔藏器曰〕此虽蒿类，经冬不死，更因旧苗而生，故名因陈，后加蒿字耳。〔时珍曰〕按张揖《广雅》及吴普《本草》并作因尘，不知何义？

集解 〔时珍曰〕茵陈昔人多莳为蔬，故入药用山茵陈，所以别家茵陈也。

【气味】苦，平、微寒，无毒。

【主治】风湿寒热邪气，热结黄疸。久服轻身益气耐老。面白悦长年。白兔食之仙。（《本经》）

治通身发黄，小便不利，除头热，去伏瘕。（《别录》）

通关节，去滞热，伤寒用之。（藏器）

石茵陈：治天行时疾热狂，头痛头旋，风眼疼，瘴疟。女人症瘕，并闪损乏绝。（《大明》）

【发明】〔宗奭曰〕张仲景治伤寒热甚发黄，身面悉黄者，用之极效。一僧因伤寒后发汗不彻，有留热，面身皆黄，多热，期年不愈。医作食黄治不对，而食不减。予与此药，服五日病减三分之一，十日减三分之二，二十日病悉去。方用山茵陈、山栀子各三分，秦艽、升麻各四钱，为散。每用三钱，水四合，煎二合，去滓，食后温服，以知为度。此药以山茵陈为本，故书之。

〔王好古曰〕张仲景茵陈栀子大黄汤，治湿热也。栀子柏皮汤，治燥热也。如苗涝则湿黄，苗旱则燥黄。湿则泻之，燥则润之可也。此二药治阳黄也。韩祗和、李思训治阴黄，用茵陈附子汤。大抵以茵陈为君主，而佐以大黄、附子，各随其寒热也。

茵陈蒿

附方

茵陈羹。除大热黄疸，伤寒头痛，风热瘴疟，利小便。以茵陈细切，煮羹食之。生食亦宜。（《食医心镜》）

疬疡风病。茵陈蒿两握，水一斗五升，煮取七升。先以皂荚汤洗，次以此汤洗之，冷更作。隔日一洗，不然恐痛也。（崔行功《纂要》）

遍身黄疸。茵陈蒿一把，同生姜一块，捣烂，于胸前四肢，日日擦之。（《直指方》）

眼热赤肿。山茵陈、车前子等分。煎汤调茶调散，服数服。（《直指方》）

青蒿

《本经》下品

释名 草蒿、方溃、䔲、香蒿。〔时珍曰〕《晏子》云：蒿，草之高者也。按《尔雅》诸蒿，独䔲得单称为蒿，岂以诸蒿叶背皆白，而此蒿独青，异于诸蒿故耶？

集解 〔《别录》曰〕青蒿生华阴川泽。

〔弘景曰〕处处有之，即今青蒿，人亦取杂香菜食之。

〔颂曰〕青蒿春生苗，叶极细，可食。至夏高四五尺。秋后开细淡黄花，花下便结子，如粟米大，八、九月采子阴干。根茎子叶并入药用，干者炙作饮香尤佳。

【气味】苦，寒，无毒。

【主治】疥瘙痂痒恶疮，杀虱，治留热在骨节间，明目。（《本经》）

【发明】〔颂曰〕青蒿治骨蒸热劳为最，古方单用之。

〔时珍曰〕青蒿得春木少阳之气最早，故所主之证，皆少阳、厥阴血分之病也。

青蒿

子

【气味】甘，冷，无毒。

【主治】明目开胃，炒用。治劳瘦，壮健人小便浸用之。治恶疮疥癣风疹，煎水洗之。（《大明》）

治鬼气，为末酒服方寸匕。（孟诜）

功同叶。（时珍）

附方

虚劳盗汗（烦热口干）。用青蒿一斤，取汁熬膏，入人参末、麦门冬末各一两，熬至可丸，丸如梧子大，每食后米饮服二十丸，名青蒿煎。（《普济方》）

疟疾寒热。用青蒿一握，水二升，捣汁服之（《肘后方》）。用五月五日天未明时采青蒿（阴干）四两，桂心一两，为末。毋发前，酒服二钱。（《仁存方》）

酒痔便血。青蒿（用叶不用茎，用茎不用叶），为末。粪前冷水，粪后水酒调服。（《永类钤方》）

积热眼涩。三月三日或五月五日，采青蒿花或子，阴干为末，每井华水空心服二钱。久服明目，可夜看书，名青蒿散。（《十便良方》）

夏枯草

《本经》下品

释名 夕句、乃东、燕面、铁色草。〔震亨曰〕此草夏至后即枯。盖禀纯阳之气，得阴气则枯，故有是名。

集解 〔时珍曰〕原野间甚多，苗高一二尺许，其茎微方。叶对节生，似旋覆叶而长大，有细齿，背白多纹。

茎叶

【气味】苦、辛，寒，无毒。

【主治】寒热瘰疬鼠瘘头疮，破症，散瘿结气，脚结湿痹，轻身。（《本经》）

【发明】〔震亨曰〕《本草》言夏枯草大治瘰疬，散结气。有补养厥阴血脉之功，而不言。观其退寒热，虚者可使；若实者以行散之药佐之，外以艾灸，亦渐取效。

〔时珍曰〕黎居士《易简方》：夏枯草治目疼，用砂糖水浸一夜用，取其能解内热、缓肝火也。

附方

明目补肝（肝虚目睛痛，冷泪不止，筋脉痛，羞明怕日）。夏枯草半两，香附子一两，为末。每服一钱，腊茶汤调下。（《简要济众》）

鸡冠

宋《嘉祐》

▌释名 〔时珍曰〕以花状命名。

▌集解 〔时珍曰〕鸡冠处处有之。三月生苗，六、七月梢间开花，有红、白、黄三色。其穗圆长而尖者，俨如青葙之穗；扁卷而平者，俨如雄鸡之冠。

 苗

【气味】甘，凉，无毒。

【主治】疮痔及血病。（时珍）

 子

【气味】甘，凉，无毒。

【主治】止肠风泻血，赤白痢。（藏器）

崩中带下，入药炒用。（《大明》）

 花

【气味】同上。

【主治】痔漏下血，赤白下痢，崩中赤白带下，分赤白用。（时珍）

鸡冠

附方

粪后下血。白鸡冠花并子炒，煎服。（《圣惠方》）

五痔肛肿（久不愈，变成瘘疮）。用鸡冠花、凤眼草各一两，水二碗，煎汤频洗。（《卫生宝鉴》）

续断

《本经》上品

▌释名 属折、接骨、龙豆、南草。〔时珍曰〕续断、属折、接骨，皆以功命名也。

▌集解 〔《别录》曰〕续断生常山山谷，七月、八月采，阴干。

〔恭曰〕所在山谷皆有。今俗用者，叶似苎而茎方，根如大蓟，黄白色。陶说非也。

〔时珍曰〕续断之说不一。桐君言是蔓生，叶似荏。李当之、范汪并言是虎蓟。日华子言是大蓟，一名山牛蒡。苏恭、苏颂皆言叶似苎麻，根似大蓟，而《名医别录》复出大小蓟条，颇难依据。但自汉以来，皆以大蓟为续断，相承久矣。究其实，则二苏所云，似与桐君相符，当以为正。今人所用，以川中来，色赤而瘦，折之有烟尘起者为良焉。

根

【修治】〔敩曰〕凡采得根，横切锉之，又去向里硬筋，以酒浸一伏时，焙干，入药用。

【气味】苦，微温，无毒。

【主治】伤寒，补不足，金疮痈疡折跌，续筋骨，妇人乳难。久服益气力。（《本经》）

妇人崩中漏血，金疮血内漏，止痛生肌肉，及踠伤恶血腰痛，关节缓急。（《别录》）

去诸温毒，通宣血脉。（甄权）

助气，补五劳七伤，破癥结瘀血，消肿毒，肠风痔瘘，乳痈瘰疬，妇人产前后一切病，胎漏，子宫冷，面黄虚肿，缩小便，止泄精尿血。（《大明》）

【发明】〔时珍曰〕宋张叔潜秘书，知剑州时，其阁下病血痢。一医用平胃散一两，入川续断末二钱半，每服二钱，水煎服即愈。绍兴壬子，会稽时行痢疾。叔潜之子以方传人，往往有验。小儿痢服之皆效。

附方

妊娠胎动（两三月堕，预宜服此）。川续断（酒浸）、杜仲（姜汁炒，去丝）各二两，为末，枣肉煮烂杵和，丸梧子大。每服三十丸，米饮下。

产后诸疾（血运，心闷烦热，厌厌气欲绝，心头硬，乍寒乍热）。续断皮一握，水三升，煎二升，分三服。如人行一里，再服。无所忌。此药救产后垂死。（《子母秘录》）

打扑伤损（闪肭骨节）。用接骨草叶捣烂罨之，立效。（《卫生易简方》）

苎麻

《别录》下品

释名 〔时珍曰〕苎麻作纻，可以绩纻，故谓之纻。凡麻丝之细者为纮，粗者为纻。陶弘景云：苎即今绩苎麻是也。麻字从广，从林（音派），象屋下林麻之形。

集解 〔时珍曰〕苎，家苎也。又有山苎，野苎也。有紫苎，叶面紫；白苎，叶面青，其背皆白。可刮洗煮食救荒，味甘美。

苎麻

根

【气味】甘，寒，无毒。

【主治】安胎，贴热丹毒。（《别录》）

治心膈热，漏胎下血，产前后心烦，天行热疾，大渴大狂，服金石药人心热，署毒箭蛇虫咬。（《大明》）

沤苎汁，止消渴。（《别录》）

【发明】〔震亨曰〕苎根大能补阴而行滞血，方药或恶其贱，似未曾用也。

〔藏器曰〕苎性破血，将苎麻与产妇枕之，止血运。产后腹痛，以苎安腹上即止也。又蚕咬人毒入肉，取苎汁饮之。今人以苎近蚕种，则蚕不生是矣。

五月五日收取，和石灰捣作团，晒干收贮。遇有金疮折损者，研末敷之，即时血止，且易痂也。

附方

痰哮咳嗽。苎根煅存性，为末，生豆腐蘸三五钱，食即效。未全，可以肥猪肉二三片蘸食，甚妙。（《医学正传》）

小便不通。《圣惠方》：用麻根、蛤粉各半两，为末。每服二钱，空心新汲水下。《摘玄方》：用苎根洗研，摊绢上，贴少腹连阴际，须臾即通。

小便血淋。苎根煎汤频服，大妙。亦治诸淋。（《圣惠方》）

叶

【气味】同根。

【主治】金疮伤折血出，瘀血。（时珍）

【发明】〔时珍曰〕苎麻叶甚散血，

芦根

《别录》下品

释名 苇（音伟）、葭（音加）。〔时珍曰〕按毛苌《诗疏》云：苇之初生曰葭，未秀曰芦，长成曰苇。苇者，伟大也。芦者，色卢黑也。葭者，嘉美也。

集解 〔恭曰〕芦根生下湿地。茎叶似竹，花若荻花，名蓬茏。二月、八月采根，日干用。

〔时珍曰〕芦有数种：其长丈许中空皮薄色白者，葭也，芦也，苇也。短小于苇而中空皮厚色青苍者，菼也，薍也，荻也，萑也。其最短小而中实者蒹也，薕也。皆以初生、已成得名。其身皆如竹，其叶皆长如箬叶，其根入药，性味皆同。其未解叶者，古谓之紫箨。

根

【气味】甘，寒，无毒。

【主治】消渴客热，止小便利。（《别录》）

疗反胃呕逆不下食，胃中热，伤寒内热，弥良。（苏恭）

解大热，开胃，治噎哕不止。（甄权）

寒热时疾烦闷，泻痢人渴，孕妇心热。（《大明》）

笋

【气味】小苦，冷，无毒。

【主治】膈间客热，止渴，利小便，解河豚及诸鱼蟹毒。（宁原）

【发明】〔时珍曰〕按雷公《炮炙论·笋序》云：益食加觔，须煎芦、朴。注云：用逆水芦根并厚朴二味等分，煎汤服。盖芦根甘能益胃，寒能降火故也。

茎叶

【气味】甘，寒，无毒。

【主治】霍乱呕逆，肺痈烦热，痈疽。烧灰淋汁，煎膏，蚀恶肉，去黑子。（时珍）

江中采出芦：令夫妇和同，用之有法。（藏器）

蓬茏

【气味】甘，寒，无毒。

【主治】霍乱。水煮浓汁服，大验。（苏恭）

烧灰吹鼻，止衄血。亦入崩中药。（时珍）

芦根

附方

痰哮咳嗽。苇根煅存性，为末，生豆腐蘸三五钱，食即效。未全，可以肥猪肉二三片蘸食，甚妙。（《医学正传》）

小便不通。《圣惠方》：用麻根、蛤粉各半两，为末。每服二钱，空心新汲水下。《摘玄方》：用苇根洗研，摊绢上，贴少腹连阴际，须臾即通。

小便血淋。苇根煎汤频服，大妙。亦治诸淋。（《圣惠方》）

灯芯草

宋《开宝》

释名 虎须草、碧玉草。

集解 〔志曰〕灯芯草生江南泽地，丛生，茎圆细而长直，人将为席。

〔宗奭曰〕陕西亦有之。蒸熟待干，折取中心白穰燃灯者，是谓熟草。又有不蒸者，但生干剥取为生草。入药宜用生草。

〔时珍曰〕此即龙须之类，但龙须紧小而瓤实，此草稍粗而瓤虚白。吴人栽莳之，取瓤为灯炷，以草织席及蓑。他处野生者不多。外丹家以之伏硫、砂。雷公《炮炙论》序云：䃲遇赤须，永留金鼎。注云：赤须亦呼虎须草，煮䃲能住火。不知即此虎须否也？

【气味】 甘，寒，无毒。

【主治】 五淋，生煮服之。败席煮服，更良。（《开宝》）

泻肺，治阴窍涩不利，行水，除水肿癃闭。（元素）

治急喉痹，烧灰吹之甚捷。烧灰涂乳上，饲小儿，止夜啼。（震亨）

降心火，止血通气，散肿止渴。烧灰入轻粉、麝香，治阴疳。（时珍）

灯芯草

附方

破伤出血。灯芯草嚼烂敷之，立止。（《胜金方》）

衄血不止。灯芯一两，为末，入丹砂一钱，米饮，每服二钱。（《圣济总录》）

麻黄

宋《开宝》

释名 龙沙、卑相、卑盐。〔时珍曰〕诸名殊不可解。或云其味麻,其色黄,未审然否?张揖《广雅》云:龙沙,麻黄也。狗骨,麻黄根也。不知何以分别如此?

集解〔《别录》曰〕麻黄生晋地及河东,立秋采茎,阴干令青。

〔弘景曰〕今出青州、彭城、荥阳、中牟者为胜,色青而多沫。蜀中亦有,不好。

〔恭曰〕郑州鹿台及关中沙苑河旁沙洲上最多。同州沙苑既多,其青、徐者亦不复用。

〔时珍曰〕其根皮色黄赤,长者近尺。

茎

【气味】苦,温,无毒。

【主治】中风伤寒头痛,温疟,发表出汗,去邪热气,止咳逆上气,除寒热,破症坚积聚。(《本经》)

五脏邪气缓急,风胁痛,字乳余疾,止好唾,通腠理,解肌,泄邪恶气,消赤黑斑毒。不可多服,令人虚。(《别录》)

治身上毒风疹痹,皮肉不仁,主壮热温疫,山岚瘴气。(甄权)

通九窍,调血脉,开毛孔皮肤。(《大明》)

去营中寒邪,泄卫中风热。(元素)

散赤目肿痛,水肿风肿,产后血滞。(时珍)

根节

【气味】甘,平,无毒。

【主治】止汗,夏月杂粉扑之。(弘景)

【发明】〔权曰〕麻黄根节止汗,以故竹扇杵末同扑之。又牡蛎粉、粟粉并麻黄根等分,为末,生绢袋盛贮。盗汗出,即扑,手摩之。

〔时珍曰〕麻黄发汗之气驶不能御,而根节止汗效如影响,物理之妙,不可测度如此。自汗有风湿、伤风、风温、气虚、血虚、脾虚、阴虚、胃热、痰饮、

麻黄

中暑、亡阳、柔痓诸证，皆可随证加而用之。当归六黄汤加麻黄根，治盗汗尤捷。盖其性能行周身肌表，故能引诸药外至卫分而固腠理也。本草但知扑之之法，而不知服饵之功尤良也。

附方

伤寒雪煎。麻黄十斤（去节），杏仁四升（去皮，熬），大黄一斤十三两。先以雪水五石四斗，渍麻黄于东向灶釜中。三宿后，纳大黄搅匀，桑薪煮至二石，去滓。纳杏仁同煮至六七斗，绞去滓，置铜器中。更以雪水三斗，合煎令得二斗四升，药成，丸如弹子大。有病者以沸白汤五合，研一丸服之，立汗出。不愈，再服一丸。封药勿令泄气。（《千金方》）

风痹冷痛。麻黄（去根）五两，桂心二两，为末，酒二升，慢火熬如饧。每服一匙，热酒调下，至汗出为度。避风。（《圣惠方》）

心下悸病。半夏麻黄丸：用半夏、麻黄等分，末之，炼蜜丸小豆大。每饮服三丸，日三服。（《金匮要略》）

中风诸病。麻黄一秤（去根），以王相日、乙卯日，取东流水三石三斗，以净铛盛五七斗，先煮五沸，掠去沫，逐旋添水，尽至三五斗，漉去麻黄，澄定，滤去滓，取清再熬至一斗，再澄再滤，取汁再熬，至升半为度，密封收之，一二年不妨。每服一二匙，热汤化下取汗。熬时要勤搅，勿令着底，恐焦了。仍忌鸡犬阴人见。此刘守真秘方也。（《宣明方》）

地黄

《本经》上品

释名 芑（音户）、芑（音起）、地髓。〔《大明》曰〕生者以水浸验之。浮者名天黄，半浮半沉者名人黄，沉者名地黄。入药沉者为佳，半沉者次之，浮者不堪。〔时珍曰〕《尔雅》云：芑，地黄。郭璞云：江东呼为芑。罗愿云：芑以沉下者为贵，故字从下。

集解 〔《别录》曰〕地黄生咸阳川泽黄土者佳，二月、八月采根阴干。

〔宗奭曰〕地黄叶如甘露子，花如脂麻花，但有细斑点。北人谓之牛奶子花，茎有微细短白毛。

〔时珍曰〕今人惟以怀庆地黄为上，亦各处随时兴废不同尔。其苗初生塌地，叶如山白菜而毛涩，叶面深青色，又似小芥叶而颇厚，不叉丫。叶中撺茎，上有细毛。茎梢开小筒子花，红黄色。结实如小麦粒。根长四五寸，细如手指，皮赤黄色，如羊蹄根及胡萝卜根，曝干乃黑，生食作土气。俗呼其苗为婆婆奶。古人种子，今惟种根。王旻《山居录》云：地黄嫩苗，摘其旁叶作菜，甚益人。本草以二月、八月采根，殊未穷物性。八月残叶犹在，叶中精气，未尽归根。二月新苗已生，根中精气已滋于叶。不如正月、九月采者殊好，又与蒸曝相宜。《礼记》云：羊苎豕薇，则自古已食之矣。

干地黄

【气味】甘，寒，无毒。

【主治】伤中，逐血痹，填骨髓，长肌肉。作汤除寒热积聚，除痹，疗折跌绝筋。久服轻身不老，生者尤良。(《本经》)

主男子五劳七伤，女子伤中胞漏下血，破恶血，溺血，利大小肠，去胃中宿食，饱力断绝，补五脏内伤不足，通血脉，益气力，利耳目。(《别录》)

助心胆气，强筋骨长志，安魂定魄，治惊悸劳劣，心肺损，吐血鼻衄，妇人崩中血运。(《大明》)

产后腹痛。久服变白延年。(甄权)

凉血生血，补肾水真阴，除皮肤燥，去诸湿热。(元素)

主心病掌中热痛，脾气痿蹶嗜卧，足下热而痛。(好古)

生地黄

【气味】大寒。

【主治】妇人崩中血不止，及产后血上薄心闷绝。伤身胎动下血，胎不落，堕坠踠折，瘀血留血，鼻衄吐血。皆捣饮之。(《别录》)

解诸热，通月水，利水道。捣贴心腹，能消瘀血。(甄权)

【发明】〔好古曰〕生地黄入手少阴，又为手太阳之剂，故钱仲阳泻丙火与木通同用以导赤也。诸经之血热，与他药相随，亦能治之。溺血、便血皆同。

〔权曰〕病人虚而多热者，宜加用之。

〔宗奭曰〕《本经》只言干、生二种，不言熟者。如血虚劳热，产后虚热，老人中虚燥热者，若与生干，当虑太寒，故后世改用蒸曝熟者。生熟之功殊别，不可不详。

〔时珍曰〕《本经》所谓干地黄者，乃阴干、日干、火干者，故又云生者尤良。《别录》复云生地黄者，乃新掘鲜者，故其性大寒。其熟地黄乃后人复蒸

地黄

生地黄

晒者。诸家本草皆指干地黄为熟地黄，虽主治证同，而凉血补血之功稍异，故今别出熟地黄一条于下。

熟地黄

【气味】甘、微苦，微温，无毒。

【主治】填骨髓，长肌肉，生精血，补五脏内伤不足，通血脉，利耳目，黑须发，男子五劳七伤，女子伤中胞漏，经候不调，胎产百病。（时珍）

补血气，滋肾水，益真阴，去脐腹急痛，病后胫股酸痛。（元素）

【发明】〔元素曰〕地黄生则大寒而凉血，血热者须用之；熟则微温而补肾，血衰者须用之。又脐下痛属肾经，非熟地黄不能除，乃通肾之药也。

〔时珍曰〕按王硕《易简方》云：男子多阴虚，宜用熟地黄；女子多血热，宜用生地黄。又云：生地黄能生精血，天门冬引入所生之处；熟地黄能补精血，用麦门冬引入所补之处。虞抟《医学正传》云：生地黄生血，而胃气弱者服之，恐妨食；熟地黄补血，而痰饮多者服之，恐泥膈。或云：生地黄酒炒则不妨胃，熟地黄姜汁炒则不泥膈。此皆得用地黄之精微者也。

叶

【主治】恶疮似癞，十年者，捣烂日涂，盐汤先洗。（《千金方》）

实

【主治】四月采，阴干捣末，水服方寸匕，日三服，功与地黄等。（苏颂）

花

【主治】为末服食，功同地黄。（苏颂）

肾虚腰脊痛，为末，酒服方寸匕，日三。（时珍）

附方

服食法。地黄根净洗，捣绞汁，煎令稠，入白蜜更煎，令可丸，丸如梧子大。每晨温酒送下三十丸，日三服。亦可以青州枣和丸。或别以干地黄末入膏，丸服亦可，百日面如桃花，三年身轻不老。《抱朴子》云：楚文子服地黄八年，夜视有光。（《神仙方》）

麦门冬

《本经》上品

【释名】 爱韭、马韭、羊韭、禹韭、禹余粮、忍冬、忍凌、不死草、阶前草。〔时珍曰〕麦须曰虋，此草根似麦而有须，其叶如韭，凌冬不凋，故谓之麦虋冬，及有诸韭、忍冬诸名，俗作门冬，便于字也。可以服食断谷。故又有余粮、不死之称。吴普《本草》：一名仆垒，一名随脂。

【集解】〔《别录》曰〕麦门冬叶如韭，冬夏长生。生函谷川谷及堤坂肥土石间久废处。二月、三月、八月、十月采根，阴干。

〔普曰〕生山谷肥地，丛生，叶如韭，实青黄。采无时。

〔弘景曰〕函谷即秦关。处处有之，冬月作实如青珠，以四月采根，肥大者为好。

〔时珍曰〕古人惟用野生者。后世所用多是种莳而成。其法：四月初采根，于黑壤肥沙地栽之。每年六月、九月、十一月三次上粪及耘灌，夏至前一日取根，洗晒收之。其子亦可种，但成迟尔。浙中来者甚良，其叶似韭而多纵文且坚韧为异。

根

【气味】 甘，平，无毒。

【主治】 心腹结气，伤中伤饱，胃络脉绝，羸瘦短气。久服轻身不老不饥。（《本经》）

疗身重目黄，心下支满，虚劳客热，口干燥渴，止呕吐，愈痿蹶，强阴益精，消谷调中保神，定肺气，安五脏，令人肥健，美颜色，有子。（《别录》）

去心热，止烦热，寒热体劳，下痰饮。（藏器）

治五劳七伤，安魂定魄，止嗽，治肺痿吐脓，时疾热狂头痛。（《大明》）

治热毒大水，面目肢节浮肿，下水，主泄精。（甄权）

治肺中伏火，补心气不足，主血妄行，及经水枯，乳汁不下。（元素）

久服轻身明目。和车前、地黄丸服，去湿痹，变白，夜视有光。（藏器）

断谷为要药。（弘景）

【发明】〔宗奭曰〕麦门冬治肺热之功为多，其味苦，但专泄而不专收，

麦门冬

寒多人禁服。治心肺虚热及虚劳。与地黄、阿胶、麻仁，同为润经益血、复脉通心之剂；与五味子、枸杞子，同为生脉之剂。

〔元素曰〕麦门冬治肺中伏火、脉气欲绝者，加五味子、人参三味为生脉散，补肺中元气不足。

〔时珍曰〕按赵继宗《儒医精要》云：麦门冬以地黄为使，服之令人头不白，补髓，通肾气，定喘促，令人肌体滑泽，除身上一切恶气不洁之疾，盖有君而有使也。若有君无使，是独行无功矣。此方惟火盛气壮之人服之相宜。若气弱胃寒者，必不可饵也。

附方

麦门冬煎。补中益心，悦颜色，安神益气，令人肥健，其力甚快。取新麦门冬根去心，捣熟绞汁，和白蜜，银器中重汤煮，搅不停手，候如饴乃成。温酒日日化服之。（《图经本草》）

劳气欲绝。麦门冬一两，甘草（炙）二两，粳米半合，枣二枚，竹叶十五片，水二升，煎一升，分三服。（《南阳活人书》）

虚劳客热。麦门冬煎汤频饮。（《本草衍义》）

吐血衄血（诸方不效者）。麦门冬（去心）一斤，捣取自然汁，入蜜二合，分作二服。即止。（《活人心统》）

龙葵

《唐本草》

【释名】苦葵、苦菜、天茄子、水茄、天泡草、老鸦酸浆草、老鸦眼睛草。〔时珍曰〕龙葵，言其性滑如葵也。苦以菜味名，茄以叶形名，天泡、老鸦眼睛皆以子形名也。与酸浆相类，故加老鸦以别之。五爪龙亦名老鸦眼睛草，败酱、苦苣并名苦菜，名同物异也。

【集解】〔弘景曰〕益州有苦菜，乃是苦荬。

〔颂曰〕龙葵近处亦稀，惟北方有之。北人谓之苦葵。叶圆似排风而无毛，花白色，子亦似排风子，生青熟黑，其赤者名赤珠，亦可入药。又曰：老鸦眼睛草，生江湖间。叶如茄子叶，故名天茄子。或云，即漆姑草也。漆姑即蜀羊泉，已见《本经》草部。人亦不能决识之。

〔时珍曰〕龙葵、龙珠，一类二种也，皆处处有之。四月生苗，嫩时可食，柔滑。渐高二三尺，茎大如筋，似灯笼草而无毛，叶似茄叶而小。五月以后，开小白花，五出黄蕊。结子正圆，大如五味子，上有小蒂，数颗同缀，其味酸。中有细子，亦如茄子之子。但生青熟黑者为龙葵，生青熟赤者为龙珠，功用亦相仿佛，不甚辽远。

苗

【气味】苦、微甘，滑，寒，无毒。

【主治】食之解劳少睡，去虚热肿。（《唐本》）

治风，补益男子元气，妇人败血。

龙葵

（苏颂）

消热散血，压丹石毒宜食之。（时珍）

【气味】同苗。

【主治】捣烂和土，敷丁肿火丹疮，良。（孟诜）

疗痈疽肿毒，跌扑伤损，消肿散血。（时珍）

根与木通、胡荽煎汤服，通利小便。（苏颂）

【主治】丁肿。（《唐本》）

明目轻身，甚良。（甄权）

治风，益男子元气，妇人败血。（苏颂）

附方

去热少睡。龙葵菜同米，煮作羹粥食之。（《食医心镜》）

从高坠下（欲死者）。取老鸦眼睛草茎叶捣汁服，以渣敷患处。（唐瑶《经验方》）

火焰丹肿。老鸦眼睛草叶，入醋细研敷之，能消赤肿。（苏颂《图经本草》）

诸疮恶肿。老鸦眼睛草擂酒服，以渣敷之。（《普济方》）

丁肿毒疮。黑色焮肿者，乃服丹石毒也；赤色者，肉面毒也。用龙葵根一握（洗切），乳香末、黄连各三两，杏仁六十枚，和捣作饼，厚如三钱，依疮大小敷之，觉痒即换去。痒不可忍，切勿搔动。候炊久，疮中似石榴子戢戢然，乃去药。时时以甘草汤温洗，洗后以蜡贴之。终身不得食羊血。如无龙葵，以蔓菁根代之。（《圣济总录》）

吐血不止。天茄子苗半两，人参二钱半，为末。每服二钱，新汲水下。（《圣济总录》）

多年恶疮。天茄叶贴之，或为末贴。（《救急良方》）

产后肠出（不收）。老鸦酸浆草一把，水煎，先熏后洗，收乃止。（《救急方》）

萱草

宋《嘉祐》

释名 忘忧、疗愁、丹棘、鹿葱、鹿剑、妓女、宜男。〔时珍曰〕萱本作谖。谖，忘也。《诗》云：焉得谖草？言树之背。谓忧思不能自遣，故欲树此草，玩味以忘忧也。吴人谓之疗愁。董子云：欲忘人之忧，则赠之丹棘，一名忘忧故也。其苗烹食，气味如葱，而鹿食九种解毒之草，萱乃其一，故又名鹿葱。周处《风土记》云：怀妊妇人佩其花，则生男，故名宜男。李九华《延寿书》云：嫩苗为蔬，食之动风，令人昏然如醉，因名忘忧。此亦一说也。

集解 〔颂曰〕萱草处处田野有之，俗名鹿葱。五月采花，八月采根。今人多采其嫩苗及花跗作菹食。

〔时珍曰〕萱宜下湿地，冬月丛生。叶如蒲、蒜辈而柔弱，新旧相代，四时青翠。五月抽茎开花，六出四垂，朝开暮蔫，至秋深乃尽，其花有红黄紫三色。结实三角，内有子大如梧子，黑而光泽。其根与麦门冬相似，最易繁衍。《南方草木状》言，广中一种水葱，状如鹿葱，其花或紫或黄，盖亦此类也。或言鹿葱花有斑文，与萱花不同时者，谬也。肥土所生，则花厚色深，有斑文，起重台，开有数月；瘠土所生，则花薄而色淡，开亦不久。嵇含《宜男花序》亦云，荆楚之士号为鹿葱，可以荐菹，尤可凭据。

【气味】 甘，凉，无毒。

【主治】 煮食，治小便赤涩，身体烦热，除酒疸。（《大明》）

消食，利湿热。（时珍）

作菹，利胸膈，安五脏，令人好欢乐，无忧，轻身明目。（苏颂）

【主治】 沙淋，下水气，酒疸黄色遍身者，捣汁服。（藏器）

大热衄血，研汁一大盏，和生姜汁半盏，细呷之。（宗奭）

吹乳、乳痈肿痛，擂酒服，以滓封之。（时珍）

【发明】〔震亨曰〕萱属木，性下走阴分，一名宜男，宁无微意存焉？

萱草

附方

小便不通。萱草根煎水频饮。（《杏林摘要》）

大便后血。萱草根和生姜，油炒，酒冲服。（《圣济总录》）

决明

《本经》上品

释名 〔时珍曰〕此马蹄决名也,以明目之功而名。又名草决明、石决明,皆同功者。

集解 〔时珍曰〕决明有二种:一种马蹄决明,茎高三四尺,叶大于苜蓿,而本小末参,昼开夜合,两两相贴。秋开淡黄花五出,结角如初生细豇豆,长五六寸。角中子数十粒,参差相连,状如马蹄,青绿色,入眼目药最良。一种茳芒决明,《救荒本草》所谓山扁豆是也。苗茎似马蹄决明,但叶之本小末尖,正似槐叶,夜亦不合。秋开深黄花五出,结角大如小指,长二寸许。角中子成数列,状如黄葵子而扁,其色褐,味甘滑。

决明

【气味】咸,平,无毒。

【主治】青盲,目淫肤,赤白膜,眼赤痛泪出。久服益精光,轻身。(《本经》)

助肝气,益精。以水调末涂,消肿毒。又贴脑心,止鼻洪。作枕,治头风明目,胜于黑豆。(《日华》)

治肝热风眼赤泪,每旦取一匙挼净,空心吞之。百日后夜见物光。(甄权)

【发明】〔时珍曰〕《相感志》言:圃中种决明,蛇不敢入。丹溪朱氏言:决明解蛇毒,本于此也。王旻《山居录》言:春月种决明,叶生采食,其花阴干亦可食。切忌泡茶,多食无不患风。

瞿麦

《本经》中品

释名 蘧麦、巨句麦、南天竺草。〔时珍曰〕按:陆佃解《韩诗外传》云:生于两旁谓之瞿。此麦之穗旁生故也。

集解 〔时珍曰〕石竹叶似地肤叶而尖小,又似初生小竹叶而细窄,其茎纤细有节,高尺余,梢间开花。山野生者,花大如钱,红紫色。人家栽者,花稍小而妩媚,有红白粉红紫赤斑烂数色,俗呼为洛阳花。

穗

【气味】苦，寒，无毒。

【主治】关格诸癃结，小便不通，出刺，决痈肿，明目去翳，破胎堕子，下闭血。（《本经》）

养肾气，逐膀胱邪逆，止霍乱，长毛发。（《别录》）

主五淋。（甄权）

月经不通，破血块排脓。（《大明》）

瞿麦

叶

【主治】痔瘘并泻血，作汤粥食。又治小儿蛔虫，及丹石药发。并眼目肿痛及肿毒，捣敷。治浸淫疮并妇人阴疮。（《大明》）

【发明】〔杲曰〕瞿麦利小便为君主之用。

附方

小便石淋（宜破血）。瞿麦子捣为末，酒服方寸匕，日三服，三日当下石。（《外台秘要》）

车前

《本经》中品

释名 当道、芣苢、车轮菜。〔时珍曰〕按《尔雅》云：芣苢，马舄。马舄，车前。陆机《诗疏》云：此草好生道边及牛马迹中，故有车前、当道、马舄、牛遗之名。

集解 〔时珍曰〕王旻《山居录》：有种车前剪苗食法，则昔人常以为蔬矣。今野人犹采食之。

子

【气味】甘，寒，无毒。

【主治】气癃止痛，利水道小便，除湿痹。久服轻身耐老。（《本经》）

男子伤中，女子淋沥不欲食，养肺强阴益精，令人有子，明目疗赤痛。（《别录》）

去风毒，肝中风热，毒风冲眼，赤痛障翳，脑痛泪出，压丹石毒，去心胸烦热。（甄权）

养肝。（萧炳）

治妇人难产。（陆机）

【发明】〔时珍曰〕按《神仙服食经》云：车前一名地衣，雷之精也。服之形化，八月采之。今车前五月子已老，而云七八月者，地气有不同尔。唐张籍诗云：开州午月车前子，作药人皆道有神。惭愧文君怜病眼，三千里外寄闲人。观此亦以五月采开州者为良，又可见其治目之功。大抵入服食，须佐他药，如六味地黄丸之用泽泻可也。若单用则泄太过，恐非久服之物。欧阳公常得暴下病，国医不能治。夫人买市人药一贴，进之而愈。力叩其方，则车前子一味为末，米饮服二钱匕。云此药利水道而不动气，水道利则清浊分，而谷藏自止矣。

附方

目赤作痛。车前草自然汁，调朴硝末，卧时涂眼胞上，次早洗去。（《圣济总录》）

小便不通。车前草一斤，水三升，煎取一升半，分三服。

小便尿血。车前（捣汁）五合，空心服。（《外台秘要》）

热痢不止。车前叶捣汁一盏，入蜜一合煎，温服。（《圣惠方》）

草根

【气味】甘，寒，无毒。

【主治】金疮止血，衄鼻，瘀血，血瘕，下血，小便赤，止烦下气，除小虫。（《别录》）

连翘

《本经》下品

释名 连、异翘、旱莲子、兰华、三廉。根名连轺、折根。〔恭曰〕实似莲作房，翘出众草，故名。

集解〔恭曰〕此物有两种：大翘、小翘。大翘生下湿地，其小翘生冈原之上。

【气味】苦，平，无毒。

【主治】通利五淋，小便不通，除心家客热。（甄权）

通小肠，排脓，治疮疖，止痛，通月经。（《大明》）

泻心火，除脾胃湿热，治中部血证，以为使。（震亨）

【发明】〔元素曰〕连翘之用有三：

泻心经客热,一也;去上焦诸热,二也;为疮家圣药,三也。

〔好古曰〕手足少阳之药,治疮疡瘤瘿核有神,与柴胡同功,但分气血之异尔。与鼠黏子同用治疮疡,别有神功。

〔时珍曰〕连翘状似人心,两片合成,其中有仁甚香,乃少阴心经、厥阴包络气分主药也。诸痛痒疮皆属心火,故为十二经疮家圣药,而兼治手足少阳手阳明三经气分之热也。

连翘

翘根

【气味】甘,寒、平,有小毒。

【主治】下热气,益阴精,令人面悦好,明目。久服轻身耐老。(《本经》)

治伤寒瘀热欲发黄。(时珍)

【发明】〔好古曰〕此即连翘根也,能下热气。故张仲景治伤寒瘀热在里,麻黄连翘赤小豆汤用之。注云:即连翘根也。

附方

项边马刀(属少阳经)。用连翘二斤,瞿麦一斤,大黄三两,甘草半两。每用一两,以水一碗半,煎七分,食后热服。十余日后,灸临泣穴二七壮,六十日决效。(张洁古《活法机要》)

蒺藜

《本经》上品

释名 茨、旁通、屈人、止行、升推。〔时珍曰〕蒺,疾也;藜,利也;茨,刺也。其刺伤人,甚疾而利也。屈人、止行,皆因其伤人也。

集解 〔时珍曰〕蒺藜叶如初生皂荚叶,整齐可爱。刺蒺藜状如赤根菜子及细菱,三角四刺,实有仁。其白蒺藜结荚长寸许,内子大如脂麻,状如羊肾而带绿色,今人谓之沙苑蒺藜。以此分别。

〔《别录》曰〕蒺藜子生冯翊平泽或道旁,七月、八月采实,暴干。

〔宗奭曰〕蒺藜有二等:一等杜蒺藜,即今之道旁布地而生者，开小黄花，结芒刺。

一种白蒺藜，出同州沙苑牧马处。子如羊内肾，大如黍粒，补肾药，今人多用。风家惟用刺蒺藜也。

子

【气味】苦，温，无毒。

【主治】恶血，破症瘕积聚，喉痹乳难。久服长肌肉，明目轻身。（《本经》）

治诸风疬疡，疗吐脓，去燥热。（甄权）

治奔豚肾气，肺气胸膈满，催生堕胎，益精，疗水藏冷，小便多，止遗沥泄精溺血肿痛。（《大明》）

痔漏阴汗，妇人发乳带下。（苏颂）

白蒺藜

【气味】甘，温，无毒。

【主治】补肾，治腰痛泄精，虚损劳乏。（时珍）

【发明】〔时珍曰〕古方补肾治风，皆用刺蒺藜。后世补肾多用沙苑蒺藜，或以熬膏和药，恐其功亦不甚相远也。刺蒺藜炒黄去刺，磨面作饼，或蒸食，可以救荒。

花

【主治】阴干为末，每温酒服二三钱，治白癜风。（宗奭）

苗

【主治】煮汤，洗疥癣风疮作痒。（时珍）

蒺藜

> **附方**
>
> 腰脊引痛。蒺藜子捣末，蜜和丸胡豆大。酒服二丸，日三服。（《外台秘要》）
>
> 大便风秘。蒺藜子（炒）一两，猪牙皂荚（去皮，酥炙）五钱，为末。每服一钱，盐茶汤下。（《普济方》）
>
> 月经不通。杜蒺藜、当归等分，为末，米饮每服三钱。（《儒门事亲》）
>
> 面上瘢痕。蒺藜子、山栀子各一合，为末，醋和，夜涂旦洗。（《救急方》）
>
> 白癜风疾。白蒺藜子六两，生捣为末。每汤服二钱，日二服。一月绝根，服至半月，白处见红点，神效。（孙真人《食忌》）

大黄

《本经》下品

释名 黄良、将军、火参、肤如。〔弘景曰〕大黄,其色也。将军之号,当取其骏快也。〔杲曰〕推陈致新。如戡定祸乱,以致太平,所以有将军之号。

集解 〔《别录》曰〕大黄生河西山谷及陇西。二月、八月采根,火干。

〔普曰〕生蜀郡北部或陇西。二月卷生黄赤,其叶四四相当,茎高三尺许。三月花黄,五月实黑,八月采根。根有黄汁,切片阴干。

〔弘景曰〕今采益州北部汶山及西山者,虽非河西、陇西,好者犹作紫地锦色,味甚苦涩,色至浓黑。西川阴干者胜。北部日干,亦有火干者,皮小焦不如,而耐蛀堪久。此药至劲利,粗者便不中服。

〔时珍曰〕宋祁《益州方物图》言,蜀大山中多有之,赤茎大叶,根巨若碗,药市以大者为枕,紫地锦文也。今人以庄浪出者为最,庄浪即古泾原陇西地,与《别录》相合。

【气味】 苦,寒,无毒。

【主治】 下瘀血血闭,寒热,破症瘕积聚,留饮宿食,荡涤肠胃,推陈致新,通利水谷,调中化食,安和五脏。(《本经》)

平胃下气,除痰实,肠间结热,心腹胀满,女子寒血闭胀,小腹痛,诸老血留结。(《别录》)

通女子经候,利水肿,利大小肠,贴热肿毒,小儿寒热时疾,烦热蚀脓。(甄权)

通宣一切气,调血脉,利关节,泄壅滞水气,温瘴热疟。(《大明》)

泻诸实热不通,除下焦湿热,消宿食,泻心下痞满。(元素)

下痢赤白,里急腹痛,小便淋沥,实热燥结,潮热谵语,黄疸诸火疮。(时珍)

【发明】 〔之才曰〕得芍药、黄芩、牡蛎、细辛、茯苓,疗惊恚怒,心下悸气。得消石、紫石英、桃仁,疗女子血闭。

大黄

〔宗奭曰〕张仲景治心气不足，吐血衄血，泻心汤，用大黄、黄芩、黄连。或曰心气既不足，而不用补心汤，更用泻心何也？答曰：若心气独不足，则当不吐衄也。此乃邪热因不足而客之，故令吐衄。以苦泄其热，以苦补其心，盖一举而两得之。有是证者，用之无不效。惟在量其虚实而已。

〔时珍曰〕大黄乃足太阴、手足阳明、手足厥阴五经血分之药。凡病在五经血分者，宜用之。若在气分用之，是谓诛伐无过矣。泻心汤治心气不足吐血衄血者，乃真心之气不足，而手厥阴心包络、足厥阴肝、足太阴脾、足阳明胃之邪火有余也。虽曰泻心，实泻四经血中之伏火也。又仲景治心下痞满、按之软者，用大黄黄连泻心汤主之。此亦泻脾胃之湿热，非泻心也。病发于阴而反下之，则作痞满，乃寒伤营血，邪气乘虚结于上焦。胃之上脘在于心，故曰泻心，实泻脾也。

叶

【气味】酸，寒，无毒。

【主治】置荐下，辟虱虫。（《相感志》）

附方

吐血衄血。治心气不足，吐血衄血者，泻心汤主之。大黄二两，黄连、黄芩各一两，水三升，煮一升，热服取利。（张仲景《金匮玉函》）

吐血刺痛。川大黄一两，为散。每服一钱，以生地黄汁一合，水半盏，煎三五沸，无时服。（《简要济众方》）

伤寒痞满。病发于阴，而反下之，心下满而不痛，按之濡，此为痞也。大黄黄连泻心汤主之。大黄二两，黄连一两，以麻沸汤二升渍之，须臾绞汁，分作二次温服。（仲景《伤寒论》）

伤寒发黄。方同上。气壮者，大黄一两，水二升，渍一宿，平旦煎汁一升，入芒硝一两，缓服，须臾当利下。（《伤寒类要》）

腰脚风气（作痛）。大黄二两，切如棋子，和少酥炒干，勿令焦，捣筛。每用二钱，空心以水三大合，入姜三片，煎十余沸，取汤调服，当下冷脓恶物，即痛止。（崔元亮《海上方》）

小儿诸热。大黄（煨熟）、黄芩各一两，为末，炼蜜丸麻子大。每服五丸至十丸，蜜汤下。加黄连，名三黄丸。（钱氏《小儿方》）

诸痢初起。大黄（煨熟）、当归各二三钱（壮人各一两），水煎服，取利。或加槟榔。（《集简方》）

热痢里急。大黄一两，浸酒半日，煎服取利。（《集简方》）

大戟

《本经》下品

释名 邛钜、下马仙。〔时珍曰〕其根辛苦，戟人咽喉，故名。今俚人呼为下马仙，言利人甚速也。郭璞注《尔雅》云：荞，邛巨，即大戟也。

集解 〔《别录》曰〕大戟生常山。十二月采根，阴干。

〔保昇曰〕苗似甘遂而高大，叶有白汁，花黄。根似细苦参，皮黄黑，肉黄白。五月采苗，二月、八月采根用。

〔颂曰〕近道多有之。春生红芽，渐长丛高一尺以来，叶似初生杨柳，小团，三月、四月开黄紫花，团圆似杏花，又似芫荽。根似细苦参，秋冬采根阴干。淮甸出者茎圆，高三四尺，花黄，叶至心亦如百合苗。江南生者叶似芍药。

〔时珍曰〕大戟生平泽甚多。直茎高二三尺，中空，折之有白浆。叶长狭如柳叶而不团，其梢叶密攒而上。杭州紫大戟为上，江南土大戟次之。北方绵大戟色白，其根皮柔韧如绵，甚峻利，能伤人。弱者服之，或至吐血，不可不知。

大戟

【气味】苦，寒，有小毒。

【主治】蛊毒。十二水，腹满急痛积聚，中风皮肤疼痛，吐逆。（《本经》）

泻毒药，泄天行黄病温疟，破癥结。（《大明》）

下恶血癖块，腹内雷鸣，通月水，堕胎孕。（甄权）

治隐疹风，及风毒脚肿，并煮水，日日热淋，取愈。（苏颂）

附方

水肿喘急（水便涩及水蛊）。大戟（炒）二两，干姜（炮）半两，为散。每服三钱，姜汤下。大小便利为度。（《圣济总录》）

水病肿满（不问年月浅深）。大戟、当归、橘皮各一两（切），以水二升，煮取七合，顿服。利下水二三斗，勿怪。至重者，不过再服便瘥。禁毒食一年，永不复作。此方出张尚客。（李绛《兵部手集》）

附子

《本经》下品

释名 其母名乌头。〔时珍曰〕初种为乌头，象乌之头也。附乌头而生者为附子，如子附母也。乌头如芋魁，附子如芋子，盖一物也。

集解 〔《别录》曰〕附子生犍为山谷及广汉。冬月采为附子，春月采为乌头。

〔恭曰〕天雄、附子、乌头，并以蜀道绵州、龙州者佳，俱以八月采造。余处虽有造得者，力弱，都不相似。江南来者，全不堪用。

〔保昇曰〕正者为乌头，两歧者为乌喙，细长三四寸者为天雄，根旁如芋散生者为附子，旁连生者为侧子，五物同出而异名。苗高二尺许，叶似石龙芮及艾。

附子

【气味】辛，温，有大毒。

【主治】风寒咳逆邪气，温中，寒湿踒躄，拘挛膝痛，不能行步，破癥坚积聚血瘕，金疮。（《本经》）

腰脊风寒，脚气冷弱，心腹冷痛，霍乱转筋，下痢赤白，强阴，坚肌骨，又堕胎，为百药长。（《别录》）

温暖脾胃，除脾湿肾寒，补下焦之阳虚。（元素）

除脏腑沉寒，三阳厥逆，湿淫腹痛，胃寒蛔动，治经闭，补虚散壅。（李杲）

督脉为病，脊强而厥。（好古）

治三阴伤寒，阴毒寒疝，中寒中风，痰厥气厥，柔痓癫痫，小儿慢惊，风湿麻痹，肿满脚气，头风，肾厥头痛，暴泻脱阳，久痢脾泄，寒疟瘴气，久病呕

哕，反胃噎膈，痈疽不敛，久漏冷疮。合葱涕，塞耳治聋。（时珍）

乌头

即附子母。

【主治】诸风，风痹血痹，半身不遂，除寒冷，温养脏腑，去心下坚痞，感寒腹痛。（元素）

除寒湿，行经，散风邪，破诸积冷毒。（李杲）

补命门不足，肝风虚。（好古）

助阳退阴，功同附子而稍缓。（时珍）

【发明】〔宗奭曰〕补虚寒须用附子，风家即多用天雄，大略如此。其乌头、乌喙、附子，则量其材而用之。

〔时珍曰〕按张松《究原方》云：附子性重滞，温脾逐寒。川乌头性轻疏，温脾去风。若是寒疾即用附子，风疾即用川乌头。一云：凡人中风，不可先用风药及乌附。若先用气药，后用乌附乃宜也。又凡用乌附药，并宜冷服者，热因寒用也。盖阴寒在下，虚阳上浮。治之以寒，则阴气益甚而病增；治之以热，

则拒格而不纳。热药冷饮，下嗌之后，冷体既消，热性便发，而病气随愈。不违其情而致大益，此反治之妙也。昔张仲景治寒疝内结，用蜜煎乌头。

乌头附子尖

【主治】为末，茶服半钱，吐风痰癫痫。（时珍）

【发明】〔时珍曰〕乌附用尖，亦取其锐气直达病所尔，无他义也。《保幼大全》云：小儿慢脾惊风，四肢厥逆。用附子尖一个，硫黄（枣大）一个，蝎梢七个，为末，姜汁面糊丸黄米大。每服十丸，米饮下。亦治久泻尪羸。凡用乌附，不可执为性热。审其手足冷者，轻则用汤，甚则用丸，重则用膏，候手足暖，阳气回，即为佳也。按：此方乃《和剂局方》碧霞丹变法也，非真慢脾风不可辄用，故初虞世有金虎碧霞之戒。

附子

附方

少阴伤寒。初得二三日，脉微细，但欲寐，小便色白者，麻黄附子甘草汤微发其汗。麻黄（去节）二两，甘草（炙）二两，附子（炮去皮）一枚，水七升，先煮麻黄去沫，纳二味，煮取三升，分作三服，取微汗。（张仲景《伤寒论》）

少阴发热。少阴病始得，反发热脉沉者，麻黄附子细辛汤发其汗。麻黄（去节）二两，附子（炮去皮）一枚，细辛二两，水一斗，先煮麻黄去沫，乃纳二味，同煮三升，分三服。（张仲景《伤寒论》）

伤寒发躁。伤寒下后，又发其汗，昼日烦躁不得眠，夜而安静，不呕不渴，无表证，脉沉微，身无大热者，干姜附子汤温之。干姜一两，生附子一枚（去皮，破作八片），水三升，煮取一升，顿服。（《伤寒论》）

中风痰厥（昏不知人，口眼㖞斜，并体虚之人患疟疾寒多者）。三生饮：用生川乌头、生附子（并去皮、脐）各半两，生南星一两，生木香二钱五分。每服五钱，生姜十片，水二盏，煎一盏，温服。（《和剂局方》）

半夏

《本经》下品

释名 守田、水玉、地文、和姑。〔时珍曰〕《礼记·月令》：五月半夏生。盖当夏之半也，故名。守田会意，水玉因形。

集解 〔颂曰〕在处有之，以齐州者为佳。二月生苗一茎，茎端三叶，浅绿色，颇似竹叶，而生江南者似芍药叶。根下相重，上大下小，皮黄肉白。五月、八月采根，以灰裹二日，汤洗暴干。《蜀图经》云：五月采则虚小，八月采乃实大。其平泽生者甚小，名羊眼半夏。由跋绝类半夏，而苗不同。

根

【气味】辛，平，有毒。

【主治】伤寒寒热，心下坚，胸胀咳逆，头眩，咽喉肿痛，肠鸣，下气止汗。（《本经》）

消心腹胸膈痰热满结，咳嗽上气，心下急痛坚痞，时气呕逆，消痈肿，疗痿黄，悦泽面目，堕胎。（《别录》）

治吐食反胃，霍乱转筋，肠腹冷，痰疟。（《大明》）

治寒痰，及形寒饮冷伤肺而咳，消胸中痞、膈上痰，除胸寒，和胃气，燥脾湿，治痰厥头痛，消肿散结。（元素）

除腹胀，目不得瞑，白浊梦遗带下。（时珍）

附方

小儿吐泻（脾胃虚寒）。齐州半夏（泡七次）、陈粟米各一钱半，姜十片，水盏半，煎八分，温服。（钱乙《小儿药证直决》）

小儿腹胀。半夏末少许，酒和丸粟米大。每服二丸，姜汤下。不瘥，加之。或以火炮研末，姜汁调贴脐，亦佳。（《子母秘录》）

白浊梦遗。半夏一两，洗十次，切破，以木猪苓二两，同炒黄，出火毒，去猪苓，入煅过牡蛎一两，以山药糊丸梧子大。每服三十丸，茯苓汤送下。肾气闭而一身精气无所管摄，妄行而遗者，宜用此方。盖半夏有利性，猪苓导水，使肾气通也。与下元虚惫者不同。（许学士《本事方》）

半夏

曼陀罗花

《纲目》

释名 风茄儿、山茄子。〔时珍曰〕《法华经》言：佛说法时，天雨曼陀罗花。又道家北斗有陀罗星使者，手执此花，故后人因以名花。

集解〔时珍曰〕曼陀罗生北土，人家亦栽之。春生夏长，独茎直上，高四五尺，生不旁引，绿茎碧叶，叶如茄叶。

花子

【气味】辛，温，有毒。

【主治】诸风及寒湿脚气，煎汤洗之。又主惊痫及脱肛，并入麻药。（时珍）

【发明】〔时珍曰〕相传此花笑采酿酒饮，令人笑；舞采酿酒饮，令人舞。予尝试之，饮须半酣，更令一人或笑或舞引之，乃验也。八月采此花，七月采火麻子花，阴干，等分为末。热酒调服三钱，少顷昏昏如醉。割疮灸火，宜先服此，则不觉苦也。

曼陀罗花

附方

面上生疮。曼陀罗花，晒干研末，少许贴之。（《卫生易简方》）

大肠脱肛。曼陀罗子（连壳）一对，橡斗十六个，同剉，水煎三五沸，入朴硝少许，洗之。（《儒门事亲》）

菟丝子

《本经》上品

释名 菟缕、菟蔂、菟芦、火焰草、野狐丝、金线草。〔时珍曰〕毛诗注：女萝即菟丝。吴普《本草》：菟丝一名松萝。陆佃言：在木为女萝，在草为菟丝，二物殊别，皆由《尔雅》释《诗》误以为一物故也。

集解〔《别录》曰〕菟丝子生朝鲜川泽田野，蔓延草木之上。九月采实，暴干。色黄而细者为赤网，色浅而大者为菟蔂。功用并同。

〔弘景曰〕田野墟落中甚多，皆浮生蓝、纻、麻、蒿上。其实仙经、俗方并以为补药，须酒浸一宿用，宜丸不宜煮。

〔《大明》曰〕苗茎似黄丝，无根株，多附田中，草被缠死，或生一丛如席阔。开花结子不分明，子如碎黍米粒，八月、九月以前采之。

〔时珍曰〕按宁献王《庚辛玉册》云：火焰

菟丝子

草即菟丝子，阳草也。多生荒园古道。其子入地，初生有根，及长延草物，其根自断。无叶有花，白色微红，香亦袭人。结实如秕豆而细，色黄，生于梗上尤佳，惟怀孟林中多有之，入药更良。

子

【气味】辛、甘，平，无毒。

【主治】续绝伤，补不足，益气力，肥健人。（《本经》）

养肌强阴，坚筋骨，主茎中寒，精自出，溺有余沥，口苦燥渴，寒血为积。久服明目轻身延年。（《别录》）

补五劳七伤，治鬼交泄精，尿血，润心肺。（《大明》）

【发明】〔敩曰〕菟丝子禀中和凝正阳之气，一茎从树感枝而成，从中春上阳结实，故偏补人卫气，助人筋脉。

〔颂曰〕《抱朴子》仙方单服法：取实一斗，酒一斗浸，曝干再浸又曝，令酒尽乃止，捣筛。每酒服二钱，日二服。此药治腰膝去风，兼能明目。久服令人光泽，老变为少。

苗

【气味】甘，平，无毒。

【主治】挪碎煎汤，浴小儿，疗热痱。（弘景）

附方

消渴不止。菟丝子煎汁，任意饮之，以止为度。（《事林广记》）

阳气虚损。用菟丝子、熟地黄等分，为末，酒糊丸梧子大。每服五十丸。气虚，人参汤下；气逆，沉香汤下。（《简便方》）

白浊遗精。菟丝子五两，白茯苓三两，石莲肉二两，为末，酒糊丸梧子大。每服三五十丸，空心盐汤下。（《和剂局方》）

小便淋沥。菟丝子煮汁饮。（《范汪方》）

腰膝疼痛或顽麻无力。菟丝子洗一两，牛膝一两，同入银器内，酒浸过一寸，五日，暴干为末，将原酒煮糊丸梧子大。每空心酒服三二十丸。（《经验后方》）

肝伤目暗。菟丝子三两，酒浸三日，暴干为末，鸡子白和丸梧子大。空心温酒下二十丸。（《圣惠方》）

谷道赤痛。菟丝子熬黄黑，为末，鸡子白和涂之。（《肘后方》）

五味子

《本经》上品

释名 玄及、会及。〔恭曰〕五味，皮肉甘、酸，核中辛、苦，都有咸味，此则五味具也。

集解〔《别录》曰〕五味子生齐山山谷及代郡。八月采实，阴干。

〔颂曰〕今河东、陕西州郡尤多，杭越间亦有之。春初生苗，引赤蔓于高木，其长六七尺。叶尖圆似杏叶。三、四月开黄白花，类莲花状。七月成实，丛生茎端，如豌豆许大，生青熟红紫，入药生曝不去子。今有数种，大抵相近。雷敩言小颗皮皱泡者，有白扑盐霜一重，其味酸咸苦辛甘皆全者为真也。

〔时珍曰〕五味今有南北之分，南产者色红，北产者色黑，入滋补药必用北产者乃良。亦可取根种之，当年就旺；若二月种子，次年乃旺，须以架引之。

【气味】 酸，温，无毒。

【主治】 益气，咳逆上气，劳伤羸瘦，补不足，强阴，益男子精。（《本经》）

养五脏，除热，生阴中肌。（《别录》）

治中下气，止呕逆，补虚劳，令人体悦泽。（甄权）

明目，暖水脏，壮筋骨，治风消食，反胃霍乱转筋，痃癖奔豚冷气，消水肿心腹气胀，止渴，除烦热，解酒毒。（《大明》）

生津止渴，治泻痢，补元气不足，收耗散之气，瞳子散大。（李杲）

治喘咳燥嗽，壮水镇阳。（好古）

【发明】〔成无己曰〕肺欲收，急食酸以收之，以酸补之。芍药、五味之酸，以收逆气而安肺。

〔杲曰〕收肺气，补气不足，升也。酸以收逆气，肺寒气逆，则宜此与干姜同治之。又五味子收肺气，乃火热必用之药，故治嗽以之为君。但有外邪者不可骤用，恐闭其邪气，必先发散而后用之乃良。有痰者，以半夏为佐；喘者，阿胶为佐，但分两少不同耳。

〔宗奭曰〕今华州以西至秦多产之。方红熟时，彼人采得，蒸烂，研滤汁，熬成稀膏，量酸甘入蜜炼匀，待冷收器中。肺虚寒人，作汤时时饮之。作果可

五味子

以寄远。《本经》言其性温，今食之多致虚热，小儿益甚。《药性论》谓其除热气，《日华子》谓其暖水脏，除烦热，后学至此多惑。今既用治肺虚寒，则更不取其除热之说。

〔元素曰〕孙真人《千金月令》言：五月常服五味，以补五脏之气。遇夏月季夏之间，困乏无力，无气以动。与黄芪、人参、麦门冬，少加生黄檗，煎汤服之。使人精神顿加，两足筋力涌出也。盖五味子之酸，辅人参，能泻丙火而补庚金，收敛耗散之气。

〔好古曰〕张仲景八味丸，用此补肾，亦兼述类象形也。

附方

久咳不止。《丹溪方》：用五味子五钱，甘草一钱半，五倍子、风化消各二钱，为末，干噙。《摄生方》：用五味子一两，真茶四钱，晒研为末。以甘草五钱煎膏，丸绿豆大。每服三十丸，沸汤下，数日即愈也。

痰嗽并喘。五味子、白矾等分，为末。每服三钱，以生猪肺炙熟，蘸末细嚼，白汤下。汉阳库兵黄六病此，百药不效。于岳阳遇一道人传此，两服，病遂不发。（《普济方》）

久咳肺胀。五味二两，粟壳（白饧炒过）半两，为末，白饧丸弹子大。每服一丸，水煎服。（《卫生家宝方》）

覆盆子

《别录》上品

释名 西国草、毕楞伽、大麦莓。

集解 〔时珍曰〕蓬蘽子以八、九月熟，故谓之割田蔍。覆盆以四、五月熟，故谓之插田蔍，正与《别录》五月采相合。二蔍熟时色皆乌赤，故能补肾。其四五月熟而色红者，乃藨田蔍也，不入药用。陈氏所谓以茅莓当覆盆者，盖指此也。

气味 甘，平，无毒。

主治 益气轻身，令发不白。（《别录》）

补虚续绝，强阴健阳，悦泽肌肤，安和五脏，温中益力，疗痨损风虚，补肝明目。并宜捣筛，每旦水服三钱。（马志）

男子肾精虚竭，阴痿能令坚长。女子食之有子。（权）

食之令人好颜色。榨汁涂发不白。（藏器）

益肾脏，缩小便，取汁同少蜜煎为

覆盆子

稀膏，点服，治肺气虚寒。（宗奭）

【发明】〔时珍曰〕覆盆、蓬蘽，功用大抵相近，虽是二物，其实一类而二种也。一早熟，一晚熟，兼用无妨，其补益与桑葚同功。若树莓则不可混采者也。

叶

【气味】微酸、咸，平，无毒。

【主治】挼绞取汁，滴目中，去肤赤，出虫如丝线。（藏器）

【发明】〔颂曰〕按崔元亮《海上集验方》：治目暗不见物，冷泪浸淫不止，及青盲、天行目暗等疾。取西国草，一名华楞伽，一名覆盆子，日曝干，捣极细，以薄绵裹之，用饮男乳汁浸，如人行八九里久。用点目中，即仰卧。不过三四日，视物如少年。禁酒、面、油物。

〔时珍曰〕按洪迈《夷坚志》云：潭州赵太尉家乳母病烂弦疔眼二十年。有老妪云：此中有虫，吾当除之。入山取草蔓叶，咀嚼，留汁入筒中。还以皂纱蒙眼，滴汁渍下弦。转盼间虫从纱上出，数日下弦干。复如法滴上弦，又得虫数十而愈。后以治人多验，乃覆盆子叶也，盖治眼妙品。

根

【主治】痘后目翳，取根洗捣，澄粉日干，蜜和少许，点于翳丁上，日二三次自散。百日内治之，久即难疗。（时珍）

附方

牙痛点眼。用覆盆子嫩叶捣汁，点目眦三四次，有虫随眵泪出成块也。无新叶，干者煎浓汁亦可。即大麦莓也。（《摘玄方》）

臁疮溃烂。覆盆叶为末。用酸浆水洗后掺之，日一次，以愈为度。（《直指方》）

牵牛子

《别录》下品

释名 黑丑、草金铃、盆甑草、狗耳草。〔时珍曰〕近人隐其名为黑丑，白者为白丑，盖以丑属牛也。金铃象子形，盆甑、狗耳象叶形。

集解 〔时珍曰〕牵牛有黑白二种：黑者处处野生尤多。其蔓有白毛，断之有白汁。叶有三尖，如枫叶。花不作瓣，如旋花而大。其实有蒂裹之，生青枯白。白者人多种之。其蔓微红，无毛有柔刺，断之有浓汁。叶团有斜尖，并如山药茎叶。其花小于黑牵牛花，浅碧带红色。其实蒂长寸许，生青枯白。

子

【气味】苦，寒，有毒。

【主治】下气，疗脚满水肿，除风毒，利小便。（《别录》）

治痃癖气块，利大小便，除虚肿，落胎。（甄权）

取腰痛，下冷脓，泻蛊毒药，并一切气壅滞。（《大明》）

和山茱萸服，去水病。（孟诜）

除气分湿热，三焦壅结。（李杲）

逐痰消饮，通大肠气秘风秘，杀虫，达命门。（时珍）

【发明】〔杲曰〕牵牛非《神农》药也。《名医注续》云：味苦寒，能除湿气，利小便，治下注脚气。此说气味主治俱误矣。何也？凡用牵牛，少则动大便，多则泄下如水，乃泻气之药。其味辛辣，久嚼猛烈雄壮，所谓苦寒安在哉？夫湿者水之别称，有形者也。若肺先受湿，湿气不得施化，致大小便不通，则宜用之。盖牵牛感南方热火之化所生，火能平金而泄肺，湿去则气得周流。所谓五脏有邪，更相平也。今不问有湿无湿，但伤食或有热证，俱用牵牛克化之药，岂不误哉？况牵牛止能泄气中之湿热，不能除血中之湿热。湿从下受之，下焦主血，血中之湿，宜苦寒之味，反以辛药泄之，伤人元气。

牵牛子

附方

一切积气（宿食不消）。黑牵牛（头为末）四两，用萝卜剜空，安末盖定，纸封蒸熟取出，入白豆蔻末一钱，捣丸梧子大。每服一二十丸，白汤下。名顺气丸。（《普济方》）

大便不通。《简要方》：用牵牛子（半生半熟），为末。每服二钱，姜汤下。未通，再以茶服。一方：加大黄等分。一方：加生槟榔等分。

小儿腹胀（水气流肿，膀胱实热，小便赤涩）。牵牛生研一钱，青皮汤空心下。一加木香减半，丸服。（郑氏《小儿方》）

面上粉刺。黑牵牛末对入面脂药中，日日洗之。（《圣惠方》）

面上雀斑。黑牵牛末，鸡子清调，夜敷旦洗。（《摘玄方》）

小儿夜啼。黑牵牛末一钱，水调，敷脐上，即止。（《生生编》）

葛

《本经》中品

释名 鸡齐、鹿藿、黄斤。〔时珍曰〕葛从曷，谐声也。鹿食九草，此其一种，故曰鹿藿。黄斤未详。

集解〔《别录》曰〕葛根生汶山川谷，五月采根，曝干。

〔弘景曰〕即今之葛根，人皆蒸食之。当取入土深大者，破而日干之。南康、庐陵间最胜，多肉而少筋，甘美，但为药不及耳。

〔恭曰〕葛虽除毒，其根入土五六寸已上者，名葛脰，脰者颈也。服之令人吐，以有微毒也。《本经》葛谷，即是其实也。

〔时珍曰〕葛有野生，有家种。其蔓延长，取治可作绤绤。其根外紫内白，长者七八尺。其叶有三尖，如枫叶而长，面青背淡。其花成穗，累累相缀，红紫色。其荚如小黄豆荚，亦有毛。其子绿色，扁扁如盐梅子核，生嚼腥气，八、九月采之。《本经》所谓葛谷是也。唐苏恭亦言葛谷是实，而宋苏颂谓葛花不结实，误矣。其花晒干亦可炸食。

葛

【气味】 甘、辛，平，无毒。

【主治】 消渴，身大热，呕吐，诸痹，起阴气，解诸毒。（《本经》）

疗伤寒中风头痛，解肌发表出汗，开腠理，疗金疮，止胁风痛。（《别录》）

治天行上气呕逆，开胃下食，解酒毒。（甄权）

治胸膈烦热发狂，止血痢，通小肠，排脓破血。敷蛇虫啮，罯毒箭伤。（《大明》）

作粉：止渴，利大小便，解酒，去烦热，压丹石，敷小儿热疮。捣汁饮：治小儿热痞。（《开宝》）

散郁火。（时珍）

【发明】〔时珍曰〕《本草十剂》云：轻可去实，麻黄、葛根之属。盖麻黄乃太阳经药，兼入肺经，肺主皮毛；葛根乃阳明经药，兼入脾经，脾主肌肉。所以二味药皆轻扬发散，而所入迥然不同也。

【气味】甘，平，无毒。

【主治】下痢十岁已上。（《本经》）

解酒毒。（时珍）

【气味】同谷。

【主治】消酒。（《别录》）

肠风下血。（时珍）

【主治】金疮止血，挼敷之。（《别录》）

【主治】卒喉痹。烧研，水服方寸匕。（苏恭）

消痈肿。（时珍）

附方

数种伤寒。庸人不能分别，今取一药兼治。葛根四两，水二升，入豉一升，煮取半升服。捣生根汁尤佳。（《伤寒类要》）

时气头痛（壮热）。生葛根洗净，捣汁一大盏，豉一合，煎六分，去滓分服，汗出即瘥。未汗再服。若心热，加栀子仁十枚。（《圣惠方》）

伤寒头痛（二三日发热者）。葛根五两，香豉一升，以童子小便八升，煎取二升，分三服。食葱豉粥取汗。（《梅师方》）

天门冬

《本经》上品

释名 颠棘、天棘、万岁藤。〔时珍曰〕草之茂者为薞,俗作门。此草蔓茂,而功同麦门冬,故曰天门冬,或曰天棘。

集解 〔时珍曰〕生苗时,亦可以沃地栽种。子亦堪种,但晚成。

【气味】苦,平,无毒。

【主治】诸暴风湿偏痹,强骨髓,杀三虫,去伏尸。久服轻身益气延年,不饥。(《本经》)

保定肺气,去寒热,养肌肤,利小便,冷而能补。(《别录》)

肺气咳逆,喘息促急,肺痿生痈吐脓,除热,通肾气,止消渴,去热中风,治湿疥,宜久服。煮食之,令人肌体滑泽白净,除身上一切恶气不洁之疾。(甄权)

镇心,润五脏,补五劳七伤,吐血,治嗽消痰,去风热烦闷。(《大明》)

主心病,嗌干心痛,渴而欲饮,痿蹶嗜卧,足下热而痛。(好古)

润燥滋阴,清金降火。(时珍)

阳事不起,宜常服之。(思邈)

【发明】〔元素曰〕苦以泄滞血,甘以助元气,及治血妄行,此天门冬之功也。保定肺气,治血热侵肺,上气喘促,宜加人参、黄芪为主,用之神效。

〔嘉谟曰〕天、麦门冬并入手太阴,驱烦解渴,止咳消痰。而麦门冬兼行手少阴,清心降火,使肺不犯邪,故止咳立效。天门冬复走足少阴,滋肾助元,全其母气,故清痰殊功。盖肾主津液,燥则凝而为痰,得润剂则化,所谓治痰之本也。

〔好古曰〕入手太阴、足少阴经。营卫枯涸,宜以湿剂润之。二门冬、人参、五味、枸杞子同为生脉之剂,此上

天门冬

焦独取寸口之意。

〔赵继宗曰〕五药虽为生脉之剂，然生地黄、贝母为天门冬之使，地黄、车前为麦门冬之使，茯苓为人参之使。若有君无使，是独行无功也。故张三丰与胡濙尚书长生不老方，用天门冬三斤，地黄一斤，乃有君而有使也。

〔时珍曰〕天门冬清金降火，益水之上源，故能下通肾气，入滋补方合群药用之有效。若脾胃虚寒人，单饵既久，必病肠滑，反成痼疾。此物性寒而润，能利大肠故也。

附方

风颠发作（则吐，耳如蝉鸣，引胁牵痛）。天门冬去心皮，曝捣为末。酒服方寸匕，日三服，久服食。（《外台秘要》）

面黑令白。天门冬曝干，同蜜捣作丸，日用洗面。（《圣济总录》）

百部

《别录》下品

■释名 婆妇草、野天门冬。〔时珍曰〕其根多者百十连属，如部伍然，故以名之。

■集解 〔时珍曰〕百部亦有细叶如茴香者，其茎青，肥嫩时亦可煮食。其根长者近尺，新时亦肥实，但干则虚瘦无脂润尔。生时擘开去心曝之。

【气味】甘，微温，无毒。

【主治】咳嗽上气。火炙酒渍饮之。（《别录》）

治肺热，润肺。（甄权）

火炙酒浸空腹饮，治疥癣，去虫蚕蛟毒。（藏器）

【发明】〔时珍曰〕百部亦天门冬之类，故皆治肺病杀虫。但百部气温而不寒，寒嗽宜之；天门冬性寒而不热，热嗽宜之，此为异耳。

百部

何首乌

宋《开宝》

释名 交藤、夜合、地精、陈知白、马肝石、桃柳藤、九真藤、赤葛、疮帚、红内消。〔《大明》曰〕其药《本草》无名,因何首乌见藤夜交,便即采食有功,因以采人为名尔。〔时珍曰〕汉武时,有马肝石能乌人发,故后人隐此名,亦曰马肝石。

集解〔颂曰〕何首乌本出顺州南河县,今在处有之,以西洛、嵩山及河南柘城县者为胜。春生苗,蔓延竹木墙壁间,茎紫色。叶叶相对如薯蓣,而不光泽。夏秋开黄白花,如葛勒花。结子有棱,似荞麦而甚小,才如粟大。秋冬取根,大者如拳,各有五棱瓣,似小甜瓜。有赤白二种:赤者雄,白者雌。虽久,服者尚寡。嘉靖初,邵应节真人,以七宝美髯丹方上进。世宗肃皇帝服饵有效,连生皇嗣。于是何首乌之方,天下大行矣。

【气味】 苦、涩,微温,无毒。

【主治】 瘰疬,消痈肿,疗头面风疮,治五痔,止心痛,益血气,黑髭发,悦颜色。久服长筋骨,益精髓,延年不老。亦治妇人产后及带下诸疾。(《开宝》)

久服令人有子,治腹脏一切宿疾,冷气肠风。(《大明》)

【发明】〔时珍曰〕何首乌,足厥阴、少阴药也。白者入气分,赤者入血分。肾主闭藏,肝主疏泄。此物气温,味苦涩。苦补肾,温补肝,涩能收敛精气。所以能养血益肝,固精益肾,健筋骨,乌髭发,为滋补良药。不寒不燥,功在地黄、天门冬诸药之上。气血太和,则风虚痈肿瘰疬诸疾可知矣。此药流传

【主治】 风疮疥癣作痒,煎汤洗浴,甚效。(时珍)

何首乌

白蔹

《本经》下品

释名 白草、白根、兔核、猫儿卵、昆仑。〔宗奭曰〕白蔹,服饵方少用,惟敛疮方多用之,故名白蔹。〔时珍曰〕兔核、猫儿卵,皆象形也。昆仑,言其皮黑也。

集解〔《别录》曰〕白蔹生衡山山谷。二月、八月采根,曝干。

〔弘景曰〕近道处处有之。作藤生,根如白芷,破片竹穿,日干。

〔颂曰〕今江淮及荆、襄、怀、孟、商、齐诸州皆有之。二月生苗,多在林中作蔓,赤茎,叶如小桑。五月开花,七月结实。根如鸡鸭卵而长,三五枚同一窠,皮黑肉白。一种赤蔹,花实功用皆同,但表里俱赤尔。

【气味】苦,平,无毒。

【主治】痈肿疽疮,散结气,止痛除热,目中赤,小儿惊痫温疟,女子阴中肿痛,带下赤白。(《本经》)

杀火毒。(《别录》)

治发背瘰疬,面上疱疮,肠风痔漏,血痢,刀箭疮,扑损,生肌止痛。(《大明》)

解狼毒毒。(时珍)

【发明】〔弘景曰〕生取根捣,敷痈肿,有效。

〔颂曰〕今医治风及金疮、面药方多用之。往往与白及相须而用。

附方

发背初起。水调白蔹末,涂之。(《肘后方》)

疔疮初起。方同上。(《圣惠方》)

面生粉刺。白蔹二分,杏仁半分,鸡屎白一分,为末,蜜和杂水拭面。(《肘后方》)

冻耳成疮。白蔹、黄檗等分,为末,生油调搽。(谈野翁方)

汤火灼伤。白蔹末敷之。(《外台方》)

诸物哽咽。白蔹、白芷等分,为末。水服二钱。(《圣惠方》)

铁刺诸哽(及竹木哽在咽中)。白蔹、半夏泡等分,为末。酒服半钱,日二服。(《圣惠方》)

胎孕不下。白蔹、生半夏等分,为末,滴水丸梧子大。每榆皮汤下五十丸。(《保命集》)

白蔹

白英

《本经》上品

释名 榖菜、白草、白幕、排风。子名鬼目。〔时珍曰〕白英谓其花色，榖菜象其叶文，排风言其功用，鬼目象其子形。《别录》有名未用，复出鬼目，虽苗子不同，实一物也。故并之。

集解〔《别录》曰〕白英生益州山谷。春采叶，夏采茎，秋采花，冬采根。

〔弘景曰〕鬼目俗人呼为白草子，是矣。又曰：白英方药不复用。此有斛菜，生水中，可蒸食，非是此类。有白草，作羹饮，甚疗劳，而不用根花。益州乃有苦菜，土人专食之，充健无病，疑或是此。

〔恭曰〕白英，鬼目草也。蔓生，叶似王瓜，小长而五桠，实圆，若龙葵子，生青，熟紫黑。东人谓之白草。陶云白草，似识之，而不的辨。

〔藏器曰〕白英，鬼目菜也。蔓生，三月延长。《尔雅》名苻。郭璞云：似葛，叶有毛，子赤色如耳珰珠。若云子熟黑，误矣。江东夏月取其茎叶，煮粥食，极解热毒。

〔时珍曰〕此俗名排风子是也。正月生苗，白色，可食。秋开小白花。子如龙葵子，熟时紫赤色。《吴志》云：孙皓时有鬼目菜，缘枣树，长丈余，叶广四寸，厚三分，人皆异之。即此物也。又羊蹄草一名鬼目。岭南有木果亦名鬼目，叶似楮，子大如鸭子，七、八月熟，黄色，味酸，可食。皆与此同名异物也。

根苗

【气味】甘，寒，无毒。

【主治】寒热八疸，消渴，补中益气。久服轻身延年。（《本经》）

叶

作羹饮，甚疗劳。（弘景）

烦热，风疹丹毒，瘴疟寒热，小儿结热，煮汁饮之。（藏器）

鬼目

【气味】酸，平，无毒。

【主治】明目。（《别录》）

白英

附方

目赤头旋（眼花面肿，风热上攻）。用排风子（焙）、甘草（炙）、菊花（焙）各一两，为末。每服二钱，卧时温水下。（《圣济录》）

防己

《本经》中品

释名 解离、石解。〔时珍曰〕按东垣李杲云：防己如险健之人，辛灾乐祸，能首为乱阶；若善用之，亦可御敌。其名或取此义。解离，因其纹解也。

集解〔当之曰〕其茎如葛蔓延。其根外白内黄，如桔梗，内有黑纹如车辐解者，良。

【气味】辛，平，无毒。

【主治】风寒温疟，热气诸痫，除邪，利大小便。（《本经》）

治湿风，口面㖞斜，手足拘痛，散留痰，肺气喘嗽。（甄权）

防己

实

【主治】脱肛。焙研。煎饮代茶。（《肘后》）

附方

风湿相搏（关节沉痛，微肿恶风）。防己一两，黄芪一两二钱半，白术七钱半，炙甘草半两，剉散。每服五钱，生姜四片，枣一枚，水一盏半，煎八分，温服。良久再服。腹痛加芍药。（仲景方）

羊桃

《本经》下品

释名 鬼桃、羊肠、苌楚、铫芅、御弋。

集解〔《别录》曰〕羊桃生山林川谷及田野。二月采，阴干。

〔保昇曰〕生平泽中，处处有之。苗长而弱，不能为树。叶花皆似桃，子细如枣核，今人呼为细子，其根似牡丹。郭璞云：羊桃叶似桃，其花白色，子如小麦，亦似桃形。陆机《诗疏》云：叶长而狭，花紫赤色。其枝茎弱，过一尺引蔓于草上。今人以为汲灌，重而善没，不如杨柳也。近下根，刀切其皮，着热灰中脱之，可韬笔管也。

〔时珍曰〕羊桃茎大如指，似树而弱如蔓，春长嫩条柔软。叶大如掌，上绿下白，有毛，状似苎麻而团。其条浸水有涎滑。

茎根

【气味】苦,寒,有毒。

【主治】㶸热,身暴赤色,除小儿热,风水积聚,恶疡。(《本经》)

去五脏五水,大腹,利小便,益气,可作浴汤。(《别录》)

附方

伤寒变䘌(四肢烦疼,不食多睡)。羊桃十斤捣熟,浸热汤三斗。日正午时,入坐一炊久。不过三次愈。(《千金方》)

水气鼓胀(大小便涩)。羊桃根、桑白皮、木通、大戟(炒)各半斤(剉),水一斗,煮五升,熬如稀饧。每空心茶服一匙。二便利,食粥补之。(《圣惠方》)

蜘蛛咬毒。羊桃叶捣,敷之,立愈。(《备急方》)

羊桃

泽泻

《本经》上品

释名 水泻、及泻、禹孙。〔时珍曰〕去水曰泻,如泽水之泻也。禹能治水,故曰禹孙。余未详。

集解〔《别录》曰〕泽泻生汝南池泽。五月采叶,八月采根,九月采实,阴干。

根

【气味】甘,寒,无毒。

【主治】补虚损五劳,除五脏痞满,起阴气,止泄精消渴淋沥,逐膀胱三焦停水。(《别录》)

主肾虚精自出,治五淋,利膀胱热,宣通水道。(甄权)

主头旋耳虚鸣,筋骨挛缩,通小肠,止尿血,主难产,补女人血海,令人有子。(《大明》)

入肾经,去旧水,养新水,利小便,消肿胀,渗泄止渴。(元素)

渗湿热,行痰饮,止呕吐泻痢,疝痛脚气。(时珍)

【发明】〔宗奭曰〕泽泻之功,长

于行水。张仲景治水蓄渴烦，小便不利，或吐或泻，五苓散主之，方用泽泻，故知其长于行水。《本草》引扁鹊云：多服病人眼。诚为行去其水也。凡服泽泻散人，未有不小便多者。小便既多，肾气焉得复实？今人止泄精，多不敢用之。仲景八味丸用之者，亦不过引接桂、附等，归就肾经，别无他意。

〔好古曰〕《本经》云久服明目，扁鹊云多服昏目，何也？易老云去脬中留垢，以其味咸能泻伏水故也。泻伏水，去留垢，故明目；小便利，肾气虚，故昏目。

〔时珍曰〕泽泻气平，味甘而淡。淡能渗泄，气味俱薄，所以利水而泄下。脾胃有湿热，则头重而目昏耳鸣。泽泻渗去其湿，则热亦随去，而土气得令，清气上行，天气明爽，故泽泻有养五脏、益气力、治头旋、聪明耳目之功。若久服，则降令太过，清气不升，真阴潜耗，安得不目昏耶？仲景地黄丸用茯苓、泽泻者，乃取其泻膀胱之邪气，非引接也。古人用补药必兼泻邪，邪去则补药得力，一辟一阖，此乃玄妙。

叶

【气味】咸，平，无毒。

【主治】大风，乳汁不出，产难，强阴气。久服轻身。（《别录》）

实

【气味】甘，平，无毒。

【主治】风痹消渴，益肾气，强阴，补不足，除邪湿。久服面生光，令人无子。（《别录》）

【发明】〔时珍曰〕《别录》言泽泻叶及实，强阴气，久服令人无子；而《日华子》言泽泻催生，补女人血海，令人有子，似有不同。既云强阴，何以令人无子？既能催生，何以令人有子？盖泽泻同补药，能逐下焦湿热邪垢，邪气既去，阴强海净，谓之有子可也；若久服则肾气大泄，血海反寒，谓之无子可也。所以读书不可执一。

泽泻

羊蹄

《本经》下品

释名 蓄、秃菜、败毒菜、牛舌菜、鬼目。〔时珍曰〕羊蹄以根名，牛舌以叶形，名秃菜以治秃疮名也。

集解〔时珍曰〕近水及湿地极多。叶长尺余，似牛舌之形，不似菠薐。入夏起薹，开花结子，花叶一色。夏至即枯，秋深即生，凌冬不死。根长近尺，赤黄色，如大黄、胡萝卜形。

根

【气味】苦，寒，无毒。

【主治】头秃疥瘙，除热，女子阴蚀。（《本经》）

治癣，杀一切虫。醋磨，贴肿毒。（《大明》）

【发明】〔震亨曰〕羊蹄根属水，走血分。

〔颂曰〕新采者，磨醋涂癣速效。亦煎作丸服。采根不限多少，捣绞汁一大升，白蜜半升，同熬如稠饧，更用防风末六两，搜和令可丸，丸如梧子大。用栝楼、甘草煎酒下三二十丸，日二三服。

叶

【气味】甘，滑，寒，无毒。

【主治】小儿疳虫，杀胡夷鱼、鲑鱼、檀胡鱼毒，作菜。多食，滑大腑。（《大明》）

实

【气味】苦，涩，平，无毒。

【主治】赤白杂痢。（恭）

妇人血气。（时珍）

羊蹄

附方

悬壅舌肿（咽生瘜肉）。羊蹄草煮汁，热含，冷即吐之。（《圣惠》）

忍冬

《别录》上品

释名 金银藤、鸳鸯藤、鹭鸶藤、老翁须、左缠藤、金钗股、通灵草、蜜桶藤。〔弘景曰〕藤生，凌冬不凋，故名忍冬。

集解 〔时珍曰〕忍冬在处有之。附树延蔓，茎微紫色，对节生叶。叶似薜荔而青，有涩毛。

【气味】甘，温，无毒。

【主治】寒热身肿。久服轻身长年益寿。（《别录》）

治一切风湿气，及诸肿毒，痈疽疥癣，杨梅诸恶疮，散热解毒。（时珍）

忍冬

莼

《别录》下品

释名 水葵、露葵、马蹄草。〔时珍曰〕蓴字本作莼，从纯。纯乃丝名，其茎似之故也。《齐民要术》云：莼性纯而易生。种以浅深为候，水深则茎肥而叶少，水浅则茎瘦而叶多。

集解 〔时珍曰〕莼生南方湖泽中，惟吴越人善食之。叶如荇菜而差圆，形似马蹄。其茎紫色，大如箸，柔滑可羹。夏月开黄花。结实青紫色，大如棠梨，中有细子。春夏嫩茎未叶者名稚莼，稚者小也。叶稍舒长者名丝莼，其茎如丝也。至秋老则名葵莼，或作猪莼，言可饲猪也。又讹为瑰莼、龟莼焉。

【气味】甘，寒，无毒。

【主治】消渴热痹。（《别录》）

【发明】〔弘景曰〕莼性冷而补，下气。杂鳢鱼作羹食，亦逐水。而性滑，服食家不可多用。

〔藏器曰〕莼体滑，常食发气，令关节急，嗜睡。《脚气论》中令人食之，此误极深也。温病后脾弱不能磨化，食者多死。

> **附方**
>
> 头上恶疮。以黄泥包豆豉煨熟，取出为末，以莼菜汁调敷之。（《保幼大全》）
>
> 数种疔疮。马蹄草（又名缺盆草）、大青叶、臭紫草各等分，擂烂，以酒一碗浸之，去滓温服，三服立愈。（《经验良方》）

菖蒲

《别录》上品

释名 昌阳、尧韭、水剑草。〔时珍曰〕菖蒲,乃蒲类之昌盛者,故曰菖蒲。

集解 〔时珍曰〕菖蒲凡五种:生于池泽,蒲叶肥,根高二三尺者,泥菖蒲,白菖也;生于溪涧,蒲叶瘦,根高二三尺者,水菖蒲,溪荪也;生于水石之间,叶有剑脊,瘦根密节,高尺余者,石菖蒲也;人家以砂栽之一年,至春剪洗,愈剪愈细,高四五寸,叶如韭,根如匙柄粗者,亦石菖蒲也;甚则根长二三分,叶长寸许,谓之钱蒲是矣。服食入药须用二种石菖蒲,余皆不堪。

附方

产后崩中(下血不止)。菖蒲一两半,酒二盏,煎取一盏,去滓分三服,食前温服。(《千金方》)

耳卒聋闭。菖蒲根一寸,巴豆一粒(去心),同捣作七丸。绵裹一丸,塞耳,日一换。(《肘后方》)

 根

【气味】辛,温,无毒。

【主治】风寒湿痹,咳逆上气,开心孔,补五脏,通九窍,明耳目,出音声。主耳聋痈疮,温肠胃,止小便利。久服轻身,不忘不迷惑,延年。(《本经》)

除风下气,丈夫水脏,女人血海冷败,多忘,除烦闷,止心腹痛,霍乱转筋,及耳痛者,作末炒,乘热裹罨甚验。(《大明》)

 叶

【主治】洗疥、大风疮。(时珍)

菖蒲

石斛

《别录》上品

释名 石蓫、金钗、禁生、林兰、杜兰。〔时珍曰〕石斛名义未详。其茎状如金钗之股，故古有金钗石斛之称。今蜀人栽之，呼为金钗花。盛弘之《荆州记》云，耒阳龙石山多石斛，精好如金钗，是矣。林兰、杜兰，与木部木兰同名，恐误。

集解〔《别录》曰〕石斛生六安山谷水旁石上。七月、八月采茎，阴干。

〔弘景曰〕今用石斛，出始兴。生石上，细实，以桑灰汤沃之，色如金，形如蚱蜢髀者佳。近道亦有，次于宣城者。其生栎木上者，名木斛。其茎至虚，长大而色浅。不入丸散，惟可为酒渍煮之用。俗方最以补虚，疗脚膝。

〔时珍曰〕石斛丛生石上。其根纠结甚繁，干则白软。其茎叶生皆青色，干则黄色。开红花。节上自生根须。人亦折下，以砂石栽之，或以物盛挂屋下，频浇以水，经年不死，俗称为千年润。石斛短而中实，木斛长而中虚，甚易分别。处处有之，以蜀中者为胜。

【气味】甘，平，无毒。

【主治】伤中，除痹下气，补五脏虚劳羸瘦，强阴益精。久服，厚肠胃。（《本经》）

补内绝不足，平胃气，长肌肉，逐皮肤邪热痱气，脚膝疼冷痹弱，定志除惊。轻身延年。（《别录》）

益气除热，治男子腰脚软弱，健阳，逐皮肌风痹，骨中久冷，补肾益力。（权）

壮筋骨，暖水脏，益智清气。（《日华》）

治发热自汗，痈疽排脓内塞。（时珍）

【发明】〔时珍曰〕石斛气平，味甘、淡、微咸，阴中之阳，降也。乃足太阴脾、足少阴右肾之药。深师云：囊湿精少，小便余沥者，宜加之。一法：每以二钱入生姜一片，水煎代茶饮，甚清肺补脾也。

附方

飞虫入耳。石斛数条，去根如筒子，一边纴入耳中，四畔以蜡封闭，用火烧石斛，尽则止。熏右耳，则虫从左出。未出更作。（《圣济录》）

石斛

牛膝

《本经》上品

释名 牛茎、百倍、山苋菜、对节菜。〔弘景曰〕其茎有节，似牛膝，故以为名。〔时珍曰〕《本经》又名百倍，隐语也。言其滋补之功，如牛之多力也。其叶似苋，其节对生，故俗有山苋、对节之称。

集解 〔《别录》曰〕牛膝生河内川谷及临朐，二月、八月、十月采根，阴干。

〔普曰〕叶如夏蓝，茎本赤。

〔弘景曰〕今出近道蔡州者，最长大柔润。其茎有节，茎紫节大者为雄，青细者为雌，以雄为胜。

〔《大明》曰〕怀州者长白，苏州者色紫。

〔时珍曰〕牛膝处处有之，谓之土牛膝，不堪服食。惟北土及川中人家栽莳者为良。秋间收子，至春种之。其苗方茎暴节，叶皆对生，颇似苋叶而长且尖艄。秋月开花，作穗结子，状如小鼠负虫，有涩毛，皆贴茎倒生。九月采取根，水中浸两宿，挼去皮，裹扎暴干，虽白直可贵，而挼去白汁入药，不如留皮者力大也。嫩苗可作菜茹。

根

【气味】苦、酸，平，无毒。

【主治】寒湿痿痹，四肢拘挛，膝痛不可屈伸，逐血气，伤热火烂，堕胎。久服轻身耐老。（《本经》）

疗伤中少气，男子阴消，老人失溺，补中续绝，益精利阴气，填骨髓，止发白，除脑中痛及腰脊痛，妇人月水不通，血结。（《别录》）

治阴痿，补肾，助十二经脉，逐恶血。（甄权）

治腰膝软怯冷弱，破癥结，排脓止痛，产后心腹痛并血运，落死胎。（《大明》）

强筋，补肝脏风虚。（好古）

同苁蓉浸酒服，益肾。竹木刺入肉，嚼烂罨之。即出。（宗奭）

治久疟寒热，五淋尿血，茎中痛，下痢，喉痹口疮齿痛，痈肿恶疮伤折。（时珍）

茎叶

【气味】缺。

【主治】寒湿痿痹，老疟淋秘，诸疮。功同根，春夏宜用之。（时珍）

牛膝

附方

劳疟积久（不止者）。长大牛膝一握，生切，以水六升，煮二升，分三服。清早一服，未发前一服，临发时一服。（《外台秘要》）

肉豆蔻

宋《开宝》

释名 肉果、迦拘勒。〔宗奭曰〕肉豆蔻对草豆蔻为名，去壳只用肉。肉油色者佳，枯白瘦虚者劣。〔时珍曰〕花实皆似豆蔻而无核，故名。

集解 〔藏器曰〕肉豆蔻生胡国，胡名迦拘勒。大舶来即有，中国无之。其形圆小，皮紫紧薄，中肉辛辣。〔颂曰〕今岭南人家亦种之。春生苗，夏抽茎开花，结实似豆蔻，六月、七月采。〔时珍曰〕肉豆蔻花及实状虽似草豆蔻，而皮肉之颗则不同。颗外有皱纹，而内有斑缬纹，如槟榔纹。最易生蛀，惟烘干密封，则稍可留。

肉豆蔻

实

【气味】辛，温，无毒。

【主治】温中，消食止泄，治积冷心腹胀痛，霍乱中恶，鬼气冷痃，呕沫冷气，小儿乳霍。（《开宝》）

调中下气，开胃，解酒毒，消皮外络下气。（《大明》）

【发明】〔《大明》曰〕肉豆蔻调中下气，消皮外络下气，味珍，力更殊。

〔宗奭曰〕亦善下气，多服则泄气，得中则和平其气。

〔震亨曰〕属金与土，为丸温中补脾。《日华子》称其下气，以脾得补而善运化，气自下也。非若陈皮、香附之驶泄。寇氏不详其实，遂以为不可服也。

〔时珍曰〕土爱暖而喜芳香，故肉豆蔻之辛温，理脾胃而治吐利。

附方

暖胃除痰（进食消食）。肉豆蔻二个，半夏（姜汁炒）五钱，木香二钱半，为末，蒸饼丸芥子大，每食后津液下五丸、十丸。（《普济方》）

霍乱吐利。肉豆蔻为末，姜汤服一钱。（《普济方》）

久泻不止。肉豆蔻（煨）一两，木香二钱半，为末，枣肉和丸，米饮服四五十丸。又方：肉豆蔻（煨）一两，熟附子七钱。为末糊丸。米饮服四五十丸。又方：肉豆蔻（煨）、粟壳（炙）等分，为末，醋糊丸，米饮服四五十丸。（并《百一选方》）

苏

《别录》中品

释名 紫苏、赤苏、桂荏。〔时珍曰〕苏从酥,音酥,舒畅也。苏性舒畅,行气和血,故谓之苏。曰紫苏者,以别白苏也。苏乃荏类,而味更辛如桂,故《尔雅》谓之桂荏。

集解 〔弘景曰〕苏叶下紫色而气甚香。其无紫色不香似荏者,名野苏,不堪用。

〔颂曰〕苏,紫苏也。处处有之,以背面皆紫者佳。夏采茎叶,秋采子。有数种,水苏、鱼苏、山鱼苏皆是荏类,各有别条。

〔时珍曰〕紫苏、白苏,皆以二、三月下种,或宿子在地自生。其茎方,其叶团而尖,四围有锯齿,肥地者面背皆紫,瘠地者面青背紫,其面背皆白者即白苏,乃荏也。紫苏嫩时采叶,和蔬茹之,或盐及梅卤作菹食甚香,夏月作熟汤饮之。五、六月连根采收,以火煨其根,阴干则经久叶不落。八月开细紫花,成穗作房,如荆芥穗。九月半枯时收子,子细如芥子而色黄赤,亦可取油如荏油。

茎叶

【气味】辛,温,无毒。

【主治】下气,除寒中,其子尤良。(《别录》)

除寒热,治一切冷气。(孟诜)

补中益气,治心腹胀满,止霍乱转筋,开胃下食,止脚气,通大小肠。(《日华》)

通心经,益脾胃,煮饮尤胜,与橘皮相宜。(苏颂)

解肌发表,散风寒,行气宽中,消痰利肺,和血温中止痛,定喘安胎,解鱼蟹毒,治蛇犬伤。(时珍)

以叶生食作羹,杀一切鱼肉毒。(甄权)

【发明】〔颂曰〕若宣通风毒,则单用茎,去节尤良。

〔时珍曰〕紫苏,近世要药也。其味辛,入气分;其色紫,入血分。故同橘皮、砂仁,则行气安胎;同藿香、乌药,则温中止痛;同香附、麻黄,则发

苏

汗解肌；同芎藭、当归则和血散血；同木瓜、厚朴，则散湿解暑，治霍乱、脚气；同桔梗、枳壳，则利膈宽肠；同杏仁、莱菔子，则消痰定喘也。〔机曰〕宋仁宗命翰林院定汤饮。奏曰：紫苏熟水第一。以其能下胸膈浮气也。盖不知其久则泄人真气焉。

〔宗奭曰〕紫苏其气香，其味微辛甘能散。今人朝暮饮紫苏汤，甚无益。医家谓芳草致豪贵之疾者，此有一焉。若脾胃寒人，多致滑泄，往往不觉。

 子

【气味】辛，温，无毒。

【主治】下气，除寒温中。（《别录》）

治上气咳逆，冷气及腰脚中湿风结气。研汁煮粥长食，令人肥白身香。（甄权）

调中，益五脏，止霍乱呕吐反胃，补虚劳，肥健人，利大小便，破癥结，消五膈，消痰止嗽，润心肺。（《日华》）

治肺气喘急。（宗奭）

附方

顺气利肠。紫苏子、麻子仁等分，研烂，水滤取汁，同米煮粥食之。（《济生方》）

治风顺气（利肠宽中）。用紫苏子一升，微炒杵，以生绢袋盛，于三斗清酒中浸三宿，少少饮之。（《圣惠方》）

一切冷气。紫苏子、高良姜、橘皮等分，蜜丸梧子大。每服十丸，空心酒下。（《药性论》）

风寒湿痹（四肢挛急，脚肿不可践地）。用紫苏子二两，杵碎，以水三升，研取汁，煮粳米二合，作粥，和葱、椒、姜、豉食之。（《圣惠方》）

消渴变水。服此令水从小便出。用紫苏子（炒）三两，萝卜子（炒）三两，为末。每服二钱，桑根白皮煎汤服，日三次。（《圣济总录》）

治风顺气，利膈宽肠，解鱼蟹毒。（时珍）

【发明】〔弘景曰〕苏子下气，与橘皮相宜。

〔时珍曰〕苏子与叶同功。发散风气宜用叶，清利上下则宜用子也。

水苏

《本经》中品

释名 鸡苏、香苏、龙脑薄荷、芥蒩。〔时珍曰〕此草似苏而好生水旁，故名水苏。其叶辛香，可以煮鸡，故有龙脑、香苏、鸡苏诸名。芥蒩、芥苴当作芥苏，乃是一名而误录尔，亦因味辛如芥，故名。宋《惠民和剂局方》，有龙脑薄荷丸，专治血病。元吴瑞《日用本草》，谓即水苏，必有所据也。周定王《救荒本草》，言薄荷即鸡苏，以生东平龙脑冈者为良，故名；陈嘉谟《本草蒙筌》，以薄荷种于苏州府学地名龙脑者，得名俱不同，何哉？

集解 〔《别录》曰〕水苏生九真池泽。七月采。

〔颂曰〕水苏处处有之，多生水岸旁。南人多以作菜。江北甚多，而人不取食。又江左人谓鸡苏、水苏是两种。陈藏器谓荠苧自是一物，非水苏。水苏叶有雁齿，气香而辛，荠苧叶上有毛，稍长，气臭也。又茵陈注云：江南所用茵陈，茎叶都似家茵陈而大，高三四尺，气极芬香，味甘辛，俗名龙脑薄荷。

〔时珍曰〕水苏、荠苧一类二种尔。水苏气香，荠苧气臭为异。水苏三月生苗，方茎中虚，叶似苏叶而微长。密齿，面皱色青，对节生，气甚辛烈，六、七月开花成穗，如苏穗，水红色。穗中有细子，状如荆芥子，可种易生，宿根亦自生。沃地者苗高四五尺。

茎 叶

气味 辛，微温，无毒。

主治 下气杀谷，除饮食。辟口臭，去邪毒，辟恶气。久服通神明，轻身耐老。（《本经》）

主吐血衄血血崩。（《别录》）

治肺痿血痢，崩中带下。（《日华》）

主诸气疾及脚肿。（苏颂）

酿酒渍酒及酒煮汁常服，治头昏目眩，及产后中风。恶血不止，服之弥妙。（孟诜）

作生菜食，除胃间酸水。（藏器）

发明 〔时珍曰〕鸡苏之功，专于理血下气，清肺辟恶消谷，故《太平和剂局方》治吐血衄血、唾血咳血、下血血淋、口臭口苦、口甜喉腥、邪热诸病，有龙脑薄荷丸方，药多不录。用治血病，果有殊效也。

水苏

积雪草

《本经》中品

释名 胡薄荷、地钱草、连钱草、海苏。〔弘景曰〕积雪草方药不用,想此草以寒凉得名耳。〔恭曰〕此草叶圆如钱,荆楚人谓为地钱草,徐议《药草图》名连钱草,余见下。

集解 〔恭曰〕此草叶圆大如钱,茎细而劲,蔓生溪涧侧,生处亦稀。

〔颂曰〕今处处有之,八、九月采苗叶,阴干用。段成式《酉阳杂俎》云:地钱叶圆茎细,有蔓延地,一曰积雪草,一曰连钱草。谨按《天宝单行方》云:连钱草生咸阳下湿地,亦生临淄郡、济阳郡池泽中,甚香。俗间或云圆叶似薄荷,江东吴越丹阳郡极多,彼人常充生菜食。河北柳城郡尽呼为海苏,好近水生,经冬不死,咸阳、洛阳亦有之。或名胡薄荷,所在皆有。单服疗女子小腹疼。

〔时珍曰〕按苏恭注薄荷云:一种蔓生,功用相似。苏颂《图经》云:胡薄荷与薄荷相类,但味少甘,生江浙间,彼人多以作茶饮,俗呼为新罗薄荷,《天宝方》所用连钱草是也。据二说,则积雪草即胡薄荷,乃薄荷之蔓生者尔。又《臞仙庚辛玉册》云:地钱,阴草也。生荆、楚、江、淮、闽、浙间,多在宫院寺庙砖砌间,叶圆似钱,引蔓抱地,香如细辛,不见开花也。

茎叶

【气味】苦,寒,无毒。

【主治】大热,恶疮痈疽,浸淫赤熛,皮肤赤,身热。(《本经》)

捣敷热肿丹毒。(苏恭)

主暴热,小儿寒热,腹内热结,捣汁服之。(藏器)

单用治瘰疬鼠漏,寒热时节来往。(甄权)

以盐挼贴肿毒,并风疹疥癣。(《日华》)

胡菝蒳:主风气壅并攻胸膈,作汤饮之立效。(士良)

研汁点暴赤眼,良。(时珍)

积雪草

附方

女子少腹痛。《天宝单行方》云:女子忽得小腹中痛,月经初来,便觉腰中切痛连脊间,如刀锥所刺,不可忍者。众医不别,谓是鬼疰,妄服诸药,终无所益。其疾转增。审察前状相当,即用此药。其药夏五月正放花时,即采曝干,捣筛为糁。每服二方寸匕,和好醋二小合,搅匀,平旦空腹顿服之。每旦一服,以知为度。如女子先冷者,即取前药五两,加桃仁二百枚。去皮尖,熬捣为散,以蜜为丸如梧子大。每旦空腹以饮及酒下三十丸,日再服,以愈为度。忌麻子、荞麦。(《图经本草》)

马兰

《日华》

释名 紫菊。〔时珍曰〕其叶似兰而大,其花似菊而紫,故名。俗称物之大者为马也。

集解 〔藏器曰〕马兰生泽旁,如泽兰而气臭,《楚辞》以恶草喻恶人,北人见其花呼为紫菊,以其似单瓣菊花而紫也。又有山兰,生山侧,似刘寄奴,叶无桠,不对生,花心微黄赤。亦大破血,皆可用。

〔时珍曰〕马兰,湖泽卑湿处甚多。二月生苗,赤茎白根,长叶有刻齿,状似泽兰,但不香尔。南人多采汋晒干为蔬及馒馅。入夏高二三尺,开紫花,花罢有细子。《楚辞》无马兰之名,陈氏指为恶草,何据?

根 叶

【气味】辛,平,无毒。

【主治】破宿血,养新血,止鼻衄吐血,合金疮,断血痢,解酒疸及诸菌毒、蛊毒。生捣,涂蛇咬。(《大明》)

【发明】〔时珍曰〕马兰辛平,能入阳明血分,故治血与泽兰同功。近人用治痔漏云有效,春夏取生,秋冬取干者,不用盐醋,白水煮食,并饮其汁。或以酒煮焙研,糊丸,米饮日日服之。仍用煎水入盐少许,日日熏洗之。《医学集成》云:治痔用马兰根,捣敷片时,看肉平即去之。稍迟,恐肉反出也。

附方

诸疟寒热。赤脚马兰捣汁,入水少许,发日早服,或入少糖亦可。(《圣济总录》)

绞肠痧痛。马兰根叶,细嚼咽汁,立安。(《寿域神方》)

打伤出血。竹节草即马兰,同旱莲草、松香、皂子叶(即柜子叶,冬用皮),为末,搽入刀口。(《摘玄方》)

水肿尿涩。马兰菜一虎口,黑豆、小麦各一撮,酒、水各一钟,煎一钟,食前温服以利小水,四五日愈。(杨起《简便方》)

马兰

青葙

《本经》下品

释名 草蒿、萋蒿、昆仑草、野鸡冠、鸡冠苋。子名草决明。〔时珍曰〕青葙名义未详。胡麻叶亦名青蘘，此草又多生于胡麻地中，与之同名，岂以其相似而然耶？青蒿亦名草蒿，其功相似，而名亦相同，何哉？其子明目，与决明子同功，故有草决明之名。其花叶似鸡冠，嫩苗似苋，故谓之鸡冠苋。郑樵《通志》言俗名牛尾蒿者，误矣。

集解〔恭曰〕此草叶圆大如钱，茎细而劲，蔓生溪涧侧，生处亦稀。

〔颂曰〕今处处有之，八、九月采苗叶，阴干用。段成式《酉阳杂俎》云：地钱叶圆茎细，有蔓延地，一曰积雪草，一曰连钱草。谨按《天宝单行方》云：连钱草生咸阳下湿地，亦生临淄郡、济阳郡池泽中，甚香。俗间或云圆叶似薄荷，江东吴越丹阳郡极多，彼人常充生菜食之。河北柳城郡尽呼为海苏，好近水生，经冬不死，咸阳、洛阳亦有之。或名胡薄荷，所在皆有。单服疗女子小腹疼。

〔时珍曰〕按苏恭注薄荷云：一种蔓生，功用相似。苏颂《图经》云：胡薄荷与薄荷相类，但味少甘，生江浙间，彼人多以作茶饮，俗呼为新罗薄荷，《天宝方》所用连钱草是也。据二说，则积雪草即胡薄荷，乃薄荷之蔓生者尔。又《臞仙庚辛玉册》云：地钱，阴草也。生荆、楚、江、淮、闽、浙间，多在宫院寺庙砖砌间，叶圆似钱，引蔓抪地，香如细辛，不见开花也。

【气味】 苦，寒，无毒。

【主治】 大热，恶疮疥疽，浸淫赤熛，皮肤赤，身热。（《本经》）

捣敷热肿丹毒。（苏恭）

主暴热，小儿寒热，腹内热结，捣汁服之。（藏器）

单用治瘰疬鼠漏，寒热时节来往。（甄权）

以盐挼贴肿毒，并风疹疥癣。（《日华》）

胡荽苘：主风气壅并攻胸膈，作汤饮之立效。（士良）

研汁点暴赤眼，良。（时珍）

青葙

葫芦巴

宋《嘉祐》

释名 苦豆。

集解 〔禹锡曰〕葫芦巴出广州并黔州。春生苗，夏结子，子作细荚，至秋采。今人多用岭南者。或云是番萝卜子，未审的否？
〔颂曰〕今出广州。或云种出海南诸番，盖其国芦菔子也。舶客将种莳于岭外亦生，然不及番中来者真好。今医家治元脏虚冷为要药，而唐之前方不见用，本草不著，盖是近出。

【气味】苦，大温，无毒。

【主治】元脏虚冷气。得附子、硫黄，治肾虚冷，腹胁胀满，面色青黑。得茴香子、桃仁，治膀胱气甚效。（《嘉祐》）

治冷气疝瘕，寒湿脚气，益右肾，暖丹田。（时珍）

【发明】〔宗奭曰〕膀胱气，用此合桃仁（麸炒）等分，为末，半为散，半以酒糊和丸梧子大。每服五七十丸，空心盐酒下。其散以热米饮下，与丸子相间，空心服，日各一二服。

〔时珍曰〕葫芦巴，右肾命门药也。元阳不足，冷气潜伏，不能归元者，宜之。宋《惠民和剂局方》，有胡芦巴丸，治大人、小儿小肠奔豚偏坠，及小腹有形如卵，上下走痛，不可忍者。用葫芦巴八钱，茴香六钱，巴戟（去心）、川乌头（炮去皮）各二钱，楝实（去核）四钱，吴茱萸五钱。并炒为末，酒糊丸梧子大。每服十五丸，小儿五丸，盐酒下。

葫芦巴

附方

肾脏虚冷（腹胁胀满）。葫芦巴（炒）二两，熟附子、硫黄各七钱五分，为末，酒煮麹糊丸梧桐子大，每盐汤下三四十丸。（《圣济总录》）

冷气疝瘕。葫芦巴（酒浸晒干）、荞麦（炒，研面）各四两，小茴香一两，为末，酒糊丸梧子大。每服五十丸，空心盐汤或盐酒下。服至两月，大便出白脓，则除根。（方广《心法附余》）

蠡实

《本经》中品

■ **释名** 荔实、马蔺子、马帚、铁扫帚、剧草。〔恭曰〕此即马蔺子也。《月令》：仲冬荔挺出，郑玄注云：荔，马薤也。《通俗文》云：一名马蔺。《本草》谓之荔实。〔颂曰〕马蔺子，北人讹为马楝子。《广雅》云：马薤，荔也。高诱云：荔挺出，荔挺出也。讲礼者不识，呼为荔挺，又作马苋，并误矣。马苋亦名豚耳，即马齿也。〔时珍曰〕《尔雅》云：荓（音瓶），马帚也。此即荔草，谓其可为马刷，故名。今河南北人呼为铁扫帚，是矣。

■ **集解** 〔《别录》曰〕蠡实生河东川谷，五月采实，阴干。
〔时珍曰〕蠡草生荒野中，就地丛生，一本二三十茎，苗高三四尺，叶中抽茎，开花结实。

实

【气味】甘，平，无毒。

【主治】皮肤寒热，胃中热气，风寒湿痹，坚筋骨，令人嗜食。久服轻身。（《本经》）

止心烦满，利大小便，长肌肤肥大。（《别录》）

疗金疮血内流，痈肿，有效。（苏恭）

妇人血气烦闷，产后血晕，并经脉不止，崩中带下，消一切疮疖，止鼻衄吐血，通小肠，消酒毒，治黄病，杀蕈毒，敷蛇虫咬。（《大明》）

治小腹疝痛，腹内冷积，水痢诸病。（时珍）

花茎及根叶

【主治】去白虫（《本经》）

疗喉痹，多服令人溏泄。（《别录》）

主痈疽恶疮。（时珍）

【发明】〔颂曰〕蠡草花实皆入药。《列仙传》云。寇先生宋人，好种荔，食其葩实，是矣。

〔时珍曰〕按叶盛《水东日记》云：北方田野人患胸腹饱胀者，取马楝花擂凉水服，即泄数行而愈。据此则多服令人泄之说有验，而蠡实之为马蔺更无疑矣。

蠡实

附方

睡死不寤。蠡实根一握，杵烂，以水绞汁，稍稍灌之。（《外台秘要》）

喉痹肿痛（喘息欲死者）。《外台秘要》：用马蔺根叶二两，水一升半，煮一盏，细饮之，立瘥。《圣惠方》：用根捣汁三合，蜜一合，慢火熬成，徐徐点之，日五七度。一方：单汁饮之，口噤者灌下。无生者，以刷煎汁。

沙石热淋。马蔺花七枚（烧），故笔头二七枚（烧），粟米一合（炒），为末。每服三钱，酒下，日二服。名通神散。

小便不通。马蔺花（炒）、茴香（炒）、葶苈（炒），为末，每酒服二钱。（《十便良方》）

一切痈疽（发背恶疮）。用铁扫帚，同松毛、牛膝，以水煎服。（《乾坤生意》）

面上瘢黡。取铁扫帚，地上自落叶，并子，煎汤频洗，数次自消。（《寿域神方》）

王不留行

《本经》上品

释名 禁宫花、剪金花、金盏银台。〔时珍曰〕此物性走而不住，虽有王命不能留其行，故名。吴普《本草》作一名王不流行，盖误也。

集解 〔《别录》曰〕王不留行生太山山谷。二月、八月采。

〔弘景曰〕今处处有之。叶似酸浆，子似菘子。人言是蓼子，不尔。多入痈瘘方用。

〔时珍曰〕多生麦地中。苗高者一二尺。三、四月开小花，如铎铃状，红白色。结实如灯笼草子，壳有五棱，壳内包一实，大如豆。实内细子，大如菘子，生白熟黑，正圆如细珠可爱。陶氏言叶似酸浆，苏氏言花如菘子状者，皆欠详审，以子为花叶状也。灯笼草（即酸浆也），苗、子皆入药。

苗子

【气味】苦，平，无毒。

【主治】金疮止血，逐痛出刺，除风痹内寒。久服轻身耐老增寿。（《本

王不留行

经》）

止心烦鼻衄，痈疽恶疮瘘乳，妇人难产。（《别录》）

治风毒，通血脉。（甄权）

游风风疹，妇人血经不匀，发背。（《日华》）

下乳汁。（元素）

利小便，出竹木刺。（时珍）

【发明】〔元素曰〕王不留行，下乳引导用之，取其利血脉也。

〔时珍曰〕王不留行能走血分，乃阳明冲任之药。俗有"穿山甲、王不留，妇人服了乳长流"之语，可见其性行而不住也。

附方

鼻衄不止。剪金花连茎叶阴干，浓煎汁温服，立效。（《指南方》）

粪后下血。王不留行末，水服一钱。（《圣济总录》）

头风白屑。王不留行、香白芷等分，为末。干掺，一夜篦去。（《圣惠方》）

痈疽诸疮。王不留行汤：治痈疽妒乳，月蚀白秃，及面上久疮，去虫止痛。用王不留行、东南桃枝、东引茱萸根皮各五两，蛇床子、牡荆子、苦竹叶、蒺藜子各三升，大麻子一升。

以水二斗半，煮取一斗，频频洗之。（《千金方》）

箬

《纲目》

释名 箬竹花、剪金花、金盏银台。〔时珍曰〕此物性走而不住，虽有王命不能留其行，故名。吴普《本草》作一名王不流行，盖误也。

集解 〔时珍曰〕箬生南方平泽。其根与茎皆似小竹，其节箨与叶皆似芦荻，而叶之面青背淡，柔而韧，新旧相代，四时常青。南人取叶作笠，及裹茶盐，包米粽，女人以衬鞋底。

【气味】甘，寒，无毒。

【主治】男女吐血、衄血、呕血、咯血、下血。并烧存性，温汤服一钱匕。又通小便，利肺气喉痹，消痈肿。（时珍）

附方

男妇血淋（亦治五淋）。多年煮酒瓶头箬叶（三五年至十年者尤佳），每用七个，烧存性，入麝香少许，陈米饮下，日三服。有人患此，二服愈。福建煮过夏月酒多有之。（《百一选方》）

小便涩滞（不通）。干箬叶一两（烧灰），滑石半两，为末，每米饮服三钱。（《普济方》）

甘蔗

《别录》下品

【释名】 芭蕉、天苴、芭苴。〔时珍曰〕按陆佃《埤雅》云：蕉不落叶，一叶舒则一叶焦，故谓之焦。俗谓干物为巴，巴亦蕉意也。《稻圣赋》云：竹布实而根苦，蕉舒花而株槁。芭苴乃蕉之音转也。蜀人谓之天苴。曹叔雅《异物志》云：芭蕉结实，其皮赤如火，其肉甜如蜜，四五枚可饱人，而滋味常在牙齿间，故名甘蕉。

【集解】〔弘景曰〕甘蕉本出广州。今江东并有，根叶无异，惟子不堪食耳。

〔恭曰〕甘蕉出岭南者，子大味甘；北间者，但有花无实。

〔颂曰〕今二广、闽中、川蜀皆有，而闽广者实极甘美可啖，他处虽多，而作花者亦少，近时中州种之甚盛，皆芭蕉也。其类亦多。有子者名甘蕉，卷心中抽干作花。初生大萼，似倒垂菡萏，有十数层，层皆作瓣，渐大则花出瓣中，极繁盛。红者如火炬，谓之红蕉。白者如蜡色，谓之水蕉。其花大类象牙，故谓之牙蕉。其实亦有青黄之别，品类亦多，最甘美，曝干可寄远，北土得之以为珍果。其茎解散如丝，闽人以灰汤练治，纺绩为布，谓之蕉葛。

〔宗奭曰〕芭蕉三年以上即有花，自心中抽出，一茎止一花，全如莲花，瓣亦相似，但色微黄绿，中心无蕊，悉是花叶也。花头常下垂，每一朵自中夏开，直至中秋后方尽，凡三叶开则三叶脱落也。

〔时珍曰〕按万震《南州异物志》云：甘蔗即芭蕉，乃草类也。望之如树株，大者一围余。叶长丈许，广尺余至二尺。其茎虚软如芋，皆重皮相裹。根如芋魁，青色，大者如车毂。花着茎末，大如酒杯，形色如莲花。子各为房，实随花长，每花一阖，各有六子，先后相次，子不俱生，花不俱落也。蕉子凡三种，未熟时皆苦涩，熟时皆甜而脆，味如葡萄，可以疗饥。一种子大如拇指，长六七寸，锐似羊角，两两相抱者，名羊角蕉，剥其皮黄白色，味最甘美。一种子大如鸡卵，有类牛乳者，名牛乳蕉，味微减。一种子大如莲子，长四五寸，形正方者，味最弱也。并可蜜藏为果。

【气味】 甘，大寒，无毒。

【主治】 生食，止渴润肺。蒸熟晒裂，舂取仁食，通血脉，填骨髓。（孟诜）

生食，破血，合金疮，解酒毒。干者，解肌热烦渴。（吴瑞）

除小儿客热，压丹石毒。（时珍）

根

【气味】 甘，大寒，无毒。

【主治】 痈肿结热。（《别录》）

捣烂敷肿，去热毒。捣汁服，治产后血胀闷。（苏恭）

主黄胆。（孟诜）

甘蔗

治头风游风。(《大明》)

叶

【主治】肿毒初发，研末，和生姜汁涂之。(时珍，《圣惠方》)

花

【主治】心痹痛。烧存性研，盐汤点服二钱。(《日华》)

附方

天行热狂。芭蕉根捣汁饮之。(《日华子本草》)

消渴饮水(骨节烦热)。用生芭蕉根捣汁，时饮一二合。(《圣惠方》)

疮口不合。芭蕉根取汁，抹之良。(《直指方》)

蛇含

《本经》下品

释名 蛇衔、威蛇、小龙牙。〔时珍曰〕按刘敬叔《异苑》云：有田父见一蛇被伤，一蛇衔一草着疮上，经日伤蛇乃去。田父因取草治蛇疮皆验，遂名曰蛇衔草也。其叶似龙牙而小，背紫色，故俗名小龙牙，又名紫背龙牙。

集解 〔《别录》曰〕蛇含出益州山谷，八月采，阴干。

〔弘景曰〕蛇衔处处有之。有两种，并生石上，亦生黄土地。当用细叶有黄花者。

〔颂曰〕出益州，今近处亦有。生土石上，或下湿地。蜀中人家亦种之，辟蛇。一茎五叶或七叶。有两种。八月采根阴干。

〔时珍曰〕此二种：细叶者名蛇衔，大叶者名龙衔。龙衔亦入疮膏用。

【气味】苦，微寒，无毒。

【主治】惊痫。寒热邪气，除热，金疮疽痔，鼠瘘恶疮头疡。(《本经》)

疗心腹邪气，腹痛湿痹，养胎，利小儿。(《别录》)

敷蛇虺蜂毒。(《大明》)

紫背龙牙：解一切蛇毒。治咽喉中

蛇含

痛，含咽之便效。（苏颂）

【发明】〔藏器曰〕蛇含治蛇咬。今以草纳蛇口中，纵伤人亦不能有毒也。种之，亦令无蛇。

〔时珍曰〕按葛洪《抱朴子》云：蛇衔膏连已断之指。今考葛洪《肘后方》载蛇衔膏云：治痈肿瘀血，产后积血，耳目诸病，牛领马鞍疮。用蛇衔、大黄、附子、芍药、大戟、细辛、独活、黄芩、当归、莽草、蜀椒各一两，薤白十四枚。右为末，以苦酒淹一宿，以猪膏二斤，七星火上煎沸，成膏收之。每温酒服一弹丸，日再服。病在外，摩之敷之；在耳，绵裹塞之；在目，点之。若入龙衔藤一两，则名龙衔膏也。所谓连断指者，不知即此膏否？

附方

产后泻痢。小龙牙根一握，浓煎服之甚效，即蛇含是也。（《斗门方》）

金疮出血。蛇含草捣敷之。（《肘后方》）

身面恶癣。紫背草入生矾研。敷二三次断根。（《直指方》）

蓝

《本经》上品

■释名 〔时珍曰〕按陆佃《埤雅》云，《月令》：仲夏令民无刈蓝以染。郑玄言恐伤长养之气也。然则刈蓝先王有禁，制字从监，以此故也。

■集解 〔《别录》曰〕蓝实生河内平泽，其茎叶可以染青。

〔弘景曰〕此即今染缥碧所用者，以尖叶者为胜。

〔恭曰〕蓝有三种：一种叶围径二寸许，厚三四分者，堪染青，出岭南，太常名为木蓝子；陶氏所说乃是菘蓝，其汁抖为淀甚青者，《本经》所用乃是蓼蓝实也，其苗似蓼而味不辛，不堪为淀，惟作碧色尔。

〔颂曰〕蓝处处有之，人家蔬圃作畦种。至三月、四月生苗，高三二尺许，叶似水蓼，花红白色，实亦若蓼子而大，黑色，五月、六月采实。但可染碧，不堪作淀，此名蓼蓝，即医方所用者也。别有木蓝，出岭南，不入药。有菘蓝，可为淀，亦名马蓝。《尔雅》所谓"葴，马蓝"是也。又福州一种马蓝，四时俱有，叶类苦荬菜，土人连根采服，治败血。江宁一种吴蓝，二月内生，如蒿，叶青花白，亦解热毒。此二种虽不类，而俱有蓝名，且古方多用吴蓝，或恐是此，故并附之。

〔宗奭曰〕蓝实即大蓝实也。谓之蓼蓝者，非是，乃《尔雅》所谓马蓝者。解诸药毒不可阙也。实与叶两用，注不解实，只解叶，为未尽。

〔时珍曰〕蓝凡五种，各有主治，惟蓝实专取蓼蓝者。蓼蓝：叶如蓼，五、六月开花，成穗细小，浅红色，子亦如蓼，岁可三刈，故先王禁之。菘蓝：叶如白菘。马蓝：叶如苦荬，即郭璞所谓大叶冬蓝，俗中所谓板蓝者。二蓝花子并如蓼蓝。吴蓝：长茎如蒿而花白，吴人种之。木蓝：长茎如决明，高者三四尺，分枝布叶，叶如槐叶，七月开淡红花，结角长寸许，累累如小豆角，其子亦如马蹄决明子而微小，迥与诸蓝不同，而作淀则一也。别有甘蓝，可食。

蓝实

【气味】苦,寒,无毒。

【主治】解诸毒,杀蛊蚑疰鬼螫毒。久服头不白,轻身。(《本经》)

填骨髓,明耳目,利五脏,调六腑,通关节,治经络中结气,使人健少睡,益心力。(甄权)

疗毒肿。(苏颂)

蓝叶汁

此蓼蓝也。

【气味】苦、甘,寒,无毒。

【主治】杀百药毒,解野狼毒、射罔毒。(《别录》)

汁涂五心,止烦闷,疗蜂螫毒。(弘景)

斑蝥、芫青、樗鸡毒。朱砂、砒石毒。(时珍)

蓝

吴蓝

【气味】苦、甘,冷,无毒。

【主治】寒热头痛,赤眼,天行热狂,丁疮,游风热毒,肿毒风疹,除烦止渴,杀疳,解毒药毒箭,金疮血闷,毒刺虫蛇伤,鼻衄吐血,排脓,产后血运,小儿壮热,解金石药毒、狼毒、射罔毒。(《大明》)

【发明】〔震亨曰〕蓝属水,能使败血分归经络。

〔时珍曰〕诸蓝形虽不同,而性味不远,故能解毒除热。惟木蓝叶力似少劣,蓝子则专用蓼蓝者也。至于用淀与青布,则是刘蓝浸水入石灰澄成者,性味不能不少异,不可与蓝汁一概论也。有人病呕吐,服玉壶诸丸不效,用蓝汁入口即定,盖亦取其杀虫降火尔。如此之类,不可不知。

〔颂曰〕蓝汁治虫豸伤。刘禹锡《传信方》著其法云:取大蓝汁一碗,入雄黄、麝香二物少许,以点咬处,仍细服其汁,神异之极也。

马蓝

【主治】妇人败血。连根焙捣下筛,酒服一钱匕。(苏颂)

附方

阴阳易病。伤寒初愈,交合阴阳,必病拘急,手足拳,小腹急热,头不能举,名阴阳易,当汗之。满四日难治。蓝一把,雄鼠屎二七枚,水煎服,取汗。(《肘后方》)

小儿赤痢。捣青蓝汁二升,分四服。(《子母秘录》)

惊痫发热。干蓝、凝水石等分,为末,水调敷头上。(《圣惠方》)

上气咳嗽(呷呀息气,喉中作声,唾黏)。以蓝叶水浸捣汁一升,空腹频服。须臾以杏仁研汁,煮粥食之。一两日将息,依前法更服,吐痰尽方瘥。(《梅师方》)

飞血赤目(热痛)。干蓝叶(切)二升,车前草半两,淡竹叶(切)三握。水四升,煎二升,去滓温洗。冷即再暖,以瘥为度。(《圣济总录》)

葵

《本经》上品

释名 露葵、滑菜。〔时珍曰〕按《尔雅翼》云:葵者,揆也。葵叶倾日,不使照其根,乃智以揆之也。古人采葵必待露解,故曰露葵。今人呼为滑菜,言其性也。古者葵为五菜之主,今不复食之,故移入此。

集解 〔《别录》曰〕冬葵子生少室山。

〔颂曰〕葵处处有之。苗叶作菜茹,更甘美。冬葵子古方入药最多。葵有蜀葵、锦葵、黄葵、终葵、菟葵,皆有功用。

〔时珍曰〕葵菜古人种为常食,今之种者颇鲜。有紫茎、白茎二种,以白茎为胜。大叶小花,花紫黄色,其最小者名鸭脚葵。其实大如指顶,皮薄而扁,实内子轻虚如榆荚仁。四、五月种者可留子。六、七月种者为秋葵;八、九月种者为冬葵,经年收采;正月复种者为春葵。然宿根至春亦生。按王祯《农书》云:葵,阳草也。其菜易生,郊野甚多,不拘肥瘠地皆有之。为百菜之主,备四时之馔。本丰而耐旱,味甘而无毒。可防荒俭,可以葅腊,其枯秸可为榜簇,根、子又能疗疾,咸无遗弃。

叶

气味 甘,寒,滑,无毒。

主治 脾之菜也。宜脾,利胃气,滑大肠。(思邈)

除客热,治恶疮,散脓血,女人带下,小儿热毒下痢丹毒,并宜食之。(汪颖)

服丹石人宜食。(孟诜)

润燥利窍,功与子同。(同上)

发明 〔时珍曰〕按唐王焘《外台秘要》云:天行斑疮,须臾通身,皆戴白浆,此恶毒气也。高宗永徽四年,此疮自西域东流于海内。但煮葵菜叶以蒜齑啖之,则止。又《圣惠方》亦云:小儿发斑,用生葵菜叶绞汁,少少与服,散恶毒气。按:此即今痘疮也。今之治

葵

者，唯恐其大、小二便频数，泄其元气，痘不起发。葵菜滑窍，能利二便，似不相宜，而昔人赖之。岂古今运气不同，故治法亦随时变易欤？

根

【气味】甘，寒，无毒。

【主治】恶疮，疔淋，利小便，解蜀椒毒。（《别录》）

小儿吞钱不出，煮汁饮之，神妙。（甄权）

治瘠疮出黄汁。（孟诜）

利窍滑胎，止消渴，散恶毒气。（时珍）

冬葵子

【气味】甘，寒，滑，无毒。

【主治】五脏六腑，寒热羸瘦，五癃，利小便。久服坚骨长肌肉，轻身延年。（《本经》）

疗妇人乳难内闭，肿痛。（《别录》）

出痈疽头。（孟诜）

下丹石毒。（弘景）

通大便，消水气，滑胎治痢。（时珍）

【发明】〔时珍曰〕葵气味俱薄，淡滑为阳，故能利窍通乳，消肿滑胎也。其根叶与子功用相同。按陈自明《妇人良方》云：乳妇气脉壅塞，乳汁不行，及经络凝滞，奶房胀痛，留蓄作痈毒者。用葵菜子（炒香）、缩砂仁等分，为末，热酒服二钱。此药滋气脉，通营卫，行津液，极验。乃上蔡张不愚方也。

附方

大便不通（十日至一月者）。《肘后方》：冬葵子三升，水四升，煮取一升服。不瘥更作。《圣惠方》：用葵子末、人乳汁等分，和服立通。

关格胀满（大小便不通，欲死者）。《肘后方》：用葵子二升，水四升，煮取一升，纳猪脂一丸如鸡子，顿服。《千金方》：用葵子为末，猪脂和丸梧子大。每服五十丸，效止。

小便血淋。葵子一升，水三升，煮汁，日三服。（《千金方》）

妊娠患淋。冬葵子一升，水三升，煮二升，分服。（《千金方》）

谷部

胡麻

《本经》上品

释名 巨胜、方茎、油麻、脂麻。〔时珍曰〕古者中国只有大麻,其实为蕡,汉使张骞始自大宛得油麻种来,故名胡麻,以别中国大麻也。

集解 〔时珍曰〕胡麻即脂麻也。有迟、早两种,黑、白、赤三色,其茎皆方。

【气味】甘,平,无毒。

【主治】伤中虚羸,补五内,益气力,长肌肉,填髓脑。久服,轻身不老。(《本经》)

补中益气,润养五脏,补肺气,止心惊,利大小肠,耐寒暑,逐风湿气、游风、头风,治劳气,产后羸困,催生落胞。细研涂发令长。白蜜蒸饵,治百病。(《日华》)

胡麻

生嚼涂小儿头疮,煎汤浴恶疮、妇人阴疮,大效。(苏恭)

雀麦

《唐本草》

释名 燕麦、杜姥草、牛星草。〔时珍曰〕此野麦也。燕雀所食,故名。

集解 〔恭曰〕雀麦在处有之,生故墟野林下。苗叶似小麦而弱,其实似穬麦而细。〔宗奭曰〕苗与麦同,但穗细长而疏。唐刘梦得所谓"菵䔧燕麦,动摇春风"者也。周定王曰:燕麦穗极细,每穗又分小叉十数个,子亦细小。春去皮,作面蒸食,及作饼食,皆可救荒。

米

【气味】甘,平,无毒。

雀麦

【主治】充饥滑肠。（时珍）

附方

齿䘌并虫（积年不瘥，从少至老者）。用雀麦（一名杜姥草，俗名牛星草），用苦瓠叶三十枚，洗净。取草剪长二寸，以瓠叶作五包包之，广一寸，厚五分。以三年酢渍之。至日中，以两包火中炮令热，纳口中，熨齿外边，冷更易之。取包置水中解视，即有虫长三分。老者黄色，少者白色。多即二三十枚，少即一二十枚。此方甚妙。（《外台秘要》）

 苗

【气味】甘，平，无毒。

【主治】女人产不出，煮汁饮之。（苏恭）

稻

《别录》下品

■释名 稌、糯。〔时珍曰〕稻稌者，粳、糯之通称。《物理论》所谓"稻者溉种之总称"，是矣。本草则专指糯以为稻也。稻从舀（音函），象人在臼上治稻之义。稌则方言稻音之转尔。其性粘软，故谓之糯。

■集解〔弘景曰〕道家方药有稻米、粳米俱用者，此则两物也。稻米白如霜，江东无此，故通呼粳为稻耳，不知色类复云何也？
〔时珍曰〕糯稻，南方水田多种之。其性粘，可以酿酒，可以为粢，可以蒸糕，可以熬饧，可以炒食。其类亦多，其谷壳有红、白二色，或有毛，或无毛。其米亦有赤、白二色，赤者酒多糟少，一种粒白如霜，长三四分者。《齐民要术》糯有九格、雉木、大黄、马首、虎皮、火色等名是矣。古人酿酒多用秫，故诸说论糯稻，往往费辩也。秫乃糯粟，见本条。

【气味】苦，温，无毒。

【主治】作饭温中，令人多热，大便坚。（《别录》）

能行营卫中血积，解芫青、斑蝥毒。（士良）

益气止泄。（思邈）

补中益气。止霍乱后吐逆不止，以

一合研水服之。（《大明》）

以骆驼脂作煎饼食，主痔疾。（萧炳）

暖脾胃，止虚寒泄痢，缩小便，收自汗，发痘疮。（时珍）

【气味】甘，凉，无毒。

【主治】益气，止烦渴霍乱，解毒。食鸭肉不消者，顿饮一盏，即消。（时珍）

附方

霍乱烦渴（不止）。糯米三合，水五升，蜜一合，研汁分服，或煮汁服。（杨氏《产乳》）

三消渴病。梅花汤：用糯谷（炒出白花）、桑根（白皮）等分。每用一两，水二碗，煎汁饮之。（《三因方》）

下痢禁口。糯谷一升（炒出白花，去壳，用姜汁拌湿再炒），为末。每服一匙，汤下，三服即止。（《经验良方》）

小麦

《别录》中品

释名 来。〔时珍曰〕许氏《说文》云：天降瑞麦，一来二辫，象芒刺之形，天所来也。如足行来，故麦字从来。

集解〔时珍曰〕北人种麦漫撒，南人种麦撮撒。北麦皮薄面多，南麦反此。

【气味】甘，微寒，无毒。

【主治】除客热，止烦渴咽燥，利小便，养肝气，止漏血唾血。（《别录》）

养心气，心病宜食之。（思邈）

煎汤饮，治暴淋。（宗奭）

陈者煎汤饮，止虚汗。（时珍）

发明〔时珍曰〕按《素问》云：麦属火，心之谷也。郑玄云：麦有孚甲，属木。许慎云：麦属金，金王而生，火王而死。三说各异。而《别录》

小麦

云麦养肝气，与郑说合。孙思邈云麦养心气，与《素问》合。夷考其功，除烦、止渴、收汗、利溲、止血，皆心之病也，当以《素问》为准。盖许以时，郑以形，而《素问》以功性，故立论不同尔。

〔震亨曰〕饥年用小麦代谷，须晒燥，以少水润，舂去皮，煮为饭食，可免面热之患。

附方

消渴心烦。用小麦作饭及粥食。（《心镜》）

老人五淋（身热腹满）。小麦一升，通草二两，水三升，煮一升，饮之即愈。（《奉亲书》）

眉炼头疮。用小麦烧存性，为末。油调敷。（《儒门事亲》）

白癜风癣。用小麦摊石上，烧铁物压出油。搽之甚效。（《医学正传》）

薏苡仁

《本经》上品

释名 解蠡、芑实。〔时珍曰〕薏苡名义未详。其叶似蠡实叶而解散。又似芑黍之苗，故有解蠡、芑实之名。䅟米乃其坚硬者，有赣强之意。苗名屋菼。《救荒本草》云：回回米又呼西番蜀秫。俗名草珠儿。

集解 〔《别录》曰〕薏苡仁生真定平泽及田野。八月采实，采根无时。

〔弘景曰〕真定县属常山郡。近道处处多有，人家种之。出交趾者子最大，彼土呼为䔲珠。故马援在交趾饵之，载还为种，人谗以为珍珠也。实重累者为良。取仁用。

〔时珍曰〕薏苡人多种之。二、三月宿根自生。叶如初生芭茅。五、六月抽茎开花结实。

【气味】甘，微寒，无毒。

【主治】筋急拘挛，不可屈伸，久风湿痹，下气。久服，轻身益气。（《本经》）

除筋骨中邪气不仁，利肠胃，消水肿，令人能食。（《别录》）

炊饭作面食，主不饥，温气。煮饮，止消渴，杀蛔虫。（藏器）

治肺痿肺气，积脓血，咳嗽涕唾，上气。煎服，破毒肿。（甄权）

去干湿脚气，大验。（孟诜）

健脾益胃，补肺清热，去风胜湿。炊饭食，治冷气。煎饮，利小便热淋。（时珍）

【发明】〔时珍曰〕薏苡仁属土，阳明药也，故能健脾益胃。虚则补其母，故肺痿、肺痈用之。筋骨之病，以治阳明为本，故拘挛筋急风痹者用之。土能胜水除湿，故泄痢水肿用之。按古方小续命汤注云：中风筋急拘挛，语迟脉弦者，加薏苡仁。亦扶脾抑肝之义。

附方

薏苡仁饭。治冷气。用薏苡仁舂熟，炊为饭食。气味欲如麦饭乃佳。或煮粥亦好。（《广济方》）

薏苡仁粥。治久风湿痹，补正气，利肠胃，消水肿，除胸中邪气，治筋脉拘挛。薏苡仁为末，同粳米煮粥，日日食之，良。（《食医心镜》）

薏苡仁

赤小豆

《本经》中品

释名 赤豆、红豆、荅。叶名藿。〔时珍曰〕案诗云：黍稷稻粱，木麻菽麦。此即八谷也。董仲舒注云：菽是大豆，有两种。小豆名荅，有三四种。

集解 〔颂曰〕赤小豆，今江淮间多种之。〔宗奭曰〕关西、河北、汴洛多食之。〔时珍曰〕此豆以紧小而赤黯色者入药，其稍大而鲜红、淡红色者，并不治病。俱于夏至后下种，苗科高尺许，枝叶似豇豆，叶微圆峭而小。至秋开花，似豇豆花而小淡，银褐色，有腐气。结荚长二三寸，比绿豆荚稍大，皮色微白带红。三青二黄时即收之，可煮可炒，可作粥、饭、馄饨馅并良也。

【气味】甘、酸，平，无毒。

【主治】下水肿，排痈肿脓血。（《本经》）

疗寒热热中消渴，止泄痢，利小便，下腹胀满，吐逆卒澼。（《别录》）

消热毒，散恶血，除烦满，通气，健脾胃，令人美食。捣末同鸡子白，涂一切热毒痈肿。煮汁，洗小儿黄烂疮，不过三度。（甄权）

缩气行风，坚筋骨，抽肌肉。久食瘦人。（士良）

散气，去关节烦热，令人心孔开。暴痢后，气满不能食者，煮食一顿即愈。和鲤鱼煮食，甚治脚气。（孟诜）

赤小豆

解小麦热毒。煮汁，解酒病。解油衣粘缀。（《日华》）

辟瘟疫，治产难，下胞衣，通乳汁。和鲤鱼、鳢鱼、鲫鱼、黄雌鸡煮食，并能利水消肿。（时珍）

叶

【主治】去烦热，止小便数。（《别录》）

煮食，明目。（《日华》）

芽

【主治】妊娠数月，经水时来，名曰漏胎；或因房室，名曰伤胎。用此为末，温酒服方寸匕，日三，得效乃止。（时珍）

附方

水气肿胀。用赤小豆五合，大蒜一颗，生姜五钱，商陆根一条，并碎破，同水煮烂，去药，空心食豆，旋旋啜汁令尽，肿立消也。（颂）

水蛊腹大（动摇有声，皮肤黑者）。用赤小豆三升，白茅根一握，水煮食豆，以消为度。（《肘后方》）

辟禳瘟疫。五行书云：正月朔旦及十五日，以赤小豆二七枚，麻子七枚，投井中，辟瘟疫甚效。又：正月七日，新布囊盛赤小豆置井中，三日取出，男吞七枚，女吞二七枚，竟年无病也。（《肘后方》）

下部卒痛（如鸟啄之状）。用小豆、大豆各一升，蒸熟，作二囊，更互坐之，即止。（《肘后方》）

水谷痢疾。小豆一合，熔蜡三两，顿服取效。（《必效方》）

热毒下血（或因食热物发动）。赤小豆末，水服方寸匕。（《梅师方》）

肠痔有血。小豆二升，苦酒五升，煮熟日干，再浸至酒尽乃止，为末。酒服一钱，日三服。（《肘后方》）

舌上出血（如簪孔）。小豆一升，杵碎，水三升和，绞汁服。（《肘后方》）

热淋血淋（不拘男女）。用赤小豆三合，慢火炒为末，煨葱一茎，擂酒热调二钱服。（《修真秘旨》）

小儿不语（四五岁不语者）。赤小豆末，酒和，敷舌下。（《千金方》）

醋

《别录》下品

释名 酢、醯、苦酒。〔时珍曰〕刘熙《释名》云：醋，措也。能措置食毒也。古方多用酢字也。

集解〔时珍曰〕米醋：三伏时用仓米一斗，淘净蒸饭，摊冷盦黄，晒簸，水淋净。别以仓米二斗蒸饭，和匀入瓮，以水淹过，密封暖处，三七日成矣。糯米醋：秋社日，用糯米一斗淘蒸，和六月六日造成小麦大麴和匀，用水二斗，入瓮封酿，三七日成矣。粟米醋：用陈粟米一斗，淘浸七日，再蒸淘熟，入瓮密封，日夕搅之，七日成矣。小麦醋：用小麦水浸三日，蒸熟盦黄，入瓮水淹，七七日成矣。大麦醋：用大麦米一斗，水浸蒸饭，盦黄晒干，水淋过，再以麦饭二斗和匀，入水封闭，三七日成矣。饧醋：用饧一斤，水三升煎化，入白麴末二两，瓶封晒成。其余糟、糠等醋，皆不入药，不能尽纪也。

醋

（《别录》）

治产后血运，除症块坚积，消食，杀恶毒，破结气、心中酸水痰饮。（藏器）

下气除烦，治妇人心痛血气，并产后及伤损金疮出血昏运，杀一切鱼、肉、菜毒。（《日华》）

【气味】酸、苦，温，无毒。

【主治】消痈肿，散水气，杀邪毒。

玉蜀黍

《纲目》

释名 玉高粱。

集解〔时珍曰〕玉蜀黍种出西土，种者亦罕。其苗叶俱似蜀黍而肥矮，亦似薏苡。苗高三四尺。六、七月开花成穗如秕麦状。苗心别出一苞，如棕鱼形，苞上出白须垂垂。久则苞拆子出，颗颗攒簇。子亦大如棕子，黄白色。可炸炒食之。炒拆白花，如炒拆糯谷之状。

【主治】调中开胃。（时珍）

【主治】小便淋沥沙石，痛不可忍，煎汤频饮。（时珍）

【气味】甘，平，无毒。

籼

《纲目》

释名 占稻、早稻。〔时珍曰〕籼，亦粳属之先熟而鲜明之者，故谓之籼。种自占城国，故谓之占。俗作粘者，非矣。

集解 〔时珍曰〕籼似粳而粒小，始自闽入，得种于占城国。宋真宗遣使就闽取三万斛，分给诸道为种，故今各处皆有之。高仰处俱可种，其熟最早，六、七月可收。品类亦多，有赤、白二色，与粳大同小异。

【气味】甘，温，无毒。

【主治】温中益气，养胃和脾，除湿止泄。（时珍）

【主治】反胃，烧灰淋汁温服，令吐。盖胃中有虫，能杀之也。（《普济》）

籼

酒

《别录》中品

释名 〔时珍曰〕按许氏《说文》云：酒，就也。所以就人之善恶也。一说：酒字篆文，象酒在卤中之状。《饮膳》标题云：酒之清者曰酿，浊者曰盎；厚曰醇，薄曰醨；重酿曰酎，一宿曰醴；美曰醑，未榨曰醅；红曰醍，绿曰醽白曰醝。

集解 〔恭曰〕酒有秫、黍、粳、糯、粟、麹、蜜、葡萄等色。凡作酒醴须麹，而葡萄、蜜等酒独不用麹。诸酒醇醨不同，惟米酒入药用。

〔藏器曰〕凡好酒欲熟时，皆能候风潮而转，此是合阴阳也。

〔时珍曰〕东阳酒即金华酒，古兰陵也，李太白诗所谓"兰陵美酒郁金香"即此，常饮、入药俱良。山西襄陵酒、蓟州薏苡酒皆清烈，但麹中亦有药物。黄酒有灰。秦、蜀有咂嘛酒，用稻、麦、黍、秫、药麹，小罂封酿而成，以筒吸饮。谷气既杂，酒不清美，并不可入药。

【气味】苦、甘、辛，大热，有毒。

【主治】行药势，杀百邪恶毒气。（《别录》）

通血脉，厚肠胃，润皮肤，散湿气，消忧发怒，宣言畅意。（藏器）

养脾气，扶肝，除风下气。（孟诜）

解马肉、桐油毒，丹石发动诸病，热饮之甚良。（时珍）

糟底酒（三年腊糟下取之）开胃下食，暖水脏，温肠胃，消宿食，御风寒，杀一切蔬菜毒。（《日华》）

止呕哕，摩风瘙、腰膝疼痛。（孙思邈）

老酒（腊月酿造者，可经数十年不坏）和血养气，暖胃辟寒，发痰动火。（时珍）

春酒（清明酿造者，亦可经久）常服令人肥白。（孟诜）

蠼螋尿疮，饮之至醉，须臾虫出如米也。（李绛《兵部手集》）

治小儿语迟，纳口中佳。又以喷屋四角，辟蚊子。（藏器）

酒

附方

咽伤声破。酒一合，酥一匕，干姜末二匕，和服，日二次。（《十便良方》）

卅年耳聋。酒三升，渍牡荆子一升，七日去滓，任性饮之。（《千金方》）

断酒不饮。酒七升，朱砂半两，瓶浸紧封，安猪圈内，任猪摇动，七日取出，顿饮。又方：正月一日酒五升，淋碓头杵下，取饮之。（《千金方》）

丈夫脚冷（不随，不能行者）。用醇酒三斗，水三斗，入瓮中，灰火温之，渍脚至膝。常着灰火，勿令冷，三日止。（《千金方》）

蚕豆

《食物》

释名 胡豆。〔时珍曰〕豆荚状如老蚕，故名。王祯《农书》谓其蚕时始熟故名，亦通。

集解 〔时珍曰〕蚕豆南土种之，蜀中尤多。八月下种，冬生嫩苗可茹。方茎中空。叶状如匙头，本圆末尖，面绿背白，柔厚，一枝三叶。二月开花如蛾状，紫白色，又如豇豆花。结角连缀如大豆，颇似蚕形。蜀人收其子以备荒歉。

【气味】甘、微辛，平，无毒。

【主治】快胃，和脏腑。（汪颖）

【发明】〔时珍曰〕蚕豆本草失载。万表《积善堂方》言：一女子误吞针入腹。诸医不能治。一人教令煮蚕豆同韭菜食之，针自大便同出。此亦可验其性之利脏腑也。

【气味】苦、微甘，温。

【主治】酒醉不醒，油盐炒熟，煮汤灌之，效。（汪颖）

蚕豆

荞麦

宋《嘉祐》

▌释名　荍麦、乌麦、花荞。〔时珍曰〕荞麦之茎弱而翘然，易长易收，磨面如麦，故曰荞荍，而与麦同名也。俗亦呼为甜荞，以别苦荞。杨慎《丹铅录》指乌麦为燕麦，盖未读《日用本草》也。

▌集解　〔炳曰〕荞麦作饭，须蒸使气馏，烈日暴令开口，舂取米仁作之。

〔时珍曰〕荞麦南北皆有。立秋前后下种，八、九月收刈，性最畏霜。苗高一二尺，赤茎绿叶，如乌桕树叶。开小白花，繁密粲粲然。结实累累如羊蹄，实有三棱，老则乌黑色。王祯《农书》云：北方多种。磨而为面，作煎饼，配蒜食。或作汤饼，谓之河漏，以供常食，滑细如粉，亚于麦面。南方亦种，但作粉饵食，乃农家居冬谷也。

【气味】甘，平，寒，无毒。

【主治】实肠胃，益气力，续精神，能炼五脏滓秽。（孟诜）

作饭食，压丹石毒，甚良。（萧炳）

以醋调粉，涂小儿丹毒赤肿热疮。（吴瑞）

降气宽肠，磨积滞，消热肿风痛，除白浊白带，脾积泄泻。以砂糖水调炒面二钱服，治痢疾。炒焦，热水冲服，治绞肠痧痛。（时珍）

【发明】〔颖曰〕本草言荞麦能炼五脏滓秽。俗言一年沉积在肠胃者，食之亦消去也。

〔时珍曰〕荞麦最降气宽肠，故能炼肠胃滓滞，而治浊带泄痢腹痛上气之疾，气盛有湿热者宜之。若脾胃虚寒人食之，则大脱元气而落须眉，非所宜矣。孟诜云益气力者，殆未然也。按杨起《简便方》云：肚腹微微作痛，出即泻，泻亦不多，日夜数行者。用荞麦面一味作饭，连食三四次即愈。予壮年患此两月，瘦怯尤甚。用消食化气药俱不效，一僧授此而愈，转用皆效，此可征其炼积滞之功矣。《普济》治小儿天吊及历节风方中亦用之。

荞麦

 叶

【主治】作茹食，下气，利耳目。多食即微泄。（士良）

 秸

【主治】烧灰淋汁取硷熬干，同石灰等分，蜜收。能烂痈疽，蚀恶肉，去靥痣，最良。穰作荐，辟壁虱。（时珍）

附方

咳嗽上气。荞麦粉四两，茶末二钱，生蜜二两，水一碗，顺手搅千下。饮之，良久下气不止，即愈。（《儒门事亲》）

十水肿喘。生大戟一钱，荞麦面二钱，水和作饼，炙熟为末。空心茶服，以大小便利为度。（《圣惠方》）

赤白带下。方同上。

禁口痢疾。荞麦面每服二钱，砂糖水调下。（《坦仙方》）

痈疽发背（一切肿毒）。麦面、硫黄各二两，为末，井华水和作饼，晒收。每用一饼，磨水敷之。痛则令不痛，不痛则令痛，即愈。（《直指》）

汤火伤灼。用荞麦面，炒黄研末，水和敷之，如神。（《奇效方》）

头风风眼。荞麦作钱大饼，贴眼四角，以米大艾炷灸之，即效如神。

染发令黑。荞麦、针砂各二钱，醋和，先以浆水洗净涂之，荷叶包至一更，洗去。再以无食子、诃子皮各二两为末，每用二钱，大麦面二钱，醋和浆水调涂之，荷叶包至天明，洗去即黑。（《普济方》）

绿豆

宋《开宝》

释名 〔时珍曰〕绿以色名也。

集解 〔时珍曰〕绿豆处处种之。三、四月下种，苗高尺许，叶小而有毛，至秋开小花，荚如赤豆荚。粒粗而色鲜者为官绿；皮薄而粉多、粒小而色深者为油绿；皮厚而粉少早种者，呼为摘绿，可频摘也；迟种呼为拔绿，一拔而已。北人用之甚广，可作豆粥、豆饭、豆酒，炒食、炒食，磨而为面，澄滤取粉，可以作饵顿糕，荡皮搓索，为食中要物。以水浸湿生白芽，又为菜中佳品。牛马之食亦多赖之。真济世之良谷也。

【气味】甘，寒，无毒。

【主治】煮食，消肿下气，压热解毒。生研绞汁服，治丹毒烦热风疹，药石发动，热气奔豚。（《开宝》）

治寒热热中，止泄痢卒澼，利小便胀满。（思邈）

厚肠胃。作枕，明目，治头风头痛。除吐逆。（《日华》）

补益元气，和调五脏，安精神，行十二经脉，去浮风，润皮肤，宜常食之。煮汁，止消渴。（孟诜）

解一切药草、牛马、金石诸毒。（宁原）

【发明】〔时珍曰〕绿豆肉平皮寒，解金石、砒霜、草木一切诸毒，宜连皮生研水服。按《夷坚志》云：有人服附子酒多，头肿如斗，唇裂血流。急求绿豆、黑豆各数合嚼食，并煎汤饮之，乃解也。

绿豆粉

【气味】甘，凉、平，无毒。

【主治】解诸热，益气，解酒食诸毒，治发背痈疽疮肿，及汤火伤灼。（吴瑞）

痘疮湿烂不结痂疕者，干扑之良。（宁原）

新水调服，治霍乱转筋，解诸药毒死，心头尚温者。（时珍）

解菰菌、砒毒。（汪颖）

【发明】〔时珍曰〕绿豆色绿，小豆之属木者也，通于厥阴、阳明。其性稍平，消肿治痘之功虽同赤豆，而压热解毒之力过之。且益气，厚肠胃，通经脉，无久服枯人之忌。但以作凉粉，造豆酒，或偏于冷，或偏于热，能致人病，皆人所为，非豆之咎也。豆粉须以绿色粘腻者为真。外科治痈疽有内托护心散，极言其神效，丹溪朱氏有论发挥。

〔震亨曰〕《外科精要》谓内托散，

一日至三日进十数服，可免毒气内攻脏腑。窃详绿豆解丹毒，治石毒，味甘，入阳明，性寒能补，为君。以乳香去恶肿，入少阴，性温善窜为佐。甘草性缓，解五金、八石、百药毒为使。想此方专为服丹石发疽者设也。若夫年老者、病深者、证备者、体虚者，绿豆虽补，将有不胜其任之患。五香连翘汤亦非必用之剂。必当助气壮胃，使根本坚固，而行经活血为佐，参以经络时令，使毒气外发，此则内托之本意，治施之早，可以内消也。

豆皮

【气味】甘，寒，无毒。

【主治】解热毒，退目翳。（时珍）

豆芽

【气味】甘，平，无毒。

【主治】解酒毒热毒，利三焦。（时珍）

【发明】〔时珍曰〕诸豆生芽皆腥韧不堪，惟此豆之芽白美独异。今人视为寻常，而古人未知者也。但受湿热郁浥之气，故颇发疮动气，与绿豆之性稍有不同。

豆叶

【主治】霍乱吐下，绞汁和醋少许，温服。（《开宝》）

豆荚

【主治】赤痢经年不愈，蒸熟，随意食之，良。（时珍）

绿豆

附方

护心散（又名内托散、乳香万全散）。凡有疽疾，一日至三日之内，宜连进十余服，方免变证，使毒气出外。服之稍迟，毒气内攻，渐生呕吐，或鼻生疮菌，不食即危矣。四五日后，亦宜间服之。用真绿豆粉一两，乳香半两，灯芯同研和匀，以生甘草浓煎汤调下一钱，时时呷之。若毒气冲心，有呕逆之证，大宜服此。盖绿豆压热下气，消肿解毒。乳香消诸痈肿毒。服至一两，则香彻疮孔中，真圣药也。（李嗣立《外科方》）

疮气呕吐。绿豆粉三钱，干胭脂半钱，研匀。新汲水调下，一服立止。（《普济方》）

豌豆

《拾遗》

释名 胡豆、戎菽、回鹘豆、毕豆、青小豆、青斑豆、麻累。〔时珍曰〕胡豆，豌豆也。其苗柔弱宛宛，故得豌名。种出胡戎，嫩时青色，老则斑麻，故有胡、戎、青斑、麻累诸名。陈藏器《拾遗》虽有胡豆，但云苗似豆，生田野间，米中往往有之。然豌豆、蚕豆皆有胡豆之名。陈氏所云，盖豌豆也。

集解 〔时珍曰〕豌豆种出西胡，今北土甚多。八、九月下种，苗生柔弱如蔓，有须。叶似蒺藜叶，两两对生，嫩时可食。三、四月开小花如蛾形，淡紫色。结荚长寸许，子圆如药丸，亦似甘草子。出胡地者大如杏仁。煮、炒皆佳，磨粉面甚白细腻。百谷之中，最为先登。

【气味】甘，平，无毒。

【主治】消渴，淡煮食之，良。（藏器）

治寒热热中，除吐逆，止泄痢澼下，利小便、腹胀满。（思邈）

调营卫，益中平气。煮食，下乳汁。可作酱用。（吴瑞）

煮饮，杀鬼毒心病，解乳石毒发。研末，涂痈肿痘疮。作澡豆，去䵟黵，令人面光泽。（时珍）

【发明】〔时珍曰〕豌豆属土，故其所主病多系脾胃。元时饮膳，每用此豆捣去皮，同羊肉治食，云补中益气。今为日用之物，而唐、宋本草见遗，可谓缺典矣。《千金方》《外台秘要》洗面澡豆方，盛用毕豆面，亦取其白腻耳。

附方

四圣丹。治小儿痘中有疔，或紫黑而大，或黑坏而臭，或中有黑线，此症十死八九，惟牛都御史得秘传此方，点之最妙。用豌豆四十九粒（烧存性），头发灰三分，珍珠十四粒。炒研为末，以油燕脂同杵成膏。先以簪挑疔破，咂去恶血，以少许点之，即时变红活色。

服石毒发。胡豆半升捣研，以水八合绞汁饮之，即愈。（《外台秘要》）

霍乱吐利。豌豆三合，香薷三两，为末，水三盏，煎一盏，分二服。（《圣惠方》）

豌豆

大豆

《本经》中品

释名 尗俗作菽。〔时珍曰〕豆、尗皆荚谷之总称也。篆文尗，象荚生附茎下垂之形。豆象子在荚中之形。《广雅》云：大豆，菽也。小豆，荅也。角曰荚，叶曰藿，茎曰萁。

集解 〔《别录》曰〕大豆生太山平泽，九月采之。

〔颂曰〕今处处种之。有黑白二种，入药用黑者。紧小者为雄，用之尤佳。

〔时珍曰〕大豆有黑、白、黄、褐、青、斑数色：黑者名乌豆，可入药及充食，作豉；黄者可作腐，榨油，造酱；余但可作腐及炒食而已。皆以夏至前后下种，苗高三四尺，叶团有尖，秋开小白花成丛，结荚长寸余，经霜乃枯。

【气味】甘，平，无毒。

【主治】生研，涂痈肿。煮汁饮，杀鬼毒，止痛。（《本经》）

逐水胀，除胃中热痹，伤中淋露，下瘀血，散五脏结积内寒。杀乌头毒，炒为屑，主胃中热，除痹去肿，止腹胀消谷。（《别录》）

煮食，治温毒水肿。（《蜀本》）

调中下气，通关脉，制金石药毒，治牛马温毒。（《日华》）

煮汁，解礜石、砒石、甘遂、天雄、附子、射罔、巴豆、芫青、斑蝥、百药之毒及蛊毒。入药，治下痢脐痛。冲酒，治风痉及阴毒腹痛。牛胆贮之，止消渴。（时珍）

炒黑，热投酒中饮之，治风痹瘫缓口噤，产后头风。食罢生吞半两，去心胸烦热，热风恍惚，明目镇心，温补。久服，好颜色，变白不老。煮食性寒，下热气肿，压丹石烦热。汁，消肿。（藏器）

主中风脚弱，产后诸疾。同甘草煮汤饮，去一切热毒气，治风毒脚气。煮食，治心痛筋挛膝痛胀满。同桑柴灰汁煮食，下水鼓腹胀。和饭捣，涂一切毒

大豆

肿。疗男女阴肿，以绵裹纳之。（孟诜）

治肾病，利水下气，制诸风热，活血，解诸毒。（时珍）

【发明】〔颂曰〕《仙方》修治末服之，可以辟谷度饥。然多食令人体重，久则如故也。

〔时珍曰〕按《养老书》云：李守愚每晨水吞黑豆二七枚，谓之五脏谷，到老不衰。夫豆有五色，各治五脏。惟黑豆属水性寒，为肾之谷，入肾功多，故能治水消胀下气，制风热而活血解毒，所谓同气相求也。又按：古方称大豆解百药毒，予每试之大不然；又加甘草，其验乃奇。如此之事，不可不知。

【主治】捣敷蛇咬，频易即瘥。（时珍）

附方

服食大豆。令人长肌肤，益颜色，填骨髓，加气力，补虚能食，不过两剂。大豆五升，如作酱法，取黄捣末，以猪肪炼膏和，丸梧子大。每服五十丸至百丸，温酒下。神验秘方也。肥人不可服之。（《延年秘录》）

颈项强硬（不得顾视）。大豆一升，蒸变色，囊裹枕之。（《千金方》）

风入脏中（治新久肿，风入脏中）。以大豆一斗，水五斗，煮取一斗二升，去滓。入美酒斗半，煎取九升。旦服三升取汗，神验。（《千金翼方》）

风毒攻心（烦躁恍惚）。大豆半升淘净，以水二升，煮取七合，食后服之。（《心镜》）

卒风不语。大豆煮汁，煎稠如饴，含之，并饮汁。（《肘后方》）

蒸饼

《纲目》

释名 〔时珍曰〕按刘熙《释名》云：饼者，并也，溲面使合并也。有蒸饼、汤饼、胡饼、索饼、酥饼之属，皆随形命名也。

集解 〔时珍曰〕小麦面修治食品甚多，惟蒸饼其来最古，是酵糟发成单面所造，丸药所须，且能治疾，而本草不载，亦一缺也。惟腊月及寒食日蒸之，至皮裂，去皮悬之风干。临时以水浸胀，擂烂滤过，和脾胃及三焦药，甚易消化。且面已过性，不助湿热。其以果菜、油腻诸物为馅者，不堪入药。

【气味】甘，平，无毒。

【主治】消食，养脾胃，温中化滞，益气和血，止汗，利三焦，通水道。（时珍）

【发明】〔时珍曰〕按《爱竹谈薮》云：宋宁宗为郡王时，病淋，日夜凡三百起。国医罔措，或举孙琳治之。琳用蒸饼、大蒜、淡豆豉三物捣丸，令以温水下三十丸。曰：今日进三服，病当减三之一，明日亦然，三日病除。已而果然。赐以千缗。或问其说。琳曰：小儿何缘有淋，只是水道不利，三物皆能通利故尔。若琳者，其可与语医矣。

蒸饼

附方

积年下血。寒食蒸饼、乌龙尾各一两，皂角七挺（去皮酥炙），为末，蜜丸。米饮每服二十丸。（《圣惠方》）

下痢赤白。治营卫气虚，风邪袭入肠胃之间，便痢赤白，脐腹疼痛，里急后重，烦渴胀满，不进饮食。用丁蒸饼（蜜拌炒）二两，御米壳（蜜炒）四两，为末，炼蜜丸芡子大。每服一丸，水一盏，煎化热服。（《传信适用妙方》）

崩中下血。陈年蒸饼，烧存性，米饮服二钱。

盗汗自汗。每夜卧时，带饥吃蒸饼一枚，不过数日即止。（《医林集要》）

一切折伤。寒食蒸饼为末。每服二钱，酒下，甚验。（《肘后方》）

汤火伤灼。馒头饼烧存性，研末，油调涂敷之。（《肘后方》）

菜部

芥

《别录》上品

释名 〔时珍曰〕按王祯《农书》云：其气味辛烈，菜中之介然者，食之有刚介之象，故字从介。

集解 〔时珍曰〕芥有数种：青芥，又名刺芥，似白菘，有柔毛。有大芥，亦名皱叶芥，大叶皱纹，色尤深绿。味更辛辣。二芥宜入药用。有马芥，叶如青芥。有花芥，叶多缺刻，如萝卜英。有紫芥，茎叶皆紫如苏。有石芥，低小。

【气味】辛，温，无毒。

【主治】归鼻，除肾经邪气，利九窍，明耳目，安中。久食温中。（《别录》）

止咳嗽上气，除冷气。（《日华》）

主咳逆下气，去头面风。（孟诜）

通肺豁痰，利膈开胃。（时珍）

【发明】〔时珍曰〕芥性辛热而散，故能通肺开胃，利气豁痰。久食则积温成热，辛散太盛，耗人真元，肝木受病，昏人眼目，发人疮痔；而《别录》谓其能明耳目者，盖知暂时之快，而不知积久之害也。《素问》云：辛走气，气病无多食辛。多食辛则筋急而爪枯，此类是矣。陆佃云：望梅生津，食芥堕泪，五液之自外至也。慕而涎垂，愧而汗出，五液之自内生也。

【气味】辛，热，无毒。

【主治】归鼻，去一切邪恶疰气，喉痹。（弘景）

疰气发无常处，及射工毒，丸服之，或捣末醋和涂之，随手有验。（苏恭）

治风毒肿及麻痹，醋研敷之。扑损瘀血，腰痛肾冷，和生姜研涂贴之。又治心痛，酒调服之。（《日华》）

温中散寒，豁痰利窍，治胃寒吐食，肺寒咳嗽，风冷气痛，口噤唇紧，消散痈肿瘀血。（时珍）

【发明】〔时珍曰〕芥子功与菜同。其味辛，其气散，故能利九窍，通经络，治口噤、耳聋、鼻衄之证，消瘀血、痈肿、痛痹之邪。其性热而温中，故又能利气豁痰，治嗽止吐，主心腹诸痛。

附方

感寒无汗。水调芥子末填脐内，以热物隔衣熨之，取汗出妙。（杨起《简便单方》）

身体麻木。芥菜子末，醋调涂之。（《济生秘览》）

中风口噤（舌本缩者）。用芥菜子一升研，入醋二升，煎一升，敷颔颊下，效。（《圣惠方》）

雀目不见。真紫芥菜子，炒黑为末，用羊肝一具，分作八服。每用芥末三钱，捻肝上，笋箨裹定，煮熟冷食，以汁送下。（《圣济总录》）

芜菁

《别录》上品

释名 蔓菁、九英菘、诸葛菜。

集解〔时珍曰〕蔓菁六月种者，根大而叶蠹；八月种者，叶美而根小；惟七月初种者，根叶俱良。拟卖者纯种九英，九英根大而味短，削净为菹甚佳。今燕京人以瓶腌藏，谓之闭瓮菜。

气味 苦，温，无毒。

主治 利五脏，轻身益气，可长食之。（《别录》）

常食通中，令人肥健。（苏颂）

消食，下气治嗽，止消渴，去心腹冷痛，及热毒风肿，乳痈妒乳寒热。（孟诜）

【发明】〔诜曰〕九英菘出河西，叶大根亦粗长。和羊肉食甚美，常食都不见发病。冬日作菹煮羹食，消宿食，下气治嗽。诸家商略其性冷，而本草云温，恐误也。

气味 苦、辛，平，无毒。

芜菁

【主治】明目。(《别录》)

疗黄疸，利小便。水煮汁服，主症瘕积聚。少少饮汁，治霍乱心腹胀。末服之，主目暗。为油入面膏，去黑䵟皱纹。(苏恭)

压油涂头，能变蒜发。(孟诜)

入丸药服，令人肥健。尤宜妇人。(萧炳)

【发明】〔时珍曰〕蔓菁子可升可降，能汗能吐，能下能利小便，又能明目解毒，其功甚伟，而世罕知用之何哉？夏初采子，炒过榨油，同麻油炼熟一色无异，西人多食之。点灯甚明，但烟亦损目。北魏祖珽囚地窖中，因芜菁子油灯伤明，即此也。

【气味】辛，平，无毒。

【主治】虚劳眼暗。久服长生，可夜读书。三月三日采花，阴干为末，每服二钱，空心井华水下。(慎微)

附方

预禳时疾。立春后遇庚子日，温蔓菁汁，合家大小并服之，不限多少，一年可免时疾。(《神仙教子法》)

大醉不堪(连日病困者)。蔓菁菜入少米煮熟，去滓，冷饮之良。(《肘后方》)

阴肿如斗。生蔓菁根捣封之，治人所不能治者。(《集疗方》)

明目益气。芜菁子一升，水九升，煮汁尽，日干。如此三度，研细。水服方寸匕，日三。亦可研水和米煮粥食。(《外台秘要》)

小儿头秃。蔓菁子末，和酢敷之。一日三上。(《千金方》)

眉毛脱落。蔓菁子四两，炒研，醋和涂之。(《圣惠方》)

补肝明目。芜菁子(淘过)一斤、黄精二斤同和，九蒸九晒为末。每空心米饮服二钱，日再服。又方：蔓菁子二升、决明子一升和匀，以酒五升煮干，曝为末。每服二钱，温水调下，日二。(并《圣惠方》)

莱菔

《唐本草》

释名 芦萉、萝卜、雹突、紫花菘、温菘、土酥。〔颂曰〕紫花菘、温菘，皆南人所呼。吴人呼楚菘。广南人呼秦菘。

集解〔时珍曰〕莱菔，今天下通有之。大抵生沙壤者脆而甘，生瘠地者坚而辣。根、叶皆可生可熟，可菹可酱，可豉可醋，可糖可腊，可饭，乃疏中之最有利益者。

【气味】根：辛、甘。叶：辛、苦，温，无毒。

【主治】利关节，理颜色，练五脏恶气，制面毒，行风气，去邪热气。（萧炳）

消痰止咳，治肺痿吐血，温中补不足。同羊肉、银鱼煮食，治劳瘦咳嗽。（《日华》）

同猪肉食，益人。生捣服，治禁口痢。（汪颖）

宽胸膈，利大小便。生食，止渴宽中；煮食，化痰消导。（宁原）

主吞酸，化积滞，解酒毒，散瘀血，甚效。末服，治五淋。丸服，治白浊。煎汤，洗脚气。饮汁，治下痢及失音，并烟熏欲死。生捣，涂打扑、汤火伤。（时珍）

【发明】〔时珍曰〕莱菔根、叶同功，生食升气，熟食降气。苏、寇二氏言其下气速，孙真人言久食涩营卫，亦不知其生则噫气，熟则泄气，升降之不同也。大抵入太阴、阳明、少阳气分，故所主皆肺、脾、肠、胃、三焦之病。李九华云：莱菔多食渗人血。则其白人髭发，盖亦由此，非独因其下气、涩营卫也。按《洞微志》云：齐州有人病狂，云梦中见红裳女子引入宫殿中，小姑令歌，每日遂歌云：五灵楼阁晓玲珑，天府由来是此中。惆怅闷怀言不尽，一丸萝卜火吾官。有一道士云：此犯大麦毒也。少女心神，小姑脾神。《医经》言萝卜制面毒，故曰火吾宫。火者，毁也。遂以药并萝卜治之果愈。

莱菔

子

【气味】辛、甘，平，无毒。

【主治】下气定喘治痰，消食除胀，利大小便，止气痛，下痢后重，发疮疹。（时珍）

【发明】〔时珍曰〕莱菔子之功，长于利气。生能升，熟能降。升则吐风痰，散风寒，发疮疹；降则定痰喘咳嗽，调下痢后重，止内痛，皆是利气之效。予曾用，果有殊绩。

花

【主治】用糟下酒藏，食之甚美，明目。（士良）

附方

消渴饮水。独胜散：用出了子萝卜三枚，净洗切片，日干为末。每服二钱，煎猪肉汤澄清调下，日三服，渐增至三钱。生者捣汁亦可，或以汁煮粥食之。（《图经本草》）

肺痿咳血。萝卜和羊肉或鲫鱼，煮熟频食。（《普济方》）

脚气走痛。萝卜煎汤洗之。仍以萝卜晒干为末，铺袜内。（《圣济总录》）

满口烂疮。萝卜自然汁，频漱去涎，妙。（《濒湖集简方》）

汤火伤灼。生萝卜捣涂之。子亦可。（《圣济总录》）

上气痰嗽（喘促唾脓血）。以莱菔子一合，研细煎汤，食上服之。（《食医心镜》）

韭

《别录》中品

释名 草钟乳、起阳草。〔颂曰〕按许慎《说文》：韭字象叶出地上形。一种而久生，故谓之韭。一岁三四割，其根不伤，至冬壅培之，先春复生，信乎久生者也。〔藏器曰〕俗谓韭是草钟乳，言其温补也。

集解〔时珍曰〕韭丛生丰本，长叶青翠。可以根分，可以子种。其性内生，不得外长。叶高三寸便剪，剪忌日中。一岁不过五剪，收子者只可一剪。八月开花成丛，收取腌藏供馔，谓之长生韭，言剪而复生，久而不乏也。

【气味】辛、微酸，温，涩，无毒。

【主治】归心，安五脏，除胃中热，利病人，可久食。（《别录》）

叶：煮鲫鱼鲊食，断卒下痢。根：入生发膏用。（弘景）

根、叶：煮食，温中下气，补虚益阳，调和脏腑，令人能食，止泄血脓，腹中冷痛。生捣汁服，主胸痹骨痛不可

触者，又解药毒，疗狂狗咬人数发者，亦涂诸蛇虺、蝎蚕、恶虫毒。（藏器）

饮生汁，主上气喘息欲绝，解肉脯毒。煮汁饮，止消渴盗汗。熏产妇血运，洗肠痔脱肛。（时珍）

【发明】〔弘景曰〕此菜殊辛臭，虽煮食之，便出犹熏灼，不如葱、薤，熟即无气，最是养生所忌。

〔时珍曰〕韭，叶热根温，功用相同。生则辛而散血，熟则甘而补中。入足厥阴经，乃肝之菜也。《素问》言心病宜食韭，《食鉴本草》言归肾，文虽异而理则相贯。盖心乃肝之子，肾乃肝之母，母能令子实，虚则补其母也。道家目为五荤之一，谓其能昏人神而动虚阳也。有一贫叟病噎膈，食入即吐，胸中刺痛。或令取韭汁，入盐、梅、卤汁少许，细呷，得入渐加，忽吐稠涎数升而愈。此亦仲景治胸痹用薤白，皆取其辛温能散胃脘痰饮恶血之义也。

韭

附方

夜出盗汗。韭根四十九根，水二升，煮一升，顿服。（《千金方》）

消渴引饮。韭苗日用三五两，或炒或作羹，勿入盐，入酱无妨。吃至十斤即住，极效。过清明勿吃。有人病此，引饮无度，得此方而愈。（秦运副方）

脱肛不收。生韭一斤（切），以酥拌炒熟，绵裹作二包，更互熨之，以入为度。（《圣惠方》）

小儿胎毒。初生时，以韭汁少许灌之，即吐出恶水恶血，永无诸疾。（《四声本草》）

小儿腹胀。韭根捣汁，和猪肪煎服一合。间日一服，取愈。（《秘录》）

五般疮癣。韭根炒存性，捣末，以猪脂和涂之。数度愈。（《经验方》）

聤耳出汁。韭汁日滴三次。（《圣惠方》）

生姜

《别录》中品

释名 〔时珍曰〕王安石《字说》云：姜能疆御百邪，故谓之姜。初生嫩者其尖微紫，名紫姜，或作子姜；宿根谓之母姜也。

集解 〔时珍曰〕姜宜原隰沙地。四月取母姜种之。五月生苗如初生嫩芦，而叶稍阔似竹叶，对生，叶亦辛香。秋社前后新芽顿长，如列指状，采食无筋，谓之子姜。

【气味】 辛，微温，无毒。

【主治】 久服去臭气，通神明。（《本经》）

归五脏，除风邪寒热，伤寒头痛鼻塞，咳逆上气，止呕吐，去痰下气。（《别录》）

去水气满，疗咳嗽时疾。和半夏，主心下急痛。又汁和杏仁作煎，下一切结气实，心胸拥隔冷热气，神效。捣汁和蜜服，治中热呕逆不能下食。（甄权）

散烦闷，开胃气。汁作煎服，下一切结实，冲胸膈恶气，神验。（孟诜）

破血调中，去冷气。汁，解药毒。（藏器）

除壮热，治痰喘胀满，冷痢腹痛，转筋心满，去胸中臭气、狐臭，杀腹内长虫。（张鼎）

益脾胃，散风寒。（元素）

生用发散，熟用和中。解食野禽中毒成喉痹。浸汁，点赤眼。捣汁和黄明胶熬，贴风湿痛甚妙。（时珍）

葱

《本经》中品

释名 芤、菜伯、和事草、鹿胎。〔时珍曰〕葱从囱。外直中空，有囱通之象也。芤者，草中有孔也，故字从孔，芤脉象之。葱初生曰葱针，叶曰葱青，衣曰葱袍，茎曰葱白，叶中涕曰葱苒。诸物皆宜，故云菜伯、和事。

集解 〔恭曰〕葱有数种，山葱曰茖葱，疗病似胡葱。其人间食葱有二种：一种冻葱，经冬不死，分茎栽蒔而无子；一种汉葱，冬即叶枯。食用入药，冻葱最善，气味亦佳也。

〔颂曰〕入药用山葱、胡葱，食品用冬葱、汉葱。又有一种楼葱，亦冬葱类，江南人呼为龙角葱，荆楚间多种之，其皮赤，每茎上出歧如八角，故云。

〔时珍曰〕冬葱即慈葱，或名太官葱。谓其茎柔细而香，可以经冬，太官上供宜之，故有数名。汉葱一名木葱，其茎粗硬，故有木名。冬葱无子。汉葱春末开花成丛，青白色。其子味辛色黑，有皱纹，作三瓣状。收取阴干，勿令浥郁，可种可栽。

葱茎白

【气味】 辛，平。叶：温。根须：平。并无毒。

【主治】 作汤，治伤寒寒热，中风面目浮肿，能出汗。（《本经》）

伤寒骨肉碎痛，喉痹不通，安胎，归目益目睛，除肝中邪气，安中利五脏，杀百药毒。根：治伤寒头痛。（《别录》）

主天行时疾，头痛热狂，霍乱转筋，及奔豚气、脚气，心腹痛，目眩，止心迷闷。（《大明》）

通关节，止衄血，利大小便。（孟诜）

治阳明下痢、下血。（李杲）

达表和里，止血。（宁原）

除风湿，身痛麻痹，虫积心痛，止大人阳脱、阴毒腹痛，小儿盘肠内钓，妇人妊娠溺血，通乳汁，散乳痈，利耳鸣，涂猘犬伤，制蚯蚓毒。（时珍）

杀一切鱼、肉毒。（士良）

叶

【主治】 煨研，敷金疮水入毒肿。盐研，敷蛇、虫伤及中射工、溪毒。（《日华》）

主水病足肿。（苏颂）

利五脏，益目精，发黄疸。（思邈）

葱

汁

【气味】 辛，温，滑，无毒。

【主治】 溺血，饮之。解藜芦及桂毒。（《别录》）

散瘀血，止衄止痛，治头痛耳聋，消痔漏，解众药毒。（时珍）

能消桂为水，化五石，《仙方》所用。（弘景）

须

【主治】 通气。（孟诜）

疗饱食房劳，血渗入大肠，便血肠澼成痔，日干，研末，每服二钱，温酒下。（时珍）

花

【主治】心脾痛如锥刀刺，腹胀。用一升，同吴茱萸一升，水一大升八合，煎七合，去滓，分三服，立效。（苏颂）

实

【气味】辛，大温，无毒。

【主治】明目，补中气不足。（《本经》）

温中益精。（《日华》）

宜肺，归头。（思邈）

附方

感冒风寒（初起）。即用葱白一握，淡豆豉半合，泡汤服之，取汗。（《濒湖集简方》）

伤寒头痛（如破者）。连须葱白半斤，生姜二两，水煮温服。（《活人书》）

时疾头痛（发热者）。以连根葱白二十根，和米煮粥，入醋少许，热食取汗即解。（《济生秘览》）

数种伤寒（初起一二日，不能分别者）。用上法取汗。

伤寒劳复（因交接者，腹痛卵肿）。用葱白捣烂，苦酒一盏，和服之。（《千金方》）

风湿身痛。生葱擂烂，入香油数点，水煎，调川芎䓖、郁金末一钱服，取吐。（《丹溪心法》）

妊娠伤寒（赤斑变为黑斑，尿血者）。以葱白一把，水三升，煮热服汁，食葱令尽，取汗。（《伤寒类要》）

六月孕动（困笃难救者）。葱白一大握，水三升，煎一升，去滓顿服。（杨氏《产乳》）

胎动下血（病痛抢心）。杨氏《产乳》方：用葱白煮浓汁饮之。未死即安，已死即出。未效再服。一方：加川芎。一方：用银器同米煮粥及羹食。（《梅师方》）

卒心急痛（牙关紧闭欲绝）。以老葱白五茎去皮须，捣膏，以匙送入咽中，灌以麻油四两，但得下咽即苏。少顷，虫积皆化黄水而下，永不再发。累得救人。（《瑞竹堂方》）

霍乱烦躁（坐卧不安）。葱白二十茎，大枣二十枚，水三升，煎二升，分服。（《梅师方》）

腹皮麻痹不仁者。多煮葱白食之，即自愈。（危氏方）

小便闭胀（不治杀人）。葱白三斤，剉炒帕盛，二个更互熨小腹，气透即通也。（许学士《本事方》）

大小便闭。捣葱白和酢，封小腹上。仍灸七壮。（《外台秘要》）

小便淋涩（或有血者）。以赤根楼葱近根截一寸许，安脐中，以艾灸七壮。（《经验方》）

阴囊肿痛。葱白、乳香捣涂，即时痛止肿消。又方：用煨葱入盐，杵如泥，涂之。

苋

《本经》上品

释名 〔时珍曰〕按陆佃《埤雅》云：苋之茎叶，皆高大而易见，故其字从见，指事也。

集解 〔《别录》曰〕苋实，一名莫实，细苋亦同。生淮阳川泽及田中。叶如蓝。十一月采。

〔弘景曰〕苋实当是白苋。所以云细苋亦同，叶如蓝也。细苋即是糠苋，食之乃胜，而并冷利。被霜乃熟，故云十一月采。又有赤苋，茎纯紫，不堪食。马苋别一种，布地生，实至微细，俗呼马齿苋，恐非苋实也。

〔时珍曰〕苋并三月撒种。六月以后不堪食。老则抽茎如人长，开细花成穗。穗中细子，扁而光黑，与青葙子、鸡冠子无别，九月收之。细苋即野苋也，北人呼为糠苋，柔茎细叶，生即结子，味比家苋更胜。俗呼青葙苗为鸡冠苋，亦可食。

  菜

【气味】甘，冷利，无毒。

【主治】白苋：补气除热，通九窍。（孟诜）

赤苋：主赤痢，射工、沙虱。（苏恭）

紫苋：杀虫毒，治气痢。（藏器）

六苋：并利大小肠，治初痢，滑胎。（时珍）

【发明】〔弘景曰〕人苋、细苋并冷利。赤苋疗赤下而不堪食。方用苋菜甚稀，断谷方中时用之。

〔诜曰〕五月五日收苋菜，和马齿苋为细末，等分，与妊娠人常服，令易产也。

〔震亨曰〕红苋入血分善走，故与马苋同服，能下胎。或煮食之，令人易产。

  苋实

【气味】甘，寒，无毒。

【主治】青盲，明目除邪，利大小便，去寒热。久服益气力，不饥轻身。（《本经》）

治白翳，杀蛔虫。（《别录》）

益精。（《大明》）

苋

肝风客热，翳目黑花。（时珍）

【发明】〔时珍曰〕苋实与青葙子同类异种，故其治目之功亦仿佛也。

根

【主治】阴下冷痛，入腹则肿满杀人，捣烂敷之。（时珍）

附方

利大小便。苋实（为末）半两，分二服，新汲水下。（《圣惠方》）

牙痛。苋根晒干，烧存性为末，揩之。再以红灯笼草根煎汤漱之。（孙氏《集效方》）

蒲公英

《唐本草》

■释名 耩耨草、金簪草、黄花地丁。

■集解 〔时珍曰〕地丁江之南北颇多，他处亦有之，岭南绝无。小科布地，四散而生，茎、叶、花、絮并似苦苣，但小耳。嫩苗可食。

苗

【气味】甘，平，无毒。

【主治】妇人乳痈肿，水煮汁饮及封之，立消。（苏恭）

解食毒，散滞气，化热毒，消恶肿、结核、丁肿。（震亨）

【发明】〔震亨曰〕此草属土，开黄花，味甘。解食毒，散滞气，可入阳明、太阴经。化热毒，消肿核，有奇功。同忍冬藤煎汤，入少酒佐服，治乳痈，服罢欲睡，是其功也。睡觉微汗，病即安矣。

〔时珍曰〕萨谦斋《瑞竹堂方》有擦牙乌须发还少丹，甚言此草之功，盖取其能通肾也。故东垣李氏言其为少阴本经必用之药，而著本草者不知此义。

蒲公英

附方

乳痈红肿。蒲公英一两，忍冬藤二两，捣烂。水二钟，煎一钟，食前服。睡觉病即去矣。（《积德堂方》）

疔疮疔毒。蒲公英捣烂覆之，即黄花地丁也。别更捣汁，和酒煎服，取汗。（唐氏方）

多年恶疮。蒲公英捣烂贴。（《救急方》）

莴苣

《食疗》

释名 莴菜、千金菜。〔时珍曰〕按彭乘《墨客挥犀》云：莴菜自呙国来，故名。

集解 〔时珍曰〕莴苣，正二月下种，最宜肥地。叶似白苣而尖，色稍青，折之有白汁黏手。四月抽薹，高三四尺。剥皮生食，味如胡瓜。糟食亦良。

【气味】苦，冷，微毒。

【主治】利五脏，通经脉，开胸膈，功同白苣。（藏器）

利气，坚筋骨，去口气，白齿牙，明眼目。（宁原）

【主治】下乳汁，通小便，治阴肿、痔漏下血、伤损作痛。（时珍）

附方

小便不通。莴苣菜捣敷脐上即通。（《卫生易简方》）

乳汁不行。莴苣子一合，生甘草三钱，糯米、粳米各半合，煮粥频食之。

阴囊癞肿。莴苣子一合，捣末，水一盏，煎五沸，温服。

闪损腰痛。趁痛丸：用白莴苣子（炒）三两，白粟米（炒）一撮，乳香、没药、乌梅肉各半两，为末，炼蜜丸弹子大。每嚼一丸，热酒下。（《玉机微义》）

髭发不生（疔疮疤上不生髭发）。先以竹刀刮损，以莴苣子拗猢狲姜末，频擦之。（《摘玄方》）

百合

《本经》中品

释名 强瞿、蒜脑薯。〔时珍曰〕百合之根，以众瓣合成也。或云专治百合病故名，亦通。

集解 〔时珍曰〕百合一茎直上，四向生叶。叶似短竹叶，不似柳叶。五、六月茎端开大白花，长五寸，六出，红蕊四垂向下，色亦不红。红者叶似柳，乃山丹也。

根

【气味】甘，平，无毒。

【主治】邪气腹胀心痛，利大小便，补中益气。（《本经》）

除浮肿胪胀，痞满寒热，通身疼痛，及乳难喉痹，止涕泪。（《别录》）

安心定胆益志，养五脏，治癫邪狂叫惊悸，产后血狂运，杀蛊毒气，胁痈乳痈发背诸疮肿。（《大明》）

温肺止嗽。（元素）

【发明】〔颂曰〕张仲景治百合病，有百合知母汤、百合滑石代赭汤、百合鸡子汤、百合地黄汤，凡四方。病名百合而用百合治之，不识其义。

〔颖曰〕百合新者，可蒸可煮，和肉更佳；干者作粉食，最益人。

〔时珍曰〕按王维诗云：冥搜到百合，真使当重肉。果堪止泪无，欲纵望江目。盖取本草百合止涕泪之说。

花

【主治】小儿天泡湿疮，暴干研末，菜子油涂，良。（时珍）

子

【主治】酒炒微赤，研末汤服，治肠风下血。（思邈）

> **附方**
>
> 肺脏壅热（烦闷咳嗽者）。新百合四两，蜜和蒸软，时时含一片，吞津。（《圣惠方》）
>
> 肺病吐血。新百合捣汁，和水饮之。亦可煮食。（《卫生易简》）
>
> 耳聋耳痛。干百合为末，温水服二钱，日二服。（《胜金方》）

百合

果部

杏

《本经》下品

释名 甜梅。〔时珍曰〕杏字篆文象子在木枝之形。或云从口及从可者，并非也。《江南录》云：杨行密改杏名甜梅。

集解 〔时珍曰〕诸杏，叶皆圆而有尖，二月开红花，亦有千叶者，不结实。甘而有沙者为沙杏，黄而带酢者为梅杏，青而带黄者为柰杏。其金杏大如梨，黄如橘。《西京杂记》载蓬莱杏花五色，盖异种也。

【气味】酸，热，有小毒。

【主治】曝脯食，止渴，去冷热毒。心之果，心病宜食之。（思邈）

【气味】甘（苦），温（冷利），有小毒。

【主治】咳逆上气雷鸣，喉痹，下气，产乳金疮，寒心奔豚。（《本经》）

惊痫，心下烦热，风气往来。时行头痛，解肌，消心下急满痛，杀狗毒。（《别录》）

治腹痹不通，发汗，主温病脚气，咳嗽上气喘促。入天门冬煎，润心肺。和酪作汤，润声气。（甄权）

除肺热，治上焦风燥，利胸膈气逆，润大肠气秘。（元素）

【发明】〔元素曰〕杏仁气薄味厚，浊而沉坠，降也、阴也。入手太阴经。其用有三：润肺也，消食积也，散滞气也。

〔时珍曰〕杏仁能散能降，故解肌散风、降气润燥、消积治伤损药中用之。治疮杀虫，用其毒也。

【气味】苦，温，无毒。

【主治】补不足，女子伤中，寒热

杏

痹厥逆。(《别录》)

叶

【主治】人卒肿满,身面洪大,煮浓汁热渍,亦少少服之。(《肘后》)

枝

【主治】堕伤,取一握,水一升煮减半,入酒三合和匀,分再服,大效。(苏颂)

根

【主治】食杏仁多,致迷乱将死,切碎煎汤服,即解。(时珍)

附方

耳出脓汁。杏仁炒黑,捣膏绵裹纳入,日三四易之,妙。(《梅师方》)

鼻中生疮。杏仁研末,乳汁和敷。(《千金方》)

白癜风斑。杏仁连皮尖,每早嚼二七粒,揩令赤色。夜卧再用。(《圣济总录》)

粉滓面䵟。杏花、桃花各一升,东流水浸七日,洗面三七遍,极妙。(《圣济总录》)

坠扑瘀血(在内,烦闷者)。用东引杏树枝三两,细锉微熬,好酒二升煎十余沸,分二服。(《塞上方》)

桃

《本经》下品

释名 〔时珍曰〕桃性早花,易植而子繁,故字从木、兆。十亿曰兆,言其多也。或云从兆谐声也。

集解 〔时珍曰〕桃品甚多,易于栽种,且早结实。五年宜以刀劚其皮,出其脂液,则多延数年。

实

【气味】辛、酸、甘,热,微毒。

【主治】作脯食,益颜色。(《大明》)

肺之果,肺病宜食之。(思邈)

核仁

【气味】苦、甘,平,无毒。

【主治】瘀血血闭,症瘕邪气,杀小虫。(《本经》)

止咳逆上气,消心下坚硬,除卒暴击血,通月水,止心腹痛。(《别录》)

治血结、血秘、血燥,通润大便,破畜血。(元素)

杀三虫,又每夜嚼一枚和蜜,涂手、

面良。（孟诜）

主血滞风痹骨蒸，肝疟寒热，鬼注疼痛，产后血病。（时珍）

【发明】〔杲曰〕桃仁苦重于甘，气薄味厚，沉而降，阴中之阳，手、足厥阴经血分药也。苦以泄滞血，甘以生新血，故破凝血者用之。其功有四：治热入血室，一也；泄腹中滞血，二也；除皮肤血热燥痒，三也；行皮肤凝聚之血，四也。

〔成无己曰〕肝者血之源，血聚则肝气燥，肝苦急，急食甘以缓之。桃仁之甘以缓肝散血，故张仲景抵当汤用之，以治伤寒八九日，内有畜血，发热如狂，小腹满痛，小便自利者。又有当汗失汗，热毒深入，吐血及血结胸，烦躁谵语者，亦以此汤主之。与虻虫、水蛭、大黄同用。

附方

延年去风（令人光润）。用桃仁五合去皮，用粳米饭浆同研，绞汁令尽，温温洗面，极妙。（《千金翼方》）

上气咳嗽（胸满气喘）。桃仁三两去皮尖，以水一大升研汁，和粳米二合煮粥食之。（《心镜》）

小儿聤耳。桃仁炒研绵裹，日日塞之。（《千金方》）

大便不快（里急后重）。用桃仁三两（去皮），吴茱萸二两，食盐一两，同炒熟，去盐、茱，每嚼桃仁五七粒。（《总录》）

【气味】辛，平，微毒。

【主治】破血闭，下血瘕，寒热积聚，无子，带下诸疾。（《别录》）

疗崩中，破癖气。（《大明》）

山楂

《唐本草》

释名　赤爪子、鼠楂、猴楂、茅楂。〔时珍曰〕山楂味似楂子，故亦名楂。

集解　〔时珍曰〕赤爪、棠梂、山楂，一物也。古方罕用，故《唐本》虽有赤爪，后人不知即此也。自丹溪朱氏始著山楂之功，而后遂为要药。

【气味】酸，冷，无毒。

【主治】煮汁服，止水痢。沐头洗身，治疮痒。（《唐本》）

煮汁洗漆疮，多瘥。（弘景）

治腰痛有效。（苏颂）

山楂

之气也。

〔时珍曰〕凡脾弱食物不克化，胸腹酸刺胀闷者，于每食后嚼二三枚，绝佳。但不可多用，恐反克伐也。按《物类相感志》言：煮老鸡、硬肉，入山楂数颗即易烂。则其消肉积之功，益可推矣。

消食积，补脾，治小肠疝气，发小儿疮疹。（吴瑞）

健胃，行结气。治妇人产后儿枕痛，恶露不尽，煎汁入砂糖服之，立效。（震亨）

化饮食，消内积症瘕，痰饮痞满吞酸，滞血痛胀。（时珍）

化血块气块，活血。（宁原）

【发明】〔震亨曰〕山楂大能克化饮食。若胃中无食积，脾虚不能运化，不思食者，多服之，则反克伐脾胃生发

【主治】吞之，化食磨积，治癫疝。（时珍）

附方

偏坠疝气。山棠梂肉、茴香（炒）各一两为末，糊丸梧子大。每服一百丸，空心白汤下。（《卫生易简方》）

老人腰痛（及腿痛）。用棠梂子、鹿茸（炙）等分，为末，蜜丸梧子大。每服百丸，日二服。

难产。山楂核七七粒，百草霜为衣，酒吞下。（《海上方》）

柚

《日华》

释名 条、壶柑、臭橙、朱栾。〔时珍曰〕柚，色油然，其状如卣，故名。壶亦象形。今人呼其黄而小者为蜜筒，正此意也。其大者谓之朱栾，亦取团栾之象。最大者谓之香栾。

集解 〔恭曰〕柚皮厚味甘，不似橘皮薄味辛而苦。其肉亦如橘，有甘有酸，酸者名壶柑。今俗人谓橙为柚，非矣。案《吕氏春秋》云：果之美者，江浦之橘，云梦之柚。郭璞云：柚出江南，似橙而实酢，大如橘。《禹贡》云：扬州厥包橘、柚。孔安国云：小曰橘，大曰柚，皆为柑也。

〔颂曰〕闽中、岭外、江南皆有柚，比橘黄白

色而大。襄、唐间柚，色青黄而实小。其味皆酢，皮厚，不堪入药。

〔时珍曰〕柚，树、叶皆似橙。其实有大、小二种：小者如柑如橙；大者如瓜如升，有围及尺余者，亦橙之类也。今人呼为朱栾，形色圆正，都类柑、橙。但皮厚而粗，其味甘，其气臭，其瓣坚而酸恶不可食，其花甚香。

【气味】酸，寒，无毒。

【主治】消食，解酒毒，治饮酒人口气，去肠胃中恶气，疗妇妇不思食口淡。（《大明》）

柚

 皮

【气味】甘、辛，平，无毒。

【主治】下气。宜食，不入药。（弘景）

 叶

【主治】头风痛，同葱白捣，贴太阳穴。（时珍）

 花

【主治】蒸麻油作香泽面脂，长发润燥。（时珍）

附方

痰气咳嗽。用香栾去核切，砂瓶内浸酒，封固一夜，煮烂，蜜拌匀，时时含咽。

枣

《本经》上品

释名 〔时珍曰〕按陆佃《埤雅》云：大曰枣，小曰棘。棘，酸枣也。

集解 〔《别录》曰〕枣生河东平泽。

〔弘景曰〕世传河东猗氏县枣特异。今青州出者形大而核细，多膏甚甜。郁州互市者亦好，小不及耳。江东临沂、金城枣形大而虚，少脂，好者亦可用之。南枣大恶，不堪啖。

〔颂曰〕近北州郡皆出枣，惟青州之种特佳。晋州、绛州者虽大，而不及青州肉厚也。江南出者，坚燥少脂。今园圃种莳者，其种甚多。美者有水菱枣、御枣之类，皆不堪入药，盖肌肉轻虚故也。南郡人煮而曝干，皮薄而皱，味更甘于他枣，谓之天蒸枣，亦不入药。

〔宗奭曰〕大枣先青州，次晋州，皆可晒曝入药，益脾胃。余者止可充食用耳。青州人以枣去皮核，焙干为枣圈，以为奇货。有御枣，甘美轻脆，后众枣熟而易生虫，今人所谓扑落酥者是也。又有牙枣，先众枣熟，亦甘美，微酸而尖长。二枣皆可啖，不堪收曝。

〔时珍曰〕枣木赤心有刺。四月生小叶，尖

觥光泽。五月开小花，白色微青。南北皆有，惟青、晋所出者肥大甘美，入药为良。其类甚繁，《尔雅》所载之外，郭义恭《广志》有狗牙、鸡心、牛头、羊矢、狝猴、细腰、赤心、三星、骈白之名，又有木枣、氐枣、桂枣、夕枣、灌枣、墟枣、蒸枣、白枣、棠枣，及安邑、信都诸枣。谷城紫枣长二寸，羊角枣长三寸。密云所出小枣，脆润核细，味亦甘美，皆可充果食，不堪入药。入药须用青州及晋地晒干大枣为良。

大枣

【释名】干枣、美枣、良枣。

【气味】甘，平，无毒。

【主治】心腹邪气，安中，养脾气，平胃气，通九窍，助十二经，补少气、少津液、身中不足，大惊四肢重，和百药。久服轻身延年。（《本经》）

补中益气，坚志强力，除烦闷，疗心下悬，除肠澼。久服不饥神仙。（《别录》）

润心肺，止嗽，补五脏，治虚损，除肠胃癖气。和光粉烧，治疳痢。（《大明》）

和阴阳，调荣卫，生津液。（李杲）

【发明】〔弘景曰〕道家方药，以枣为佳饵。其皮利，肉补虚，所以合汤皆擘之也。

〔杲曰〕大枣气味俱厚，阳也。温以补不足，甘以缓阴血。

〔成无己曰〕邪在营卫者，辛甘以解之。故用姜、枣以和营卫，生发脾胃升腾之气。张仲景治奔豚，用大枣滋脾土以平肾气也。治水饮胁痛有十枣汤，益土而胜水也。

〔震亨曰〕枣属土而有火，味甘性缓。甘先入脾，补脾者未尝用甘。故今人食甘多者，脾必受病也。

〔时珍曰〕《素问》言枣为脾之果，脾病宜食之。谓治病和药，枣为脾经血分药也。若无故频食，则生虫损齿，贻害多矣。

三岁陈枣核中仁

【气味】燔之，苦，平，无毒。

【主治】恶气卒疰忤。（孟诜）

核烧研，掺胫疮良。（时珍）

【发明】〔时珍曰〕按《刘根别传》

云：道士陈孜如痴人，江夏袁仲阳敬事之。孜曰：今春当有疾，可服枣核中仁二十七枚。后果大病，服之而愈。又云：常服枣仁，百邪不复干也。仲阳服之有效，则枣果有治邪之说矣。又《道书》云：常含枣核治气，令口行津液，咽之佳。谢承《后汉书》亦云：孟节能含枣核，不食可至十年也。此皆藉枣以生津受气，而咽之又能达黄宫，以交离坎之义耳。

叶

【气味】甘，温，微毒。

【主治】覆麻黄，能令出汗。（《本经》）

和葛粉，揩热痱疮，良。（《别录》）

治小儿壮热，煎汤浴之。（《大明》）

木心

【气味】甘，涩，温，有小毒。

【主治】中蛊腹痛，面目青黄，淋露骨立。锉取一斛，水淹三寸，煮至二斗澄清，煎五升，旦服五合，取吐即愈。又煎红水服之，能通经脉。（时珍）

根

【主治】小儿赤丹从脚跌起，煎汤频浴之。（时珍）

皮

【主治】同老桑树皮，并取北向者，等分，烧研。每用一合，井水煎，澄取清，洗目。一月三洗，昏者复明。忌荤、酒、房事。（时珍）

附方

调和胃气。以干枣去核，缓火逼燥为末。量多少入少生姜末，白汤点服。调和胃气甚良。（《衍义》）

小肠气痛。大枣一枚去核，用斑蝥一枚去头、足、翅，入枣内，纸包煨熟，去蝥食枣，以桂心、荜澄茄汤下。（《直指》）

伤寒热病（后口干咽痛，喜唾）。大枣二十枚，乌梅十枚，捣入蜜丸。含如杏核大，咽汁甚效。（《千金方》）

妊娠腹痛。大红枣十四枚，烧焦为末，以小便服之。（《梅师方》）

大便燥塞。大枣一枚去核，入轻粉半钱缚定，煨熟食之，仍以枣汤送下。（《直指》）

烦闷不眠。大枣十四枚，葱白七茎，水三升，煮一升，顿服。（《千金方》）

上气咳嗽。治伤中筋脉急，上气咳嗽者。用枣二十枚去核，以酥四两微火煎，入枣肉中泣尽酥，取收之。常含一枚，微微咽之取瘥。（《圣惠方》）

肺疽吐血。因啖辛辣、热物致伤者。用红枣（连核烧存性）、百药煎（煅过）等分，为末。每服二钱，米饮下。（《三因》）

柿

《别录》中品

集解 〔颂曰〕柿南北皆有之，其种亦多。红柿所在皆有。黄柿生汴、洛诸州。朱柿出华山，似红柿而圆小，皮薄可爱，味更甘珍。椑柿色青，可生啖。诸柿食之皆美而益人。又有一种小柿，谓之软枣，俗呼为牛奶柿。世传柿有七绝：一多寿，二多阴，三无鸟巢，四无虫蠹，五霜叶可玩，六嘉宾，七落叶肥滑，可以临书也。

〔时珍曰〕柿高树大叶，圆而光泽。四月开小花，黄白色。结实青绿色，八、九月乃熟。生柿置器中自红者谓之烘柿，日干者谓之白柿，火干者谓之乌柿，水浸藏者谓之醂柿。其核形扁，状如木鳖子仁而硬坚。其根甚固，谓之柿盘。案《事类合璧》云：柿，朱果也。大者如碟，八棱稍扁；其次如拳；小或如鸡子、鸭子、牛心、鹿心之状。一种小而如折二钱者，谓之猴枣。皆以核少者为佳。

烘柿

【气味】甘，寒，涩，无毒。

【主治】通耳鼻气，治肠澼不足。解酒毒，压胃间热，止口干。（《别录》）

续经脉气。（孟诜）

【发明】〔藏器曰〕饮酒食红柿，令人易醉或心痛欲死。《别录》言解酒毒，失之矣。

白柿 柿霜

【气味】甘，平，涩，无毒。

【主治】补虚劳不足，消腹中宿血，涩中厚肠，健脾胃气。（孟诜）

开胃涩肠，消痰止渴，治吐血，润心肺，疗肺痿心热咳嗽，润声喉，杀虫。（《大明》）

霜：清上焦心肺热，生津止渴，化痰宁嗽，治咽喉口舌疮痛。（时珍）

【发明】〔震亨曰〕干柿属金而有土，属阴而有收意。故止血治咳，亦可为助也。

〔时珍曰〕柿乃脾、肺血分之果也。其味甘而气平，性涩而能收，故有健脾涩肠、治嗽止血之功。盖大肠者，肺之合而胃之子也。真正柿霜，乃其精液，入肺病上焦药尤佳。

柿

【气味】甘，温，无毒。

【主治】杀虫，疗金疮、火疮，生肉止痛。（《别录》）

治狗啮疮，断下痢。（弘景）

服药口苦及呕逆者，食少许即止。（藏器）

【主治】作饼及糕与小儿食，治秋痢。（孟诜）

黄柿和米粉作糗蒸，与小儿食，止下痢、下血有效。（藏器）

柿蒂

【气味】涩，平，无毒。

【主治】咳逆哕气，煮汁服。（孟诜）

【发明】〔震亨曰〕人之阴气，依胃为养。土伤则木挟相火，直冲清道而上作咳逆。古人以为胃寒，概用丁香、柿蒂，不知其孰为补虚，孰为降火？不能清气利痰，惟有助火而已。

〔时珍曰〕咳逆者，气自脐下冲脉直上至咽膈，作呃忒塞逆之声也。朱肱《南阳书》以哕为咳逆，王履《溯洄集》以咳嗽为咳逆，皆误矣。哕者干哕有声也。咳逆有伤寒吐下后，及久病产后，老人虚人，阴气大亏，阳气暴逆，自下焦逆至上焦而不能出者。有伤寒失下，及平人痰气抑遏而然者。当视其虚实阴阳，或温或补，或泄热，或降气，或吐或下可也。古方单用柿蒂煮汁饮之，取其苦温能降逆气也。

【主治】下血。晒焙研末，米饮服二钱，两服可止。（苏颂）

汤火疮，烧灰，油调敷。（时珍）

【主治】血崩，血痢，下血。（时珍）

> **附方**
>
> 热淋涩痛。干柿、灯芯等分，水煎日饮。（朱氏方）
>
> 小儿秋痢。以粳米煮粥，熟时入干柿末，再煮三两沸食之。奶母亦食之。（《食疗》）
>
> 反胃吐食。干柿三枚，连蒂捣烂，酒服甚效。切勿以他药杂之。
>
> 腹薄食减（凡男女脾虚腹薄，食不消化，面上黑点者）。用干柿三斤，酥一斤，蜜半斤，以酥、蜜煎匀，下柿煮十余沸，用不津器贮之。每日空腹食三五枚，甚良。（孟诜《食疗》）
>
> 痰嗽带血。青州大柿饼，饭上蒸熟批开。每用一枚，掺真青黛一钱，卧时食之，薄荷汤下。（《丹溪纂要》）

银杏

《日用》

释名 白果、鸭脚子。〔时珍曰〕原生江南,叶似鸭掌,因名鸭脚。宋初始入贡,改呼银杏,因其形似小杏而核色白也。今名白果。梅尧臣诗:鸭脚类绿李,其名因叶高。欧阳修诗"绛囊初入贡,银杏贵中州",是矣。

集解 〔时珍曰〕银杏生江南,以宣城者为胜。树高二三丈。叶薄纵理,俨如鸭掌形,有刻缺,面绿背淡。二月开花成簇,青白色,二更开花,随即卸落,人罕见之。一枝结子百十,状如楝子,经霜乃熟烂,去肉取核为果。其核两头尖,三棱为雄,二棱为雌。其仁嫩时绿色,久则黄。须雌雄同种,其树相望,乃结实;或雌树临水亦可;或凿一孔,内雄木一块,泥之,亦结。阴阳相感之妙如此。其树耐久,肌理白腻。术家取刻符印,云能召使也。

【气味】 甘、苦,平,涩,无毒。

【主治】 生食引疳解酒,熟食益人。(李鹏飞)

熟食温肺益气,定喘嗽,缩小便,止白浊。生食降痰,消毒杀虫。嚼浆涂鼻面手足,去皶疱黧黯皴皱,及疥癣疳蜃阴虱。(时珍)

【发明】 〔时珍曰〕银杏宋初始著名,而修本草者不收。近时方药亦时用之。其气薄味厚,性涩而收,色白属金。故能入肺经,益肺气,定喘嗽,缩小便。生捣能浣油腻,则其去痰浊之功,可类推矣。其花夜开,人不得见,盖阴毒之物,故又能杀虫消毒。然食多则收令太过,令人气壅胪胀昏顿。

附方

寒嗽痰喘。白果七个煨熟,以熟艾作七丸,每果入艾一丸,纸包再煨香,去艾吃。(《秘韫》方)

咳嗽失声。白果仁四两,白茯苓、桑白皮二两,乌豆半升(炒),沙蜜半斤。煮熟日干为末,以乳汁半碗拌湿,九蒸九晒,丸如绿豆大。每服三五十丸,白汤下,神效。(余居士方)

赤白带下(下元虚惫)。白果、莲肉、江米各五钱,胡椒一钱半,为末。用乌骨鸡一只,去肠盛药,瓦器煮烂,空心食之。(《集简方》)

银杏

木部

柏

《本经》上品

【释名】 椈、侧柏。〔时珍曰〕按魏子才《六书精蕴》云：万木皆向阳，而柏独西指，盖阴木而有贞德者，故字从白。白者，西方也。陆佃《埤雅》云：柏之指西，犹针之指南也。柏有数种，入药惟取叶扁而侧生者，故曰侧柏。

【集解】 〔时珍曰〕《史记》言：松柏为百木之长。其树耸直，其皮薄，其肌腻，其花细琐，其实成球，状如小铃，霜后四裂，中有数子，大如麦粒，芬香可爱。

柏实

【气味】 甘，平，无毒。

【主治】 惊悸益气，除风湿痹，安五脏。久服，令人润泽美色，耳目聪明，不饥不老，轻身延年。（《本经》）

疗恍惚，虚损吸吸，历节腰中重痛，益血止汗。（《别录》）

养心气，润肾燥，安魂定魄，益智宁神。烧沥，泽头发，治疥癣。（时珍）

【发明】 〔时珍曰〕柏子仁性平而不寒不燥，味甘而补，辛而能润，其气清香，能透心肾，益脾胃，盖仙家上品药也，宜乎滋养之剂用之。

【主治】 吐血衄血，痢血崩中赤白，轻身益气，令人耐寒暑，去湿痹，止饥。（《别录》）

治冷风历节疼痛，止尿血。（甄权）

【发明】 〔时珍曰〕柏性后凋而耐久，禀坚凝之质，乃多寿之木，所以可入服食。道家以之点汤常饮，元旦以之浸酒辟邪，皆有取于此。

柏叶

【气味】 苦，微温，无毒。

柏

枝节

【主治】煮汁酿酒，去风痹、历节风。烧取沥油，疗癞疥及虫癞良。（苏恭）

脂

【主治】身面疣目，同松脂研匀涂之，数夕自失。（《圣惠》）

根白皮

【气味】苦，平，无毒。

【主治】火灼烂疮，长毛发。（《别录》）

附方

中风不省。柏叶一握（去枝），葱白一握（连根研如泥），无灰酒一升，煎一二十沸，温服。如不饮酒，分作四五服，方进他药。（杨氏《家藏方》）

忧恚呕血（烦满少气，胸中疼痛）。柏叶为散，米饮调服二方寸匕。（《圣惠方》）

鼠瘘核痛（未成脓）。以柏叶捣涂，熬盐熨之，令热气下即消。（姚僧垣《集验方》）

头发黄赤。生柏叶末一升，猪膏一斤，和丸弹子大，每以布裹一丸，纳泔汁中化开，沐之。一月，色黑而润矣。（《圣惠方》）

松

《本经》上品

释名 〔时珍曰〕按王安石《字说》云：松柏为百木之长。松犹公也，柏犹伯也。故松从公，柏从白。

集解 〔时珍曰〕松树磥砢修耸多节，其皮粗厚有鳞形，其叶后凋。二、三月抽蕤生花，长四五寸，采其花蕊为松黄。结实状如猪心，叠成鳞砌，秋老则子长鳞裂。然叶有二针、三针、五针之别。三针者为栝子松，五针者为松子松。

松脂

【别名】松膏、松肪、松胶、松香、沥青。

【气味】苦、甘，温，无毒。

【主治】痈疽恶疮，头疡白秃，疥瘙风气，安五脏，除热。久服，轻身不老延年。（《本经》）

除胃中伏热，咽干消渴，风痹死肌。炼之令白。其赤者，主恶痹。（《别录》）

除邪下气，润心肺，治耳聋。古方多用辟谷。（《大明》）

【发明】〔弘景曰〕松、柏皆有脂润，凌冬不凋，理为佳物，服食多用，但人多轻忽之尔。

〔时珍曰〕松叶、松实，服饵所须；松节、松心，耐久不朽。松脂则又树之津液精华也。在土不朽，流脂日久，变为琥珀，宜其可以辟谷延龄。

松节

【气味】苦，温，无毒。

【主治】百节久风，风虚脚痹疼痛。（《别录》）

炒焦，治筋骨间病，能燥血中之湿。（震亨）

治风蛀牙痛，煎水含漱，或烧灰日揩，有效。（时珍）

【发明】〔时珍曰〕松节，松之骨也。质坚气劲，久亦不朽，故筋骨间风湿诸病宜之。

松花

【气味】甘，温，无毒。

【主治】润心肺，益气，除风止血。亦可酿酒。（时珍）

【发明】〔恭曰〕松花即松黄，拂取正似蒲黄，酒服令轻身，疗病胜似皮、叶及脂也。

〔颂曰〕花上黄粉，山人及时拂取，作汤点之甚佳。但不堪停久，故鲜用寄远。

〔时珍曰〕今人收黄和白砂糖印为饼膏，充果饼食之，且难久收。恐轻身疗病之功，未必胜脂、叶也。

松

附方

疥癣湿疮。松胶香研细，少入轻粉。先以油涂疮，糁末在上，一日便干。顽者三二度愈。（刘涓子《鬼遗方》）

历节风痛（四肢如解脱）。松节酒：用二十斤，酒五斗，浸三七日。每服一合，日五六服。（《外台》）

阴毒腹痛。油松木七块，炒焦，冲酒二钟，热服。（《集简方》）

桂

《别录》上品

释名 梫。〔时珍曰〕按范成大《桂海志》云：凡木叶心皆一纵理，独桂有两道如圭形，故字从圭。

集解〔《别录》曰〕桂生桂阳，牡桂生南海山谷。二月、八月、十月采皮，阴干。

〔时珍曰〕桂有数种，以今参访：牡桂，叶长如枇杷叶，坚硬有毛及锯齿，其花白色，其皮多脂。菌桂，叶如柿叶，而尖狭光净，有三纵文而无锯齿，其花有黄有白，其皮薄而卷。今商人所货，皆此二桂。但以卷者为菌桂，半卷及板者为牡桂，即自明白。

【气味】甘、辛，大热，有小毒。

【主治】利肝肺气，心腹寒热冷疾，霍乱转筋，头痛腰痛出汗，止烦止唾，咳嗽鼻齆，堕胎，温中，坚筋骨，通血脉，理疏不足，宣导百药，无所畏。久服，神仙不老。（《别录》）

补下焦不足，治沉寒痼冷之病，渗泄止渴，去营卫中风寒，表虚自汗。春夏为禁药，秋冬下部腹痛，非此不能止。（元素）

补命门不足，益火消阴。（好古）

治寒痹风暗，阴盛失血，泻痢惊痫。（时珍）

桂心

【气味】苦、辛，无毒。

【主治】九种心痛，腹内冷气痛不可忍，咳逆结气壅痹，脚痹不仁，止下痢，杀三虫，治鼻中瘜肉，破血，通利月闭，胞衣不下。（甄权）

治一切风气，补五劳七伤，通九窍，利关节，益精明目，暖腰膝，治风痹骨节挛缩，续筋骨，生肌肉，消瘀血，破痃癖症瘕，杀草木毒。（《大明》）

治风僻失音喉痹，阳虚失血，内托痈疽痘疮，能引血化汗化脓，解蛇蝮毒。（时珍）

叶

【主治】捣碎浸水，洗发，去垢除风。（时珍）

桂

附方

中风逆冷（吐清水，宛转啼呼）。桂一两，水一升半，煎半升，冷服。(《肘后方》)

中风失音。桂着舌下，咽汁。又方：桂末三钱，水二盏，煎一盏服，取汗。(《千金方》)

偏正头风（天阴风雨即发）。桂心末一两，酒调如膏，涂敷额角及顶上。(《圣惠方》)

暑月解毒。桂苓丸：用肉桂（去粗皮，不见火）、茯苓（去皮）等分，为细末，炼蜜丸龙眼大。每新汲水化服一丸。(《和剂方》)

桂浆渴水。夏月饮之，解烦渴，益气消痰。桂末一大两，白蜜一升，以水二斗，先煎取一斗。待冷，入新瓷瓶中，乃下二物，搅二三百转。先以油纸一重覆上，加七重封之。每日去纸一重，七日开之，气香味美，格韵绝高，今人多作之。(《图经本草》)

丁香

宋《开宝》

释名 丁子香、鸡舌香。〔藏器曰〕鸡舌香与丁香同种，花实丛生，其中心最大者为鸡舌（击破有顺理而解为两向，如鸡舌，故名），乃是母丁香也。

集解 〔恭曰〕鸡舌香树叶及皮并似栗，花如梅花，子似枣核，此雌树也，不入香用。其雄树虽花不实，采花酿之以成香。出昆仑及交州、爱州以南。

【气味】辛，微温，无毒。

【主治】风水毒肿，霍乱心痛，去恶气。(《别录》)

吹鼻，杀脑疳。入诸香中，令人身香。(甄权)

丁香

丁香

【气味】辛，温，无毒。

【主治】温脾胃，止霍乱拥胀，风毒诸肿，齿疳䘌。能发诸香。（《开宝》）

疗呕逆，甚验。（保昇）

去胃寒，理元气。气血盛者勿服。（元素）

治虚哕，小儿吐泻，痘疮胃虚，灰白不发。（时珍）

【发明】〔好古曰〕丁香与五味子、广茂同用，治奔豚之气。亦能泄肺，能补胃，大能疗肾。

〔时珍曰〕宋末太医陈文中，治小儿痘疮不光泽，不起发，或胀或泻，或渴或气促，表里俱虚之证。并用木香散、异攻散，倍加丁香、官桂。甚者丁香三五十枚，官桂一二钱。亦有服之而愈者。

心腹冷气诸病。方家用代丁香。（时珍）

根

【气味】辛，热，有毒。

【主治】风热毒肿。不入心腹之用。（《开宝》）

（思邈《千金方》）

小儿吐泻。丁香、橘红等分，炼蜜丸黄豆大。米汤化下。（刘氏《小儿方》）

小儿呕吐（不止）。丁香、生半夏各一钱，姜汁浸一夜，晒干为末，姜汁打面糊丸黍米大。量大小，用姜汤下。（《全幼心鉴》）

胃冷呕逆（气厥不通）。母丁香三个，陈橘皮一块（去白，焙），水煎，热服。（《十便良方》）

反胃吐食。用母丁香、神曲（炒）等分，为末。米饮服一钱。（《圣惠方》）

伤寒呃逆（及哕逆不定）。丁香一两，干柿蒂（焙）一两，为末。每服一钱，煎人参汤下。（《简要济众方》）

妇人产难。母丁香三十六粒，滴乳香三钱六分，为末，同活兔胆和杵下，丸作三十六丸。每服一丸，好酒化下，立验。名如意丹。（《颐真堂经验方》）

丁皮

即树皮也。似桂皮而厚。

【气味】同香。

【主治】齿痛。（李珣）

附方

暴心气痛。鸡舌香末，酒服一钱。（《肘后方》）

干霍乱痛（不吐不下）。丁香十四枚，研末，以沸汤一升和之，顿服。不瘥更作。

龙脑香

《唐本草》

■释名　片脑、羯婆罗香，膏名婆律香。〔时珍曰〕龙脑者，因其状加贵重之称也。以白莹如冰，及作梅花片者为良，故俗呼为冰片脑，或云梅花脑。

■集解　〔时珍曰〕龙脑香，南番诸国皆有之。叶廷珪《香录》云：乃深山穷谷中千年老杉树，其枝干不曾损动者，则有香。若损动，则气泄无脑矣。

【气味】辛、苦，微寒，无毒。

【主治】心腹邪气，风湿积聚，耳聋，明目，去目赤肤翳。（《唐本》）

内外障眼，镇心秘精，治三虫五痔。（李珣）

疗喉痹脑痛，鼻瘜齿痛，伤寒舌出，小儿痘陷，通诸窍，散郁火。（时珍）

苍龙脑

【主治】风疮䵟𪒟，入膏煎良。不可点眼，伤人。（李珣）

婆律香膏

【主治】耳聋，摩一切风。（苏恭）

【发明】〔宗奭曰〕此物大通利关隔热塞，大人、小儿风涎闭塞，及暴得惊热，甚为济用。然非常服之药，独行则势弱，佐使则有功。于茶亦相宜，多则掩茶气。味甚清香，为百药之先，万物中香无出其右者。

〔时珍曰〕古方眼科、小儿科皆言龙脑辛凉，能入心经，故治目病、惊风方多用之。痘疮心热血瘀倒䱡者，用引猪血直入心窍，使毒气宣散于外，则血活痘发。其说皆似是而实未当也。

子

【气味】辛，温。气似龙脑。

【主治】下恶气，消食，散胀满，香人口。（苏恭）

龙脑香

附方

目生肤翳。龙脑末一两，日点三五度。（《圣济总录》）

目赤目膜。龙脑、雄雀屎各八分，为末，以人乳汁一合调成膏。日日点之，无有不验。（《圣惠方》）

头脑疼痛。片脑一钱，纸卷作捻，烧烟熏鼻，吐出痰涎即愈。（《寿域方》）

风热喉痹。灯芯一钱，黄檗五分（并烧存性），白矾七分（煅过），冰片脑三分，为末。每以一二分吹患处。此陆一峰家传绝妙方也。（《濒湖集简方》）

鼻中瘜肉（垂下者）。用片脑点之，自入。（《集简方》）

杜仲

《本经》上品

释名 思仲、思仙、木绵、棉。〔时珍曰〕昔有杜仲服此得道，因以名之。

集解 〔《别录》曰〕杜仲生上虞山谷及上党、汉中。二月、五月、六月、九月采皮。

【气味】辛，平，无毒。

【主治】腰膝痛，补中益精气，坚筋骨，强志，除阴下痒湿，小便余沥。久服，轻身耐老。（《本经》）

【发明】〔时珍曰〕杜仲，古方只知滋肾，惟王好古言是肝经气分药，润肝燥，补肝虚，发昔人所未发也。盖肝主筋，肾主骨。肾充则骨强，肝充则筋健。屈伸利用，皆属于筋。杜仲色紫而润，味甘微辛，其气温平。甘温难补，微辛能润。故能入肝而补肾，子能令母实也。

杜仲

附方

肾虚腰痛。用杜仲（去皮，炙黄）一大斤，分作十剂。每夜取一剂，以水一大升，浸至五更，煎三分减一，取汁，以羊肾三四枚切下，再煮三五沸，如作羹法，和以椒、盐，空腹顿服。（崔元亮《海上集验方》）

樟脑

《纲目》

释名 韶脑。

集解〔时珍曰〕樟脑出韶州、漳州。状似龙脑，白色如雪，樟树脂膏也。胡演升《炼方》云，煎樟脑法：用樟木新者切片，以井水浸三日三夜，入锅煎之，柳木频搅。待汁减半，柳上有白霜，即滤去滓，倾汁入瓦盆内。经宿，自然结成块也。他处虽有樟木，不解取脑。又炼樟脑法：用铜盆，以陈壁土为粉糁之，却糁樟脑一重，又糁壁土，如此四五重。以薄荷安土上，再用一盆覆之，黄泥封固，于火上款款炙之。须以意度之，不可太过、不及。勿令走气。候冷取出，则脑皆升于上盆。如此升两三次，可充片脑也。

【气味】辛，热，无毒。

【主治】通关窍，利滞气，治中恶邪气，霍乱心腹痛，寒湿脚气，疥癣风瘙，齲齿，杀虫辟蠹。着鞋中，去脚气。（时珍）

【发明】〔时珍曰〕樟脑纯阳，与焰消同性，水中生火，其焰益炽，今丹炉及烟火家多用之。辛热香窜，禀龙火之气，去湿杀虫，此其所长。故烧烟熏衣笥席簟，能辟壁虱、虫蛀。李石《续博物志》云：脚弱病人，用杉木为桶濯足，排樟脑于两股间，用帛绷定，月余甚妙。王玺《医林集要》方：治脚气肿痛。用樟脑二两，乌头三两，为末，醋糊丸弹子大。每置一丸于足心踏之，下以微火烘之，衣被围覆，汗出如涎为效。

樟脑

附方

小儿秃疮。韶脑一钱，花椒二钱，脂麻二两，为末。以退猪汤洗后，搽之。（《简便方》）

牙齿虫痛。用韶脑、朱砂等分，擦之神效。（《普济方》）

皂荚

《本经》下品

释名 皂角、鸡栖子、乌犀、悬刀。〔时珍曰〕荚之树皂，故名。《广志》谓之鸡栖子，曾氏方谓之乌犀，《外丹本草》谓之悬刀。

集解 〔时珍曰〕皂树高大。叶如槐叶，瘦长而尖。枝间多刺。夏开细黄花。结实有三种：一种小如猪牙；一种长而肥厚，多脂而粘；一种长而瘦薄，枯燥不粘。以多脂者为佳。

【气味】辛、咸，温，有小毒。

【主治】风痹死肌邪气，风头泪出，利九窍，杀精物。（《本经》）

疗腹胀满，消谷，除咳嗽囊结，妇人胞不落，明目益精，可为沐药，不入汤。（《别录》）

搜肝风，泻肝气。（好古）

通肺及大肠气，治咽喉痹塞，痰气喘咳，风疠疥癣。（时珍）

【发明】〔时珍曰〕皂荚属金，入手太阴、阳明之经。金胜木，燥胜风，故兼入足厥阴，治风木之病。其味辛而性燥，气浮而散。吹之导之，则通上下诸窍；服之，则治风湿痰喘肿满，杀虫；涂之，则散肿消毒，搜风治疮。

【气味】辛，温，无毒。

【主治】炒，舂去赤皮，以水浸软，煮熟，糖渍食之，疏导五脏风热壅。（宗奭）

核中白肉，入治肺药。核中黄心，嚼食，治膈痰吞酸。（苏颂）

治风热大肠虚秘，瘰疬肿毒疮癣。（时珍）

【发明】〔时珍曰〕皂荚味辛属金，能通大肠阳明燥金，乃辛以润之之义，非得湿则滑也。

【气味】辛，温，无毒。

【主治】米醋熬嫩刺作煎，涂疮癣

皂荚

有奇效。（苏颂）

【发明】〔杨士瀛曰〕皂荚刺能引诸药性上行，治上焦病。

〔时珍曰〕皂荚刺治风杀虫，功与荚同，但其锐利直达病所为异耳。

附方

胸中痰结。皂荚三十挺（去皮，切），水五升浸一夜，挼取汁，慢熬至可丸，丸如梧子大。每食后，盐浆水下十丸。（《圣惠方》）

脚气肿痛。皂角、赤小豆为末，酒、醋调，贴肿处。（《永类方》）

小儿流涎（脾热有痰）。皂荚子仁半两，半夏（姜汤泡七次）一钱二分，为末，姜汁丸麻子大。每温水下五丸。（《圣济总录》）

小便淋闭。皂角刺（烧存性）、破故纸等分，为末。无灰酒服。（《圣济总录》）

妇人乳痈。皂角刺（烧存性）一两，蚌粉一钱，和研。每服一钱，温酒下。（《直指方》）

柳

《本经》下品

释名 小杨、杨柳。〔恭曰〕柳与水杨全不相似。水杨叶圆阔而尖，枝条短硬。柳叶狭长而青绿，枝条长软。陶以柳为水杨，非也。〔时珍曰〕杨枝硬而扬起，故谓之杨；柳枝弱而垂流，故谓之柳，盖一类二种也。苏恭所说为是。

集解 〔时珍曰〕杨柳，纵横倒顺插之皆生。春初生柔荑，即开黄蕊花。至春晚叶长成后，花中结细黑子，蕊落而絮出，如白绒，因风而飞。子着衣物能生虫，入池沼即化为浮萍。古者春取榆、柳之火。陶朱公种柳千树，可足柴炭。其嫩芽可作饮汤。

又名柳絮。

【气味】苦，寒，无毒。

【主治】风水黄疸，面热黑。柳实：主溃痈，逐脓血。（《本经》）

痂疥恶疮金疮。子汁：疗渴。（《别录》）

主止血，治湿痹，四肢挛急，膝痛。（甄权）

【发明】〔弘景曰〕柳华熟时，随风状如飞雪，当用其未舒时者。子亦随花飞止，应水渍汁尔。

〔承曰〕柳絮可以捍毡，代羊毛为茵褥，柔软性凉，宜与小儿卧尤佳。

〔宗奭曰〕柳花黄蕊干时絮方出，收之贴灸疮良。絮之下连小黑子，因风

柳

而起，得水湿便生，如苦荬、地丁之花落结子成絮。古人以絮为花，谓花如雪者，皆误矣。藏器之说为是。又有实及子汁之文，诸家不解，今人亦不见用。

【气味】同华。

【主治】恶疥痂疮马疥，煎煮洗之，立愈。又疗心腹内血，止痛。（《别录》）

煎水，洗漆疮。（弘景）

天行热病，传尸骨蒸劳，下水气。煎膏，续筋骨，长肉止痛。主服金石人发大热闷，汤火疮毒入腹热闷，及行疮。（《日华》）

疗白浊，解丹毒。（时珍）

枝及根白皮

【气味】同华。

【主治】痰热淋疾。可为浴汤，洗风肿瘙痒。煮酒，漱齿痛。（苏恭）

小儿一日、五日寒热，煎枝浴之。（藏器）

煎服，治黄疸白浊。酒煮，熨诸痛肿，去风止痛消肿。（时珍）

【发明】〔时珍曰〕柳枝去风消肿止痛。其嫩枝削为牙杖，涤齿甚妙。

附方

脾胃虚弱。不思饮食，食下不化，病似翻胃噎膈。清明日取柳枝一大把熬汤，煮小米作饭，洒面滚成珠子，晒干，袋悬风处。每用烧滚水随意下米，米沉住火，少时米浮，取看无硬心则熟，可顿食之。久则面散不粘矣。名曰络索米。（《简便方》）

齿龈肿痛。垂柳枝、槐白皮、桑白皮、白杨皮等分，煎水，热含冷吐。又方：柳枝、桑枝煎水熬膏，入姜汁、细辛、芎藭末，每用擦牙。（《圣惠方》）

风虫牙痛。杨柳白皮卷如指大，含咀，以汁渍齿根，数过即愈。又方：柳枝一握剉，入少盐花，浆水煎含，甚验。又方：柳枝剉一升，大豆一升，合炒，豆熟，瓷器盛之，清酒三升，渍三日。频含漱涎，三日愈。（《古今录验》）

槐

《本经》上品

释名 櫰（音怀）。〔时珍曰〕按《周礼》外朝之法，面三槐，三公位焉。

集解 〔《别录》曰〕槐实生河南平泽。可作神烛。

〔时珍曰〕槐之生也，季春五日而兔目，十日而鼠耳，更旬而始规，二旬而叶成。初生嫩芽可炸熟，水淘过食，亦可作饮代茶。或采槐子种畦中，采苗食之亦良。其木材坚重，有青黄白黑色。其花未开时，状如米粒，炒过煎水染黄甚鲜。其实作荚连珠，中有黑子，以子连多者为好。

【气味】苦，平，无毒。

【主治】五痔，心痛眼赤，杀腹脏虫，及皮肤风热，肠风泻血，赤白痢，并炒研服。（《大明》）

凉大肠。（元素）

炒香频嚼，治失音及喉痹，又疗吐血衄血，崩中漏下。（时珍）

【发明】〔时珍曰〕槐花味苦、色黄、气凉，阳明、厥阴血分药也。故所主之病，多属二经。

【气味】苦，平，无毒。

【主治】煎汤，治小儿惊痫壮热，疥癣及丁肿。皮、茎同用。（《大明》）

邪气产难绝伤，及瘾疹牙齿诸风，

采嫩叶食。（孟诜）

【气味】同叶。

【主治】洗疮及阴囊下湿痒。八月断大枝，候生嫩蘖，煮汁酿酒，疗大风痿痹甚效。（《别录》）

炮热，熨蝎毒。（苏恭）

青枝烧沥，涂癣。煅黑，揩牙去虫。煎汤，洗痔核。（苏颂）

烧灰，沐头长发。（藏器）

治赤目、崩漏。（时珍）

【气味】苦，平，无毒。

槐

【主治】烂疮，喉痹寒热。(《别录》)

治中风皮肤不仁，浴男子阴疝卵肿，浸洗五痔，一切恶疮，妇人产门痒痛，乃汤火疮。煎膏，止痛长肉，消痈肿。(《大明》)

煮汁服，治下血。(苏颂)

槐胶

【气味】苦，寒，无毒。

【主治】一切风，化涎，肝脏风，筋脉抽掣，及急风口噤，或四肢不收顽痹，或毒风周身如虫行，或破伤风，口眼偏斜，腰脊强硬。任作汤、散、丸、煎，杂诸药用之。亦可水煮和药为丸。(《嘉祐》)

附方

槐角丸（治五种肠风泻血）。粪前有血名外痔，粪后有血名内痔，大肠不收名脱肛，谷道四面弩肉如奶名举痔，头上有孔名瘘疮，内有虫名虫痔，并皆治之。槐角（去梗，炒）一两，地榆、当归（酒焙）、防风、黄芩、枳壳（麸炒）各半两，为末，酒糊丸梧子大。每服五十丸，米饮下。(《和剂局方》)

大肠脱肛。槐角、槐花各等分，炒为末，用羊血蘸药，炙熟食之，以酒送下。猪腰子（去皮）蘸炙亦可。(《百一选方》)

煨热，绵裹塞耳，治风热聋闭。(时珍)

木皮

【气味】苦，寒，无毒。

【主治】五内邪气热，止涎唾，补绝伤，火疮，妇人乳瘕，子藏急痛。(《本经》)

久服，明目益气，头不白，延年。治五痔疮瘘，以七月七日取之，捣汁铜器盛之，日煎令可，丸如鼠屎，纳窍中，日三易乃愈。又堕胎。(《别录》)

杀虫去风。合房阴干煮饮，明目，除热泪，头脑心胸间热风烦闷，风眩欲倒，心头吐涎如醉，濛濛如缸车上者。(藏器)

治口齿风，凉大肠，润肝燥。(李杲)

【发明】〔好古曰〕槐实纯阴，肝经气分药也。治证与桃仁同。

〔时珍曰〕按《太清草木方》云：槐者虚星之精。十月上巳日采子服之，去百病，长生通神。《梁书》言庾肩吾常服槐实，年七十余，发鬓皆黑，目看细字，亦其验也。古方以子入冬月牛胆中渍之，阴干百日，每食后吞一枚。云久服明目通神，白发还黑。有痔及下血者，尤宜服之。

虫部

蚕

《本经》中品

释名 自死者名白僵蚕。

集解 〔时珍曰〕蚕,孕丝虫也。种类甚多,有大、小、白、乌、斑色之异。其虫属阳,喜燥恶湿,食而不饮,三眠三起,二十七日而老。

白僵蚕

【气味】 咸、辛,平,无毒。

【主治】 小儿惊痫夜啼,去三虫,灭黑黯,令人面色好,男子阴痒病。(《本经》)

女子崩中赤白,产后余痛,灭诸疮瘢痕。为末,封疔肿,拔根极效。(《别录》)

治口噤发汗。同衣中白鱼、鹰屎白等分,治疮灭痕。(《药性》)

以七枚为末,酒服,治中风失音,并一切风疾。小儿客忤,男子阴痒痛,女子带下。(《日华》)

焙研姜汁调灌,治中风、急喉痹欲绝,下喉立愈。(苏颂)

散风痰结核瘰疬,头风,风虫齿痛,皮肤风疮,丹毒作痒,痰疟癥结,妇人乳汁不通,崩中下血,小儿疳蚀鳞体,一切金疮,疔肿风痔。(时珍)

【发明】 〔元素曰〕僵蚕性微温,味微辛,气味俱薄,轻浮而升,阳中之阳,故能去皮肤诸风如虫行。

〔震亨曰〕僵蚕属火,兼土与金、木。老得金气,僵而不化。治喉痹者,取其清化之气,从治相火,散浊逆结滞之痰也。

〔时珍曰〕僵蚕,蚕之病风者也。

蚕

治风化痰，散结行经，所谓因其气相感，而以意使之者也。又人指甲软薄者，用此烧烟熏之则厚，亦是此义。盖厥阴、阳明之药，故又治诸血病、疟病、疳病也。

【主治】炒食，治风及劳瘦。研敷瘑疮恶疮。(《大明》)

为末饮服，治小儿疳瘦，长肌退热，除蛔虫。煎汁饮，止消渴。(时珍)

已出蛾者。

【气味】甘，温，无毒。

【主治】烧灰酒服，治痈肿无头，次日即破。又疗诸疳疮，及下血血淋血崩。煮汁饮，止消渴反胃，除蛔虫。(时珍)

【发明】〔时珍曰〕蚕茧方书多用，而诸家《本草》并不言及，诚缺文也。近世用治痈疽代针，用一枚即出一头，二枚即出二头，神效无比。煮汤治消渴，古方甚称之。丹溪朱氏言此物属火，有阴之用，能泻膀胱中相火，引清气上朝于口，故能止渴也。

附方

一切风痰。白僵蚕七个(直者)，细研，姜汁一茶脚，温水调灌之。(《胜金方》)

风痰喘嗽(夜不能卧)。白僵蚕(炒研)、好茶末各一两，为末。每用五钱，卧时泡沸汤服。(《瑞竹堂方》)

酒后咳嗽。白僵蚕焙研末，每茶服一钱。(《怪证奇方》)

牙齿疼痛。白僵蚕(直者)、生姜同炒赤黄色，去姜为末。以皂角水调擦之，即止。(《普济方》)

疟疾不止。白僵蚕(直者)一个，切作七段，绵裹为丸，朱砂为衣，作一服。日未出时，面向东，用桃、李枝七寸煎汤，吞下。(《院方》)

风虫牙痛。白直僵蚕(炒)、蚕蜕纸(烧)等分，为末，擦之。良久，以盐汤漱口。(《直指方》)

面上黑黯。白僵蚕末，水和搽之。(《圣惠方》)

乳汁不通。白僵蚕末二钱，酒服。少顷，以脂麻茶一盏热投之，梳头数十遍，奶汁如泉也。(《经验后方》)

消渴烦乱。蚕蛹二两，以无灰酒一中盏，水一大盏，同煮取一中盏，澄清，去蚕蛹，温服。(《圣惠方》)

蝎

《开宝》

释名 主簿虫、杜伯、蛊尾虫。〔时珍曰〕按《唐史》云：剑南本无蝎，有主簿将至，遂呼为主簿虫。又张揖《广雅》云：杜伯，蝎也。陆机《诗疏》云：蛊一名杜伯，幽州人谓之蝎。观此，则主簿乃杜伯之讹，而后人遂附会其说。古语云：蜂、蛊垂芒，其毒在尾。

集解 〔时珍曰〕蝎形如水黾，八足而长尾，有节色青。今捕者多以盐泥食之，入药去足焙用。

【气味】甘、辛，平，有毒。

【主治】诸风瘾疹，及中风半身不遂，口眼㖞斜，语涩，手足抽掣。（《开宝》）

小儿惊痫风搐，大人痃疟，耳聋疝气，诸风疮，女人带下阴脱。（时珍）

【发明】〔宗奭曰〕大人、小儿通用，惊风尤不可阙。

〔颂曰〕古今治中风抽掣，及小儿惊搐方多用之。《箧中方》治小儿风痫有方。

〔时珍曰〕蝎产于东方，色青属木，足厥阴经药也，故治厥阴诸病。诸风掉眩搐掣，疟疾寒热，耳聋无闻，皆属厥阴风木。故东垣李杲云：凡疝气、带下，皆属于风。蝎乃治风要药，俱宜加而用之。

附方

破伤中风。《普济方》：用干蝎、麝香各一分，为末。敷患处，令风速愈。《圣惠》：用干蝎（酒炒）、天麻各半两，为末，以蟾酥二钱，汤化为糊和捣，丸绿豆大。每服一丸至二丸，豆淋酒下（甚者加至三丸），取汗。

偏正头风（气上攻不可忍）。用全蝎二十一个，地龙六条，土狗三个，五倍子五钱，为末。酒调，摊贴太阳穴上。（《德生堂经验方》）

风牙疼痛。全蝎三个，蜂房二钱，炒研，擦之。（《直指方》）

诸痔发痒。用全蝎不以多少，烧烟熏之，即效。秘法也。（《袖珍方》）

蝎

蚱蝉

《本经》中品

释名 蜩（音调）、齐女。〔时珍曰〕蝉者，变化相禅也。蚱音窄，蝉声也。蜩，其音调也。

集解 〔时珍曰〕蝉，诸蜩总名也。皆自蛣蟧、腹蜟变而为蝉（亦有转丸化成者），皆三十日而死。俱方首广额，两翼六足，以胁而鸣，吸风饮露，溺而不粪。古人食之，夜以火取，谓之燿蝉。胞衣，亦取其能退蜕之义。《圣惠》治小儿发痫，有蚱蝉汤、蚱蝉散、蚱蝉丸等方。今人只知用蜕，而不知用蝉也。

【气味】咸、甘，寒，无毒。

【主治】小儿惊痫夜啼，癫病寒热。（《本经》）

惊悸，妇人乳难，胞衣不出，能堕胎。（《别录》）

小儿痫绝不能言。（苏恭）

小儿惊哭不止，杀疳虫，去壮热，治肠中幽幽作声。（《药性》）

【发明】〔时珍曰〕蝉主产难、下

蚱蝉

木虻

《本经》中品

释名 魂常。〔时珍曰〕虻以翼鸣，其声虻虻，故名。陆佃云：蝱害民，故曰蝱；虻害眅，故曰虻。亦通。

集解 〔《别录》曰〕木虻生汉中川泽，五月取之。

〔颂曰〕今处处有之，而襄、汉近地尤多。

〔弘景曰〕此虻状似虻而小，不喍血。近道草中不见有之，市人亦少卖者，方家惟用蜚虻耳。

〔时珍曰〕金幼孜《北征录》云：北房长乐镇草间有虻，大者如蜻蜓，拂人面嘬嘈。元稹《长庆集》云：巴蜀山谷间，春秋常雨，五、六月至八、九月则多虻，道路群飞，哑牛马血流，啮人毒剧。而毒不留肌，故无治术。

【气味】苦，平，有毒。

【主治】目赤痛，眦伤泪出，瘀血血闭，寒热酸㨳，无子。（《本经》）

蚯蚓

《本经》下品

释名 螼螾（音顷引）、朐䏰（音蠢闰）、坚蚕（音遣黍）。〔时珍曰〕蚓之行也，引而后申，其蠕如丘，故名蚯蚓。

集解 〔《别录》曰〕白颈蚯蚓，生平土。三月取，暴干。

〔时珍曰〕今处处平泽膏壤地中有之。孟夏始出，仲冬蛰结。雨则先出，晴则夜鸣。或云结时能化为百合也。与蝼蛄同穴为雌雄，故郭璞赞云：蚯蚓土精，无心之虫。交不以分，淫于蝼蛄。是矣。今小儿阴肿，多以为此物所吹。

白颈蚯蚓

【气味】咸，寒，无毒。

【主治】蛇瘕，去三虫伏尸，鬼疰蛊毒，杀长虫。（《本经》）

温病，大热狂言，饮汁皆瘥。炒作屑，去蛔虫。（弘景）

去泥，盐化为水，主天行诸热，小儿热病癫痫，涂丹毒，敷漆疮。（藏器）

葱化为汁，疗耳聋。（苏恭）

治中风、痫疾、喉痹。（《日华》）

解射罔毒。（《蜀本》）

炒为末，主蛇伤毒。（《药性》）

治脚风。（苏颂）

主伤寒疟疾，大热狂烦，及大人、小儿小便不通，急慢惊风，历节风痛，肾脏风注，头风齿痛，风热赤眼，木舌喉痹，鼻瘜聘耳，秃疮瘰疬，卵肿脱肛，解蜘蛛毒，疗蚰蜒入耳。（时珍）

【发明】〔弘景曰〕干蚓熬作屑，去蛔虫甚有效。

〔宗奭曰〕肾脏风下注病，不可阙也。

〔颂曰〕脚风药必须此物为使，然亦有毒。有人因脚病药中用此，果得奇效。病愈，服之不辍，至二十余日，觉躁愤，但欲饮水不已，遂致委顿。大抵攻病用毒药，中病即当止也。

〔震亨曰〕蚯蚓属土，有水与木，

蚯蚓

性寒，大解热毒，行湿病。

〔时珍曰〕蚓在物应土德，在星禽为轸水。上食槁壤，下饮黄泉，故其性寒而下行。性寒故能解诸热疾，下行故能利小便、治足疾而通经络也。术家云"蚓血能柔弓弩"，恐亦诳言尔。诸家言服之多毒，而郭义恭《广志》云"闽越山蛮啖蚯蚓为馐"，岂地与人有不同欤？

附方

阳毒结胸（按之极痛，或通而复结，喘促，大躁狂乱）。取生地龙四条洗净，研如泥，入生姜汁少许，蜜一匙，薄荷汁少许，新汲水调服。若热炽者，加片脑少许。即与揉心下，片时自然汗出而解。不应，再服一次，神效。（《伤寒蕴要》）

小便不通。蚯蚓捣烂浸水，滤取浓汁半碗服，立通。（《斗门》）

老人尿闭。白颈蚯蚓、茴香等分杵汁，饮之即愈。（朱氏《集验方》）

小儿尿闭（乃热结也）。用大地龙数条（去泥），入蜜少许，研敷茎卵。仍烧蚕蜕纸、朱砂、龙脑、麝香同研少许，以麦门冬、灯芯煎汤调服。（《全幼》）

慢惊虚风。用平正附子去皮脐，生研为末，以白颈蚯蚓于末内滚之，候定，刮蚓上附末，丸黄米大。每服十丸，米饮下。（《百一方》）

急慢惊风。五月五日取蚯蚓，竹刀截作两段，急跳者作一处，慢跳者作一处，各研烂，入朱砂末和作丸，记明急惊用急跳者，慢惊用慢跳者。每服五七丸，薄荷汤下。（《应验方》）

小儿卵肿。用地龙（连土）为末，津调敷之。（钱氏方）

手足肿痛（欲断）。取蚓三升，以水五升，绞汁二升半，服之。（《肘后方》）

风热头痛。地龙（炒研）、姜汁半夏饼、赤茯苓等分，为末。每服一字至半钱，生姜、荆芥汤下。（《普济方》）

头风疼痛。龙珠丸：用五月五日取蚯蚓，和脑、麝杵，丸麻子大。每以一丸纳鼻中，随左右。先涂姜汁在鼻，立愈。（《总录》）

风虫牙痛。盐化地龙水，和面纳齿上，又以皂荚（去皮）研末涂上，虫即出。又同玄胡索、荜茇末塞耳。（《普济方》）

鳞部

鲫鱼

《别录》上品

【释名】鲋鱼（音附）。〔时珍曰〕按陆佃《埤雅》云：鲫鱼旅行，以相即也，故谓之鲫；以相附也，故谓之鲋。

【集解】〔时珍曰〕鲫喜偎泥，不食杂物，故能补胃。冬月肉厚子多，其味尤美。

【气味】甘，温，无毒。

【主治】合五味煮食，主虚羸。（藏器）

温中下气。（《大明》）

合莼作羹，主胃弱不下食，调中益五脏。合茭首作羹，主丹石发热。（孟诜）

合小豆煮汁服，消水肿。炙油，涂妇人阴蚀诸疮，杀虫止痛。酿白矾烧研饮服，治肠风血痢。酿硫黄煅研，酿五倍子煅研，酒服，并治下血。酿茗叶煨服，治消渴。酿胡蒜煨研饮服，治膈气。酿绿矾煅研饮服，治反胃。酿盐花烧研，掺齿疼。酿当归烧研，揩牙乌髭止血。酿砒烧研，治急痔疮。酿白盐煨研，搽骨疽。酿附子炙焦，同油涂头疮白秃。（时珍）

【发明】〔震亨曰〕诸鱼属火，独鲫属土，有调胃实肠之功。若多食，亦能动火。

鲫鱼

附方

鹘突羹。治脾胃虚冷不下食。以鲫鱼半斤切碎，用沸豉汁投之，入胡椒、荜萝、姜、橘末，空心食之。（《心镜》）

卒病水肿。用鲫鱼三尾，去肠留鳞，以商陆、赤小豆等分，填满扎定，水三升，煮糜去鱼，食豆饮汁。二日一作，不过三次，小便利，愈。（《肘后方》）

消渴饮水。用鲫鱼一枚，去肠留鳞，以茶叶填满，纸包煨熟食之。不过数枚即愈。（吴氏《心统》）

白花蛇

宋《开宝》

释名 蕲蛇、褰鼻蛇。〔宗奭曰〕诸蛇鼻向下，独此鼻向上，背有方胜花文，以此得名。

集解 〔时珍曰〕花蛇，湖、蜀皆有，今惟以蕲蛇擅名。其蛇龙头虎口，黑质白花，胁有二十四个方胜文，腹有念珠斑，口有四长牙，尾上有一佛指甲，长一二分，肠形如连珠。

肉

【气味】甘，咸，温，有毒。

【主治】中风湿痹不仁，筋脉拘急，口面㖞斜，半身不遂，骨节疼痛，脚弱不能久立，暴风瘙痒，大风疥癣。（《开宝》）

治肺风鼻塞，浮风瘾疹，身生白癜风，疬疡斑点。（甄权）

通治诸风，破伤风，小儿风热，急慢惊风搐搦，瘰疬漏疾，杨梅疮，痘疮倒陷。（时珍）

头

【气味】有毒。

【主治】癜风毒癞。（时珍）

目睛

【主治】小儿夜啼。以一只为末，竹沥调少许灌之。（《普济》）

白花蛇

附方

驱风膏。治风瘫疬风，遍身疥癣。用白花蛇肉四两（酒炙），天麻七钱半，薄荷、荆芥各二钱半，为末。好酒二升，蜜四两，石器熬成膏。每服一盏，温汤服，日三服。急于暖处出汗，十日效。（《医垒元戎》）

托痘花蛇散。治痘疮黑陷。白花蛇（连骨炙，勿令焦）三钱，大丁香七枚，为末。每服五分，以水和淡酒下，神效。移时身上发热，其疮顿出红活也。（王氏《手集》）

鲤鱼

《本经》上品

释名 〔时珍曰〕鲤鳞有十字文理，故名鲤。

集解 〔颂曰〕处处有之。其脊中鳞一道，从头至尾，无大小，皆三十六鳞，每鳞有小黑点。诸鱼惟此最佳，故为食品上味。

肉

【气味】甘，平，无毒。

【主治】煮食，治咳逆上气，黄疸，止渴。生者，治水肿脚满，下气。（《别录》）

烧末，能发汗，定气喘咳嗽，下乳汁，消肿。米饮调服，治大人小儿暴痢。用童便浸煨，止反胃及恶风入腹。（时珍）

【发明】〔时珍曰〕鲤乃阴中之阳，其功长于利小便，故能消肿胀黄疸，脚气喘嗽，湿热之病。作鲙则性温，故能去痃结冷气之病。烧之则从火化，故能发散风寒，平肺通乳，解肠胃及肿毒之邪。

胆

【气味】苦，寒，无毒。

【主治】目热赤痛，青盲，明目。久服强悍，益志气。（《本经》）

点眼，治赤肿翳痛。涂小儿热肿。（甄权）

【主治】诸痫。（苏恭）

煮粥食，治暴聋。（《大明》）

和胆等分，频点目眦，治青盲。（时珍）

【主治】产妇滞血腹痛，烧灰酒服。亦治血气。（苏颂）

烧灰，治吐血，崩中漏下，带下痔瘘，鱼鲠。（时珍）

【发明】〔时珍曰〕古方多以皮、鳞烧灰，入崩漏、痔瘘药中，盖取其行滞血耳。治鱼鲠者，从其类也。

附方

骨鲠、竹木刺入咽喉。不拘大人小儿，日久或入脏腑，痛刺黄瘦甚者，服之皆出。腊月收鳜鱼胆，悬北檐下令干。每用一皂子许，煎酒温呷。得吐，则鲠随涎出；未吐再服，以吐为度。酒随量饮，无不出者。蠡、鲩、鲫胆皆可。（《胜金方》）

比目鱼

《食疗》

【释名】 鲽（音蝶）、鞋底鱼。〔时珍曰〕比，并也。鱼各一目，相并而行也。

【集解】 〔时珍曰〕案郭璞云：今所在水中有之。状如牛脾及女人鞋底，细鳞紫黑色，两片相合乃得行。其合处半边平而无鳞，口近腹下。刘渊林以为王余鱼，盖不然。

【气味】 甘，平，无毒。

【主治】 补虚益气力。多食动气。（孟诜）

比目鱼

鳝鱼

《别录》上品

【释名】 黄鲋。〔宗奭曰〕鳝腹黄，故世称黄鳝。

【集解】 〔时珍曰〕黄质黑章，体多涎沫，大者长二三尺，夏出冬蛰。一种蛇变者名蛇鳝，有毒害人。

肉

【气味】 甘，大温，无毒。

【主治】 补中益血，疗沈唇。（《别录》）

补虚损，妇人产后恶露淋沥，血气不调，羸瘦，止血，除腹中冷气肠鸣，及湿痹气。（藏器）

善补气，妇人产后宜食。（震亨）

补五脏，逐十二风邪，患湿风、恶气人。作臛空腹饱食，暖卧取汗出如胶，从腰脚中出，候汗干，暖五枝汤浴之。避风。三五日一作，甚妙。（孟诜）

专贴一切冷漏、痔瘘、臁疮引虫。（时珍）

血

尾上取之。

【主治】 涂癣及瘘。（藏器）

疗口眼㖞斜，同麝香少许，左㖞涂右，右㖞涂左，正即洗去。治耳痛，滴数点入耳。治鼻衄，滴数点入鼻。治疹

后生翳，点少许入目。治赤疵，同蒜汁、墨汁频涂之。又涂赤游风。（时珍）

【发明】〔时珍曰〕鳝善穿穴，无足而窜，与蛇同性，故能走经脉疗十二风邪，及口㖞、耳目诸窍之病。风中血脉，则口眼㖞斜，用血主之，从其类也。

头

【气味】甘，平，无毒。

【主治】烧服，止痢，主消渴，去冷气，除痞证，食不消。（《别录》）

同蛇头、地龙头烧灰酒服，治小肠痈有效。（《集成》）

百虫入耳，烧研，绵裹塞之，立出。（时珍）

皮

【主治】妇人乳核硬疼，烧灰空心温酒服。（《圣惠》）

附方

肉痔出血。鳝鱼煮食，其性凉也。（《便民食疗》）

虾

宋《嘉祐》

释名 〔时珍曰〕鰕（音霞），俗作虾，入汤则红色如霞也。

集解 〔时珍曰〕江湖出者大而色白，溪池出者小而色青。皆碟须钺鼻，背有断节，尾有硬鳞，多足而好跃，其肠属脑，其子在腹外。凡有数种：米虾、糠虾，以精粗名也；青虾、白虾，以色名也；梅虾，以梅雨时有也；泥虾、海虾，以出产名也。岭南有天虾，其虫大如蚁，秋社后，群堕水中化为虾，人以作鲊食。凡虾之大者，蒸曝去壳，谓之虾米，食以姜、醋，馔品所珍。

【气味】甘，温，有小毒。

【主治】五野鸡病，小儿赤白游肿，捣碎敷之。（孟诜）

作羹，试鳖症，托痘疮，下乳汁。法制，壮阳道；煮汁，吐风痰；捣膏，敷虫疽。（时珍）

附方

臁疮生虫。用小虾三十尾（去头、足、壳），同糯米饭研烂，隔纱贴疮上，别以纱罩之。一夜解下，持看皆是小赤虫。即以葱、椒汤洗净，用旧茶笼内白竹叶，随大小剪贴，一日二换。待汁出尽，逐日煎苦楝根汤洗之，以好膏贴之。将生肉，勿换膏药。忌发物。（《直指方》）

血风臁疮。生虾、黄丹捣和贴之，日一换。（《集简方》）

介部

魁蛤

《别录》上品

释名 魁陆、䗩、瓦屋子、瓦垄子。〔时珍曰〕魁者羹斗之名,蛤形肖之故也。䗩味甘,故从甘。案《岭表录异》云:南人名空慈子。尚书卢钧以其壳似瓦屋之垄,改为瓦屋、瓦垄也。广人重其肉,炙以荐酒,呼为天脔。广人谓之蜜丁。《名医别录》云"一名活东",误矣。活东,蝌蚪也。见《尔雅》。

集解〔《别录》曰〕魁蛤生东海。正圆,两头空,表有文。采无时。

〔弘景曰〕形似纺𨱼,小狭长,外有纵横文理,云是老蝠所化,方用至少。

〔保昇曰〕今出莱州。形圆长,似大腹槟榔,两头有孔。

〔时珍曰〕按郭璞《尔雅》注云:魁陆即今之䗩也。状如小蛤而圆厚。《临海异物志》云:䗩之大者径四寸。背上沟文似瓦屋之垄,肉味极佳。今浙东以近海田种之,谓之䗩田。

润五脏,止消渴,利关节。服丹石人宜食之,免生疮肿热毒。(张鼎)

心腹冷气,腰脊冷风,利五脏,健胃,令人能食。(藏器)

温中消食起阳。(萧炳)

益血色。(《日华》)

肉

【气味】甘,平,无毒。

【主治】痿痹,泄痢便脓血。(《别录》)

壳

【气味】甘、咸,平,无毒。

【主治】烧过,醋淬,醋丸服,治一切血气、冷气、症癖。(《日华》)

消血块,化痰积。(震亨)

连肉烧存性研,敷小儿走马牙疳有效。(时珍)

【发明】〔时珍曰〕咸走血而软坚,故瓦垄子能消血块,散痰积。

魁蛤

鳖

《本经》中品

释名 团鱼、神守。〔时珍曰〕鳖行蹩躄，故谓之鳖。

集解 〔时珍曰〕鳖，甲虫也。水居陆生，穹脊连胁，与龟同类。四缘有肉裙，故曰龟，甲裹肉；鳖，肉裹甲。无耳，以目为听。纯雌无雄，以蛇及鼋为匹。故《万毕术》云：烧鼋脂可以致鳖也。夏日孚乳，其抱以影。《埤雅》云：卵生思抱。其伏随日影而转。在水中，上必有浮沫，名鳖津，人以此取之。今有呼鳖者，作声抚掌，望津而取，百十不失。《管子》云：涸水之精名曰蚎。以名呼之，可取鱼鳖。正此类也。《类从》云：鼍一鸣而鳖伏。性相制也。又畏蚊。生鳖遇蚊叮则死，死鳖得蚊煮则烂，而熏蚊者复用鳖甲。物相报复如此，异哉。《淮南子》曰：膏之杀鳖，类之不可推也！

鳖甲

【气味】 咸，平，无毒。

【主治】 心腹癥瘕，坚积寒热，去痞疾息肉，阴蚀痔核恶肉。（《本经》）

疗温疟，血瘕腰痛，小儿胁下坚。（《别录》）

宿食，癥块痃癖，冷瘕劳瘦，除骨热，骨节间劳热，结实壅塞，下气，妇人漏下五色，下瘀血。（甄权）

去血气，破癥结恶血，堕胎。消疮肿肠痈，并扑损瘀血。（《日华》）

补阴补气。（震亨）

除老疟疟母，阴毒腹痛，劳复食复，斑痘烦喘，小儿惊痫，妇人经脉不通，难产，产后阴脱，丈夫阴疮石淋，敛溃痈。（时珍）

【发明】 〔宗奭曰〕经中不言治劳，惟《药性论》治劳瘦骨热，故虚劳多用之。然甚有据，但不可过剂耳。

〔时珍曰〕鳖甲乃厥阴肝经血分之药，肝主血也。试常思之，龟、鳖之属，功各有所主。鳖色青入肝，故所主者，疟劳寒热，痃瘕惊痫，经水痈肿阴疮，皆厥阴血分之病也。玳瑁色赤入心，故所主者，心风惊热，伤寒狂乱，痘毒肿毒，皆少阴血分之病也。秦龟色黄入脾，

鳖

故所主者，顽风湿痹，身重蛊毒，皆太阴血分之病也。水龟色黑入肾，故所主者，阴虚精弱，腰脚痿瘘，阴疟泄痢，皆少阴血分之病也。

肉

【气味】 甘，平，无毒。

【主治】 伤中益气，补不足。(《别录》)

热气湿痹，腹中激热，五味煮食，当微泄。(藏器)

妇人漏下五色，羸瘦，宜常食之。(孟诜)

妇人带下，血瘕腰痛。(《日华》)

去血热，补虚。久食，性冷。(苏颂)

作臛食，治久痢，长髭须。作丸服，治虚劳痃癖脚气。(时珍)

脂

【主治】 除日拔白发，取脂涂孔中，即不生。欲再生者，白犬乳汁涂之。(藏器)

附方

奔豚气痛(上冲心腹)。鳖甲(醋炙)三两，京三棱(煨)二两(捣二味为末)，桃仁(去皮尖)四两，汤浸研汁三升，煎二升，入末不住手搅，煎良久，下醋一升，煎如饧，以瓶收之。每空心温酒服半匙。(《圣济录》)

血瘕症癖。用鳖甲、琥珀、大黄等分作散，酒服二钱，少时恶血即下。若妇人小肠中血下尽，即休服也。

小儿痎疾。用鳖甲炙研，乳服一钱，日二。亦可蜜丸服。(《子母录》)

卒得腰痛(不可俯仰)。用鳖甲炙研末，酒服方寸匕，日二。(《肘后方》)

牡蛎

《本经》上品

■释名 牡蛤、蛎蛤、古贲、蠔。〔时珍曰〕蛤蚌之属，皆有胎生、卵生。独此化生，纯雄无雌，故得牡名。曰蛎曰蠔，言其粗大也。

■集解 〔时珍曰〕南海人以其蛎房砌墙，烧灰粉壁，食其肉谓之蛎黄。

【气味】 咸，平、微寒，无毒。

【主治】 伤寒寒热，温疟洒洒，惊恚怒气，除拘缓鼠瘘，女子带下赤白。久服，强骨节，杀邪鬼，延年。(《本经》)

男子虚劳，补肾安神，去烦热，小儿惊痫。(李珣)

化痰软坚，清热除湿，止心脾气痛，痢下赤白浊，消疝瘕积块，瘿疾结核。（时珍）

【发明】〔成无己曰〕牡蛎之咸，以消胸膈之满，以泄水气，使痞者消，硬者软也。

牡蛎

肉

【气味】甘，温，无毒。

【主治】煮食，治虚损，调中，解丹毒，妇人血气。以姜、醋生食，治丹毒，酒后烦热，止渴。（藏器）

附方

虚劳盗汗。牡蛎粉、麻黄根、黄芪等分，为末。每服二钱，水一盏，煎七分，温服，日一。（《本事方》）

珍珠

宋《开宝》

释名 真珠、蚌珠、蜯珠。

集解〔时珍曰〕按《廉州志》云：合浦县海中有梅、青、婴三池。蜑人每以长绳系腰，携篮入水，拾蚌入篮即振绳，令舟人急取之。若有一线之血浮水，则葬鱼腹矣。

【气味】咸、甘，寒，无毒。

【主治】镇心。点目，去肤翳障膜。涂面，令人润泽好颜色。涂手足，去皮肤逆胪。绵裹塞耳，主聋。（《开宝》）

磨翳坠痰。（甄权）

除面皯，止泄。合知母，疗烦热消渴。合左缠根，治小儿麸豆疮入眼。（李珣）

除小儿惊热。（宗奭）

安魂魄，止遗精白浊，解痘疗毒，主难产，下死胎胞衣。（时珍）

【发明】〔时珍曰〕珍珠入厥阴肝经，故能安魂定魄，明目治聋。

附方

卒忤不言。珍珠末，用鸡冠血和丸小豆大。以三四粒纳口中。（《肘后方》）

灰尘迷目。用大珠拭之则明也。（《格古论》）

禽部

鹅

《别录》上品

释名 家雁、舒雁。〔时珍曰〕鹅鸣自呼。江东谓之舒雁，似雁而舒迟也。

集解 〔时珍曰〕江淮以南多畜之。有苍、白二色，及大而垂胡者。并绿眼黄喙红掌，善斗，其夜鸣应更。师旷《禽经》云"脚近臎者能步"，鹅、鹜是也。又云"鹅伏卵则逆月"，谓向月取气助卵也。性能啖蛇及蚓，制射工，故养之能辟虫虺，或言鹅性不食生虫者，不然。

白鹅膏

【气味】甘，微寒，无毒。

【主治】灌耳，治卒聋。(《别录》)

涂面急，令人悦白。唇沴，手足皴裂，消痈肿，解礜石毒。(时珍)

肉

【气味】甘，平，无毒。

【主治】利五脏。(《别录》)

解五脏热，服丹石人宜之。(孟诜)

煮汁，止消渴。(藏器)

【发明】〔藏器曰〕苍鹅食虫，主射工毒为良；白鹅不食虫，止渴为胜。

臎

一名尾罂，尾肉也。

【主治】涂手足皴裂。纳耳中，治聋及聤耳。(《日华》)

血

【气味】咸，平，微毒。

【主治】中射工毒者，饮之，并涂其身。(弘景)

胆

【气味】苦，寒，无毒。

【主治】解热毒及痔疮初起，频涂

抹之，自消。（时珍）

卵

【气味】甘，温，无毒。

【主治】补中益气。多食发痼疾。（孟诜）

毛

【主治】射工水毒。（《别录》）

小儿惊痫。又烧灰酒服，治噎疾。（苏恭）

【发明】〔时珍曰〕《禽经》云：鹅飞则蜮沉。蜮即射工也。又《岭南异物志》云：邕州蛮人选鹅腹毳毛为衣、被絮，柔暖而性冷。婴儿尤宜之，能辟惊痫。柳子厚诗云："鹅毛御腊缝山罽"，即此。盖毛与肉性不同也。

掌上黄皮

【主治】烧研，搽脚趾缝湿烂。焙研，油调，涂冻疮良。（时珍）

附方

痔疮有核。白鹅胆二三枚，取汁，入熊胆二分，片脑半分，研匀，瓷器密封，勿令泄气，用则手指涂之，立效。（刘氏《保寿堂方》）

鸡

《本经》上品

释名 烛夜。〔时珍曰〕按徐铉云：鸡者稽也，能稽时也。

集解 〔时珍曰〕鸡类甚多，五方所产，大小形色往往亦异。鸡在卦属巽，在星应昴，无外肾而亏小肠。

鸡冠血

三年雄鸡者良。

【气味】咸，平，无毒。

【主治】乌鸡者，主乳难。（《别录》）

治目泪不止，日点三次，良。（孟诜）

亦点暴赤目。（时珍）

鸡子

即鸡卵也。黄雌者为上，乌雌者次之。

【气味】甘，平，无毒。

【主治】除热火灼烂疮、痫痉，可作虎魄神物。（《本经》）

镇心，安五脏，止惊安胎，治妊娠天行热疾狂走，男子阴囊湿痒，及开喉声失音。醋煮食之，治赤白久痢，及产后虚痢。光粉同炒干，止疳痢，及妇人阴疮。和豆淋酒服，治贼风麻痹，醋浸令坏，敷疵䵟。作酒，止产后血运，暖水脏，缩小便，止耳鸣。和蜡炒，治耳鸣、聋，及痔瘘。（《日华》）

益气。以浊水煮一枚，连水服之，主产后痢。和蜡煎，止小儿痢。（藏器）

小儿发热，以白蜜一合，和三颗搅服，立瘥。（孟诜）

【发明】〔时珍曰〕卵白象天，其气清，其性微寒；卵黄象地，其气浑，其性温；卵则兼黄白而用之，其性平。精不足者补之以气，故卵白能清气，治伏热、目赤、咽痛诸疾；形不足者补之以味，故卵黄能补血，治下痢、胎产诸疾；卵则兼理气血，故治上列诸疾也。

卵白

【气味】甘，微寒，无毒。

【主治】目热赤痛，除心下伏热，止烦满咳逆，小儿下泄，妇人产难，胞衣不出，并生吞之。醋浸一宿，疗黄疸，破大烦热。（《别录》）

产后血闭不下，取白一枚，入醋一半搅服。（藏器）

和赤小豆末，涂一切热毒、丹肿、腮痛神效。冬月以新生者酒渍之，密封七日取出，每夜涂面，去䵟𪒟皯疱，令人悦色。（时珍）

卵黄

【气味】甘，温，无毒。

【主治】醋煮，治产后虚及痢，小儿发热。煎食，除烦热。炼过，治呕逆。和常山末为丸。竹叶汤服，治久疟。（《药性》）

炒取油，和粉，敷头疮。（《日华》）

卒干呕者，生吞数枚，良。小便不通者，亦生吞之，数次效。补阴血，解热毒，治下痢，甚验。（时珍）

附方

对口毒疮。热鸡血频涂之，取散。（《皆效方》）

燥癣作痒。雄鸡冠血，频频涂之。（《范汪方》）

雀卵面疱。鸡卵醋浸令坏，取出敷之。（《普济方》）

产后血多（不止）。乌鸡子三枚，醋半升，酒二升，和搅，煮取二升，分四服。（《拾遗》）

妇人白带。用酒及艾叶煮鸡卵，日日食之。（《袖珍方》）

头风白屑。新下乌鸡子三枚，沸汤五升搅，作三度沐之，甚良。（《集验方》）

汤火烧灼。鸡子清和酒调洗，勤洗即易生肌。忌发物。或生敷之亦可。（《经验秘方》）

鸽

宋《嘉祐》

释名 鹁鸽、飞奴。〔时珍曰〕鸽性淫而易合，故名。

集解〔时珍曰〕处处人家畜之，亦有野鸽。名品虽多，大要毛羽不过青、白、皂、绿、鹊斑数色。眼目有大小，黄、赤、绿色而已。亦与鸠为匹偶。

鸽

【气味】咸，平，无毒。

【主治】调精益气，治恶疮疥癣，风瘙白癜，疬疡风，炒熟酒服。虽益人，食多恐减药力。（孟诜）

【主治】解诸药、百蛊毒。（时珍）

【主治】解疮毒、痘毒。

附方

预解痘毒。小儿食之，永不出痘，或出亦稀。用白鸽卵一对，入竹筒封，置厕中，半月取出，以卵白和辰砂三钱，丸绿豆大。每服三十丸，三豆饮下，毒从大小便出也。（《潜江方》）

伏翼

《本经》上品

释名 蝙蝠（音编福）、天鼠、仙鼠、飞鼠、夜燕。〔时珍曰〕伏翼，《尔雅》作服翼，齐人呼为仙鼠，《仙经》列为肉芝。

集解〔时珍曰〕伏翼形似鼠，灰黑色。有薄肉翅，连合四足及尾如一。夏出冬蛰，日伏夜飞，食蚊蚋。自能生育，或云鼺鼠化蝠，鼠亦化蝠，蝠又化魁蛤，恐不尽然。生乳穴者甚大。或云燕避戊己，蝠伏庚申，此理之不可晓者也。若夫白色者，自有此种尔。《仙经》以为千百岁，服之令人不死者，乃方士诞言也。陶氏、苏氏从而信之，迂矣。

【主治】目瞑痒痛，明目，夜视有精光。久服令人喜乐媚好无忧。（《本经》）

疗五淋，利水道。（《别录》）

主女人生子余疾，带下病，无子。（苏恭）

治久咳上气，久疟瘰疬，金疮内漏，小儿魃病惊风。（时珍）

【发明】〔时珍曰〕蝙蝠性能泻人，故陈子真等服之皆致死。观后治金疮方，皆致下利，其毒可知。《本经》谓其无毒，久服喜乐无忧，《日华》云久服解愁者，皆误后世之言。适足以增忧益愁而已。治病可也，服食不可也。

脑

【主治】涂面，去女子面疱。服之，令人不忘。（苏恭）

血及胆

【主治】滴目，令人不睡，夜中见物。（藏器）

附方

仙乳丸。治上焦热，昼常好瞑。用伏翼（五两重）一枚（连肠胃炙燥），云实（微炒）五两，威灵仙三两，牵牛（炒）、苋实各二两，丹砂、雌黄、铅丹各一两，腻粉半两，为末，蜜丸绿豆大。每服七丸，木通汤下，以知为度。（《普济方》）

久咳上气（十年、二十年，诸药不效）。用蝙蝠除翅、足，烧焦研末。米饮服之。（《百一方》）

久疟不止。《范汪方》：用蝙蝠七个，去头、翅、足，捣千下，丸梧子大。每服一丸，清汤下。鸡鸣时一丸，禺中一丸。伏翼丸：蝙蝠一枚（炙），蛇蜕皮一条（烧），蜘蛛一枚（去足炙），鳖甲一枚（醋炙），麝香半钱，为末。五月五日午时研匀，入炼蜜和，丸麻子大。每温酒下五丸。（《圣惠方》）

兽部

豕

《本经》下品

释名 猪、豚、豭（音加）、彘（音滞）、豯（音攵）。〔时珍曰〕按许氏《说文》云：豕字象毛足而后有尾形。《林氏小说》云：豕食不洁，故谓之豕。

集解 〔颂曰〕凡猪骨细，少筋多膏，大者有重百余斤。食物至寡，故人畜养之，甚易生息。

〔时珍曰〕猪天下畜之，而各有不同。生青兖徐淮者耳大，生燕冀者皮厚，生梁雍者足短，生辽东者头白，生豫州者味短，生江南者耳小，谓之江猪，生岭南者白而极肥。猪孕四月而生，在畜属水，在卦属坎，在禽应室星。

血

【气味】咸，平，无毒。

【主治】生血：疗贲豚暴气，及海外瘴气。（《日华》）

中风绝伤，头风眩晕，及淋沥。（苏恭）

卒下血不止，清酒和炒食之。（思邈）

清油炒食，治嘈杂有虫。（时珍）

压丹石，解诸毒。（吴瑞）

【发明】〔时珍曰〕按陈自明云：妇人嘈杂，皆血液泪汗变而为痰，或言是血嘈，多以猪血炒食而愈，盖以血导血归原之意尔。此固一说，然亦有蛔虫作嘈杂者，虫得血腥则饱而伏也。

心

【气味】甘、咸，平，无毒。

【主治】惊邪忧恚。（《别录》）

虚悸气逆，妇人产后中风，血气惊恐。（思邈）

补血不足，虚劣。（苏颂）

五脏：主小儿惊痫，出汗。（苏恭）

【发明】〔刘完素曰〕猪，水畜也，故心可以镇恍惚。

肾

俗名腰子。

【气味】咸，冷，无毒。

豕

【主治】理肾气，通膀胱。（《别录》）

补膀胱水脏，暖腰膝，治耳聋。（《日华》）

补虚壮气，消积滞。（苏颂）

除冷利。（思邈）

止消渴，治产劳虚汗，下痢崩中。（时珍）

【发明】〔时珍曰〕猪肾，《别录》谓其理肾气，通膀胱。《日华》亦曰补水脏膀胱，暖腰膝。而又曰虽补肾，久食令人少子。孟诜亦曰：久食令人肾虚。两相矛盾如此，何哉？盖猪肾性寒，不能补命门精气。方药所用，借其引导而已。《别录》理字、通字，最为有理；《日华》暖腰膝、补膀胱水脏之说为非矣。肾有虚热者，宜食之；若肾气虚寒者，非所宜矣。今人不达此意，往往食猪肾为补，不可不审。又《千金》治消渴有猪肾荠苨汤，补肾虚劳损诸病有肾沥汤，方甚多，皆用猪、羊肾煮汤煎药，俱是引导之意。

肚

【气味】甘，微温，无毒。

【主治】补中益气止渴，断暴痢虚弱。（《别录》）

补虚损，杀劳虫。酿黄糯米蒸捣为丸，治劳气，并小儿疳蛔黄瘦病。（《日华》）

主骨蒸热劳，血脉不行，补羸助气，四季宜食。（苏颂）

消积聚症瘕，治恶疮。（吴普）

【发明】〔时珍曰〕猪水畜而胃属土，故方药用之补虚，以胃治胃也。

蹄

【气味】甘、咸，小寒，无毒。

【主治】煮汁服，下乳汁，解百药毒，洗伤挞诸败疮。（《别录》）

滑肌肤，去寒热。（苏颂）

煮羹，通乳脉，托痈疽，压丹石。煮清汁，洗痈疽，渍热毒，消毒气，去恶肉，有效。（时珍）

附方

妇人无乳。《外台秘要》：用母猪蹄一具，水二斗，煮五六升，饮之，或加通草六分。《广济》：用母猪蹄四枚，水二斗，煮一斗，去蹄，入土瓜根、通草、漏卢各三两，再煮六升，去滓，纳葱、豉作粥或羹食之。或身体微热，有少汗出佳。未通再作。

痈疽发背。母猪蹄一双，通草六分，绵裹煮羹食之。（《梅师方》）

羊

《本经》中品

释名 羧、羝、羯。〔时珍曰〕《说文》云：羊字象头角足尾之形。

集解 〔时珍曰〕生江南者为吴羊，头身相等而毛短。生秦晋者为夏羊，头小身大而毛长。土人二岁而剪其毛，以为毡物，谓之绵羊。

羊肉

【气味】苦、甘，大热，无毒。

【主治】缓中，字乳余疾，及头脑大风汗出，虚劳寒冷，补中益气，安心止惊。（《别录》）

止痛，利产妇。（思邈）

治风眩瘦病，丈夫五劳七伤，小儿惊痫。（孟诜）

开胃健力。（《日华》）

【发明】〔颂曰〕肉多入汤剂。《胡洽方》有大羊肉汤，治妇人产后大虚，心腹绞痛厥逆，医家通用大方也。

〔李杲曰〕羊肉有形之物，能补有形肌肉之气。故曰补可去弱，人参、羊肉之属。人参补气，羊肉补形。凡味同羊肉者，皆补血虚，盖阳生则阴长也。

〔时珍曰〕按《开河记》云：隋大总管麻叔谋病风逆，起坐不得。炀帝命太医令巢元方视之。曰：风入腠理，病在胸臆。须用嫩肥羊蒸熟，掺药食之，则瘥。如其言，未尽剂而瘥。自后每杀羊羔，同杏酪、五味日食数枚。观此则羊肉补虚之功，益可证矣。

头蹄

白羊者良。

【气味】甘，平，无毒。

【主治】风眩瘦疾，小儿惊痫。（苏恭）

脑热头眩。（《日华》）

安心止惊，缓中止汗补胃，治丈夫五劳骨热，热病后宜食之，冷病人勿多食。（孟诜）

疗肾虚精竭。

血

白羊者良。

【气味】咸，平，无毒。

【主治】女人中风血虚闷，及产后血运，闷欲绝者，热饮一升即活。（苏恭）

热饮一升，治产后血攻，下胎衣，治卒惊九窍出血，解莽草毒、胡蔓草毒，又解一切丹石毒发。（时珍）

【发明】〔时珍曰〕《外台》云：凡服丹石人，忌食羊血十年，一食前功尽亡。此物能制丹砂、水银、轻粉、生银、硇砂、砒霜、硫黄乳、石钟乳、空青、曾青、云母石、阳起石、孔公蘖等毒。凡觉毒发，刺饮一升即解。又服地黄、何首乌诸补药者，亦忌之。《岭表录异》言其能解胡蔓草毒。羊血解毒之功用如此，而《本草》并不言及，诚缺文也。

白羖者佳。

【气味】甘，温，无毒。

【主治】补寒冷虚乏。（《别录》）

润心肺，治消渴。（甄权）

疗虚劳，益精气，补肺、肾气，和小肠气。合脂作羹食，补肾虚，及男女中风。（张鼎）

利大肠，治小儿惊痫。含之，治口疮。（《日华》）

治大人干呕及反胃，小儿哕啘及舌肿，并时时温饮之。（时珍）

【发明】〔弘景曰〕牛羊乳实为补润，故北人食之多肥健。

〔恭曰〕北人肥健，由不啖咸腥，方土使然，何关饮乳？陶以未达，故屡有此言。

〔时珍曰〕方土饮食，两相资之。陶说固偏，苏说亦过。丹溪言反胃人宜时时饮之，取其开胃脘、大肠之燥也。

【气味】同心。

【主治】补肾气虚弱，益精髓。（《别录》）

补肾虚耳聋阴弱，壮阳益胃，止小便，治虚损盗汗。（《日华》）

合脂作羹，疗劳痢甚效。蒜、薤食之一升，疗症瘕。（苏恭）

治肾虚消渴。（时珍）

【发明】〔时珍曰〕《千金》《外台》《深师》诸方，治肾虚劳损，消渴脚气，有肾沥汤方甚多，皆用羊肾煮汤煎药。盖用为引向，各从其类也。

> 附方
>
> 羊肉汤。张仲景治寒劳虚羸，及产后心腹疝痛：用肥羊肉一斤，水一斗，煮汁八升，入当归五两，黄芪八两，生姜六两，煮取二升，分四服。（《金匮要略》）
>
> 产后虚羸（腹痛，冷气不调，及脑中风汗自出）。白羊肉一斤，切治如常，调和食之。（《心镜》）
>
> 壮阳益肾。用白羊肉半斤切生，以蒜、薤食之。三日一度，甚妙。（《心镜》）

马

《本经》中品

释名 〔时珍曰〕按许慎云：马，武也。其字象头、髦、尾、足之形。

集解 〔时珍曰〕《别录》以云中马为良。云中，今大同府也。大抵马以西北方者为胜，东南者劣弱不及。马应月，故十二月而生。其年以齿别之。在畜属火，在辰属午。

肉

以纯白牡马者为良。

【气味】辛、苦，冷，有毒。

【主治】伤中，除热下气，长筋骨，强腰脊，壮健，强志轻身，不饥。作脯，治寒热痿痹。（《别录》）

煮汁，洗头疮白秃。（时珍）

乳

【气味】甘，冷，无毒。

【主治】止渴。（《别录》）

治热。作酪，性温，饮之消肉。（苏恭）

心

已下并用白马者良。

【主治】喜忘。（《别录》）

《肘后方》：治心昏多忘。牛、马、猪、鸡心，干之为末。酒服方寸匕，日三，则闻一知十。

肝

【气味】有大毒。

骨

【气味】有毒。

【主治】烧灰和醋，敷小儿头疮及身上疮。（孟诜）

止邪疟。烧灰和油，敷小儿耳疮、头疮、阴疮、瘑疽有浆如火灼。敷乳头饮儿，止夜蹄。（时珍）

皮

【主治】妇人临产，赤马皮催生，良。（孟诜）

马

治小儿赤秃，以赤马皮、白马蹄烧灰，和腊猪脂敷之，良。（时珍）

尾

【主治】女人崩中，小儿客忤。（时珍）

【发明】〔时珍曰〕马尾，《济生方》治崩中，十灰散中用之。又《延寿书》云：刷牙用马尾，令齿疏损。近人多用烧灰揩拭，最腐齿龈。不可不知。

眼

白马者，生杀取之。

【气味】平，无毒。

【主治】惊痫腹满疟疾。（《本经》）

牙齿

已下并用白马者良。

【气味】甘，平，有小毒。

【主治】小儿马痫。水磨服。（《别录》）

附方

豌豆疮毒。马肉煮清汁，洗之。（《兵部手集》）

月水不通（心腹滞闷，四肢疼痛）。用赤马肝一片炙研，每食前热酒调服一钱。通乃止。（《圣惠方》）

阿胶

《本经》上品

释名 敷致胶。〔弘景曰〕出东阿，故名阿胶。

集解〔时珍曰〕凡造诸胶，自十月至二、三月间，用牸牛、水牛、驴皮者为上，猪、马、骡、驼皮者次之，其旧皮、鞋、履等物者为下。俱取生皮，水浸四五日，洗刮极净。熬煮，时时搅之，恒添水。至烂，滤汁再熬成胶，倾盆内待凝，近盆底者名釜胶，煎胶水以咸苦者为妙。大抵古方所用多是牛皮，后世乃贵驴皮。

【气味】甘，平，无毒。

【主治】心腹内崩，劳极洒洒（音藓）。如疟状，腰腹痛，四肢酸痛，女子下血，安胎。久服，轻身益气。（《本经》）

丈夫小腹痛，虚劳羸瘦，阴气不足，脚酸不能久立，养肝气。（《别录》）

男女一切风病，骨节疼痛，水气浮肿，虚劳咳嗽喘急，肺痿唾脓血，及痈疽肿毒。和血滋阴，除风润燥，化痰清肺，利小便，调大肠，圣药也。（时珍）

【发明】〔藏器曰〕诸胶皆主风、止泄、补虚，而驴皮主风为最。

〔宗奭曰〕驴皮煎胶，取其发散皮肤之外也。用乌者，取乌色属水，以制热则生风之义，如乌蛇、乌鸦、乌鸡之类皆然。

〔时珍曰〕阿胶大要只是补血与液，故能清肺益阴而治诸证。按陈自明云：补虚用牛皮胶，去风用驴皮胶。成无己云：阴不足者补之以味，阿胶之甘以补阴血。杨士瀛云：凡治喘嗽，不论肺虚肺实，可下可温，须用阿胶以安肺润肺。其性和平，为肺经要药。小儿惊风后瞳人不正者，以阿胶倍人参煎服最良。阿胶育神，人参益气也。又痢疾多因伤暑伏热而成，阿胶乃大肠之要药。有热毒留滞者，则能疏导；无热毒留滞者，则能平安。数说足以发明阿胶之蕴矣。

阿胶

附方

老人虚秘。阿胶（炒）二钱，葱白三根，水煎化，入蜜二匙，温服。

月水不调。阿胶一钱，蛤粉炒成珠，研末，热酒服即安。一方入辰砂末半钱。

月水不止。阿胶炒焦为末，酒服二钱。（《秘韫》）

妊娠尿血。阿胶炒黄为末，食前粥饮下二钱。（《圣惠方》）

狐

《别录》下品

释名 〔时珍曰〕《埤雅》云：狐，孤也。狐性疑，疑则不可以合类，故其字从孤省。或云狐知虚实，以虚击实，实即孤也，故从孤，亦通。

集解 〔弘景曰〕江东无狐，狐出北方及益州。形似狸而黄，善为魅。

〔时珍曰〕狐，南北皆有之，北方最多。有黄、黑、白三种，白色者尤稀。尾有白钱文者亦佳。日伏于穴，夜出窃食。声如婴儿，气极臊烈。毛皮可为裘，其腋毛纯白，谓之狐白。许慎云：妖兽，鬼所乘也。有三德：其色中和，小前大后，死则首丘。或云狐知上伏，不度阡陌。或云狐善听冰，或云狐有媚珠，或云狐至百岁，礼北斗而变化为男、女、淫妇以惑人。又能击尾出火。或云狐魅畏狗。千年老狐，惟以千年枯木然照，则见真形。或云犀角置穴，狐不敢归。《山海经》云：青丘之山，有狐九尾，能食人，食之不蛊。

肉

【气味】甘，温，无毒。

【主治】同肠作臛食，治疮疥久不

狐

瘙。(苏恭)

煮炙食,补虚损,又主五脏邪气,患蛊毒寒热者,宜多服之。(孟诜)

作脍生食,暖中去风,补虚劳。(苏颂)

【气味】苦,微寒,有毒。

【主治】蛊毒寒热,小儿惊痫。(《别录》)

补虚劳,随脏而补,治恶疮疥。生食,治狐魅。(《日华》)

肝烧灰,治风痫及破伤风,口紧搐强。(时珍)

目

【主治】破伤中风。(时珍)

【发明】〔时珍曰〕狐目治破伤风,方见刘氏《保寿堂方》,云神效无比。腊月收取狐目阴干,临时用二目一副,炭火微烧存性,研末,无灰酒服之。又《淮南万毕术》云:狐目狸脑,鼠去其穴。谓涂穴辟鼠也。

> **附方**
>
> 狐肉羹。治惊痫恍惚,语言错谬,歌笑无度,及五脏积冷,蛊毒寒热诸病。用狐肉一片及五脏治净,入豉汁煮熟,入五味作羹,或作粥食。京中以羊骨汁、鲫鱼代豉汁,亦妙。(《食医心镜》)
>
> 劳疟瘴疟。野狐肝一具(阴干),重五日更初,北斗下受气为末,粳米饭作丸绿豆大。每以一丸绯帛裹,系手中指,男左女右。(《圣惠方》)

兔

《别录》中品

释名 明视。〔时珍曰〕按魏子才《六书精蕴》云:兔字篆文象形。一云:吐而生子,故曰兔。《礼记》谓之明视,言其目不瞬而了然也。

集解 〔时珍曰〕按《事类合璧》云:兔大如狸而毛褐,形如鼠而尾短,耳大而锐。上唇缺而无脾,长须而前足短。尻有九孔,跌居,趫捷善走。舐雄豪而孕,五月而吐子。

【气味】辛,平,无毒。

【主治】补中益气。(《别录》)

止渴健脾。生食，压丹石毒。(《日华》)

凉血，解热毒，利大肠。(时珍)

【发明】〔宗奭曰〕兔者，明月之精。有白毛者，得金之气，入药尤效。凡兔至秋深时可食，金气全也，至春、夏则味变矣。然作酱必用五味，既患豌豆疮，又食此物，发毒太甚，恐斑烂损人。

〔时珍曰〕兔至冬月龁木皮，已得金气而气内实，故味美；至春食草麦，而金气衰，故不美也。今俗以饲小儿，云令出痘稀，盖亦因其性寒而解热耳。故又能治消渴，压丹石毒。若痘已出，及虚寒者，宜戒之。刘纯《治例》云：反胃，结肠甚者难治，常食兔肉则便自行。又可证其性之寒利矣。

【气味】咸，寒，无毒。

【主治】凉血活血，解胎中热毒，催生易产。(时珍)

【主治】涂冻疮。(《别录》)

催生滑胎。(时珍)

同膏，治耳聋。(苏恭)

【气味】甘、酸，平，无毒。

【主治】头眩痛，癫疾。(《别录》)

连皮毛烧存性，米饮服方寸匕，治天行呕吐不止，以瘥为度。(苏颂)

连毛髓烧灰酒服，治产难下胎，及产后余血不下。(《日华》)

烧末，敷妇人产后阴脱，痛疽恶疮。水服，治小儿痘痢。煮汁服，治消渴不止。(时珍)

肝

【主治】目暗。(《别录》)

明目补劳，治头旋眼眩。(《日华》)

和决明子作丸服，甚明目。切洗生食如羊肝法，治丹石毒发上冲，目暗不见物。(孟诜)

兔

人部

爪甲

《纲目》

【释名】 筋退。〔时珍曰〕爪甲者，筋之余，胆之外候也。《灵枢经》云：肝应爪，爪厚色黄者胆厚，爪薄色红者胆薄；爪坚色青者胆急，爪软色赤者胆缓；爪直色白无纹者胆直，爪恶色黑多纹者胆结。

【气味】 甘、咸，无毒。

【主治】 鼻衄，细刮嗜之，立愈。众人甲亦可。（宗奭）

催生，下胞衣，利小便，治尿血，及阴阳易病，破伤中风，去目翳。（时珍）

怀妊妇人爪甲：取末点目，去翳障。（藏器）

爪甲

附方

消除脚气。每寅日割手足甲，少侵肉，去脚气。（《外台秘要》）

小便转胞。自取爪甲，烧灰水服。（《肘后方》）

小便尿血。人指甲半钱，头发一钱半，烧研末。每服一钱，空心温酒下。（《圣济录》）

妊娠尿血。取夫爪甲烧灰，酒服。（《千金方》）

胞衣不下。取本妇手足爪甲，烧灰酒服。即令有力妇人抱起，将竹筒于胸前赶下。（《圣惠方》）

诸痔肿痛。蚕茧内入男子指甲令满，外用童子顶发缠裹，烧存性，研末，蜜调敷之。仍日日吞牛胆制过槐子，甚效。（万表《积善堂方》）

针刺入肉。凡针折入肉，及竹木刺者。刮人指甲末，同酸枣仁捣烂，唾调涂之。次日定出。（《圣惠方》）

飞丝入目。刮爪甲末，箸头同津液点之，其丝自聚拔出也。（危氏《得效方》）

物入目中。左手爪甲，刀刮屑末，灯草蘸点翳上，三次即出也。

瘢痘生翳（一切目疾）。并以木贼擦取爪甲末，同朱砂末等分，研匀，以露水搜，丸芥子大。每以一粒点入目内。（《圣惠方》）

牙齿

《日华》

释名 〔时珍曰〕两旁曰牙，当中曰齿。肾主骨，齿者骨之余也。女子七月齿生，七岁齿龀，三七肾气平而真牙生，七七肾气衰，齿槁发素。男子八月齿生，八岁齿龀，三八肾气平而真牙生，五八肾气衰，齿槁发堕。钱乙云：小儿变蒸蜕齿，如花之易苗。不及三十二齿者，由蒸之不及其数也。

【气味】甘、咸，热，有毒。

【主治】除劳治疟，蛊毒气。入药烧用。（《大明》）

治乳痈未溃，痘疮倒黡。（时珍）

附方

乳痈未溃。人牙齿烧研，酥调贴之。（《肘后方》）

五般聤耳（出脓血水）。人牙烧存性，麝香少许，为末吹之。名佛牙散。（《普济方》）

漏疮恶疮（干水生肌）。用人牙灰、油发灰、雄鸡内金灰各等分，为末，入麝香、轻粉少许，油调敷之。（《直指方》）

阴疽不发（头凹沉黯，不疼无热，服内补散不起）。必用人牙（煅过）、穿山甲（炙）各一分，为末。分作两服，用当归、麻黄煎酒下。外以姜汁和面敷之。又方：川乌头、硫黄、人牙（煅过）为末，酒服亦妙。（杨仁斋《直指方》）

乳汁

《别录》

释名 奶汁、仙人酒。〔时珍曰〕乳者化之信，故字从孚、化（省文）也。方家隐其名，谓之仙人酒、生人血、白朱砂，种种名色。

【气味】甘、咸，平，无毒。

【主治】补五脏，令人肥白悦泽。疗目赤痛多泪，解独肝牛肉毒，合浓豉汁服之，神效。（《别录》）

益气，治瘦悴，悦皮肤，润毛发，点眼止泪。（《大明》）

【发明】〔宗奭曰〕人乳汁治目之功多，何也？人心生血，肝藏血，肝受血则能视。盖水入于经，其血乃成。又曰上则为乳汁，下则为月水，故知乳汁则血也。用以点眼，岂不相宜？血为阴，故性冷。脏寒人，如乳饼酥酪之类，不可多食，虽曰牛羊乳，然亦不出乎阴阳之造化耳。老人患口疮不能食，但饮人热乳甚良。

〔时珍曰〕人乳无定性。其人和平，饮食冲淡，其乳必平。其人暴躁，饮酒食辛，或有火病，其乳必热。凡服乳，须热饮。若晒曝为粉，入药尤佳。

哺乳

附方

虚损劳瘵。德生丹：用无病妇人乳三酒杯，将瓷碟晒极热，置乳于中，次入麝香末少许，木香末二分，调匀服；后饮浓茶一酒盏，即阳败，次日服接命丹（接命丹：用乳三酒杯，如前晒碟盛人乳，并人胞末一具调服）。服毕面、膝俱赤，如醉思睡。只以白粥少少养之。（《集简方》）

虚损风疾。接命丹：治男妇气血衰弱，痰火上升，虚损之证；又治中风不语，左瘫右缓，手足疼痛，动履不便，饮食少进诸证。用人乳二杯，香甜白者为佳，以好梨汁一杯和匀，银石器内顿滚滚。每日五更一服，能消痰补虚，生血延寿。

此乃以人补人，其妙无加。（《摄生众妙方》）

中风不语（舌根强硬）。三年陈酱五合，人乳汁五合，相和研，以生布绞汁。随时少少与服，良久当语。（《圣惠方》）

眼热赤肿。人乳半合，古铜钱十文，铜器中磨令变色，稀稠成煎，瓶收，日点数次。或以乳浸黄连，蒸热洗之。（《圣惠方》）

初生不尿。人乳四合，葱白一寸，煎滚，分作四服，即利。（《外台引刘氏方》）

痈脓不出。人乳汁和面敷之，比晓脓尽出。不可近手。（《千金方》）